Gurmukh

Kundalini Yoga für werdende Mütter

Der liebevolle Begleiter für Schwangerschaft und Geburt

Aus dem Amerikanischen
von Karen von Hardenberg

Gurmukh

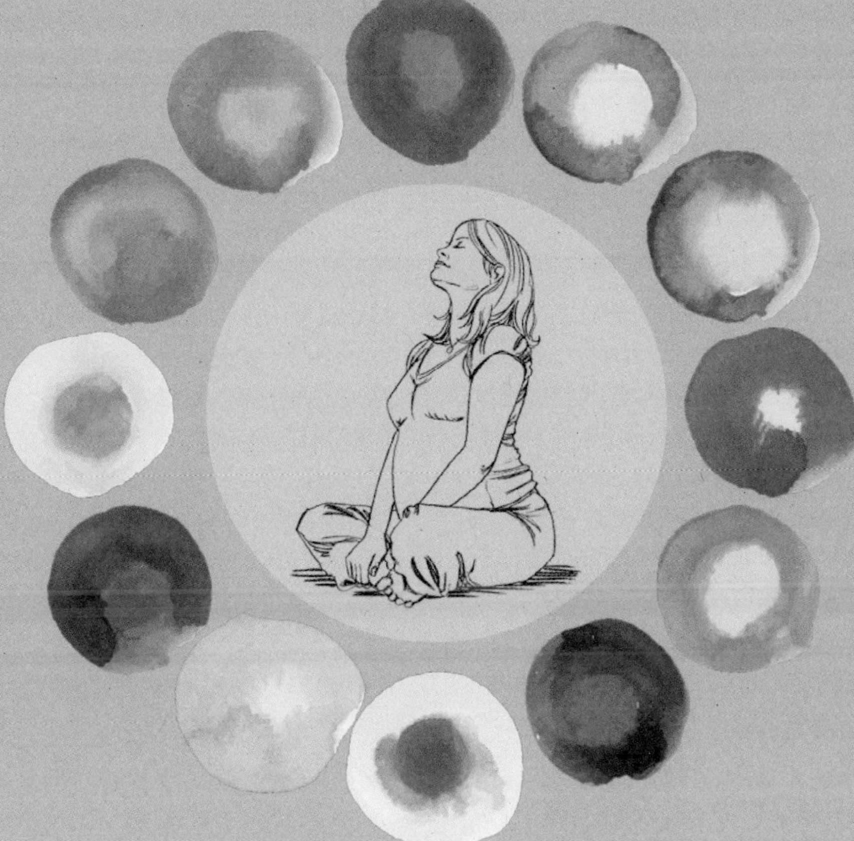

Kundalini Yoga für werdende Mütter

Der liebevolle Begleiter für Schwangerschaft und Geburt

THESEUS

Die englische Originalausgabe
Bountiful, Beautiful, Blissful – Exploring the Natural Power of Pregnancy and Birth with Kundalini Yoga and Meditation ist erschienen bei St. Martin's Griffin, 175 Fifth Avenue, New York, NY 10010, USA.

Dieses Werk wurde im Auftrag von St. Martin's Press durch die Literarische Agentur Thomas Schlück GmbH, 30161 Hannover, vermittelt.

ISBN 978-3-95883-422-4 [print]
ISBN 978-3-95883-423-1 [e-Book]

Übersetzung ins Deutsche: Karen von Hardenberg
Lektorat: Susanne Klein, Hamburg [www.kleinebrise.net]
Gestaltung: Kerstin Fiebig, Bielefeld [www.ad department.de]

Illustrationen im Innenteil von Pearl Beach
Foto der Autorin auf der Rückseite © Mark Humphrey, XperienceFactory

Druck & Verarbeitung: Westermann Druck Zwickau GmbH

www.kamphausen.media

1. Auflage 2020

Bibliografische Information der Deutschen Nationalbibliothek:
Die Deutsche Nationalbibliothek verzeichnet diese Publikation in der Deutschen Nationalbibliografie; detaillierte bibliografische Daten sind im Internet über https://dnb.de abrufbar.

Haftungsausschluss:
Die im Buch enthaltenen Übungen wurden von der Verfasserin und vom Verlag sorgfältig erarbeitet und geprüft. Eine Garantie kann dennoch nicht übernommen werden. Weder die Autorin noch der Verlag übernehmen die Haftung für Schäden irgendeiner Art. Es handelt sich hierbei um Informationen, die nicht als Diagnose, Behandlung oder Ersatz für eine medizinische Betreuung gedacht sind. Bitte befragen Sie hierzu Ihren Arzt.

Das Gesetz der Liebe

Liebe gibt dir Macht, eins zu werden,
vom Endlichen zum Unendlichen.
Liebe gibt dir die Macht zu vertrauen,
von nichts zu allem.

Liebe gibt dir Macht, das machtvolle Gebet
zwischen dir und deinem Schöpfer.
Liebe gibt dir Weite,
so weit wie irgend möglich.

Liebe gibt dir den Halt, die Erfahrung
und die Berührung mit deiner eigenen Unendlichkeit,
so wunderschön, großherzig und glücksselig wie irgend möglich.

Yogi Bhajan

Inhalt

Das Erste Trimester

Das Zweite Trimester

Das Dritte Trimester

Die Geburt

… Und darüber hinaus

Anhang

Vorwort von Cindy Crawford

Zu Gurmukh bin ich durch eine Freundin gekommen, die selbst eine Schülerin von ihr war und von ihrem Unterricht schwärmte. Als ich mit meinem ersten Kind schwanger wurde, sagte sie gleich: „Du musst unbedingt in ihren Yogakurs für Schwangere gehen. Das wird super – für dich und dein Baby.“ Sie war so enthusiastisch, dass sie sogar mit mir zu meiner ersten Yogastunde kam, obwohl sie selbst gar nicht schwanger war!

Alles aufzählen zu wollen, was ich aus dem Yogakurs für Schwangere bei Gurmukh mitgenommen habe, ist ein Ding der Unmöglichkeit – es ist einfach so viel. Das Erste, was mir auffiel, war dieses Gemeinschaftsgefühl unter den schwangeren Frauen. Es gibt nichts Besseres, als Zeit mit Frauen zu verbringen, die in der gleichen Situation sind wie du. Egal wer du bist oder woher du kommst: Schwanger zu sein, ein Kind zu bekommen ist in diesem Moment das Wichtigste auf der Welt, und dieses Gefühl verbindet dich mit allen anderen schwangeren Frauen.

Es war eine unglaublich schöne Zeit, die uns alle sehr zusammengeschweißt hat. Wir sind uns alle immer noch sehr nah. Im Scherz nennen wir uns den „Yogababy Club“ und wir treffen uns immer noch jede Woche, obwohl unsere Kinder schon längst auf der Welt sind (und die meisten schon bei Nummer zwei sind).

Die von Gurmukh und den anderen Frauen im Unterricht aufgeworfenen Ideen und Fragen rund um die Themen Schwangerschaft und Geburt brachten viele wunderbare Gespräche in Gang. Da war genug Raum, um Informationen auszutauschen und Fragen zu stellen.

Die Themen, die im Kurs aufkamen, haben mich dazu inspiriert, selbst zu recherchieren und mir auch andere Optionen als die allgemein übliche Entbindung anzuschauen. Nach all dem entschied ich mich dazu, mein Kind zu Hause zu bekommen, und diese Erfahrung veränderte mein Leben von Grund auf. Am Anfang meiner Schwangerschaft hatte ich noch gedacht, zur Entbindung geht es ab ins Krankenhaus, man bekommt eine Periduralanästhesie (PDA) gelegt und das war es. Ich dachte, so mache man das eben. Ich wusste ja nicht mal, dass es so etwas wie Hausgeburten überhaupt noch gab. Durch Tipps und Empfehlungen aus meiner Yogarunde bin ich an wunderbare Hebammen gekommen. Sie haben mich den gesamten Prozess hindurch unterstützt und geleitet. Besonders schön fand ich, dass keine von ihnen je versucht hat, mich in irgendeine Richtung zu drängen, oder mich einfach nach „Schema F" behandelt hat. Vor Kurzem habe ich mein zweites Kind bekommen, wieder zu Hause. Diese Geburt war zwar ganz anders als die meines Sohnes, doch in beiden Fällen haben die Hebammen zu keiner Zeit versucht, in den natürlichen Ablauf einzugreifen oder die Kontrolle zu übernehmen. Sie lassen deine Geburt *deine* Geburt sein.

Gurmukh vermittelte mir das Vertrauen dafür, dass unser weiblicher Körper das Wissen und die Kraft in sich hat, Kinder zur Welt zu bringen. Der Glaube daran war eigentlich der Hauptgrund, warum ich mich für eine Hausgeburt entschieden habe. Das Wissen darum, dass Abertausende von Frauen vor mir genau das gleiche dramatische Ereignis durchgemacht haben, hat mir viel von der Angst vor der Geburt genommen. Und mehr noch, ich fühlte mich als Frau gestärkt. Das Vertrauen, dass mein Körper alle Voraussetzungen für eine natürliche Geburt erfüllt, hat letztlich zu der Entscheidung für die Hausgeburt geführt.

Wenn ich dir etwas raten darf, dann dieses:

Erstens: Tu dich mit anderen schwangeren Frauen zusammen. Falls es bei euch keine Yogakurse oder Ähnliches geben sollte, besorg dir einfach Gurmukhs Videos (oder Online-Kurs) und lade andere Schwangere zu dir ein! Es ist so wichtig, mit anderen zusammen zu sein, die in derselben Situation sind und die auch all die körperlichen und emotionalen Veränderungen durchmachen. Nur mit einer anderen schwangeren Frau kann man so lange und ausführlich über all diese Sachen reden.

Zweitens, und das ist vielleicht am wichtigsten: Wünsch dir nicht, die Schwangerschaft wäre schon vorbei. Alles, was du jetzt gerade durchmachst, wird so nie wiederkommen. Hab Geduld. Denke in den ersten Schwangerschaftswochen nicht: „Ach, würde ich das Baby nur schon spüren." Wenn du das Baby spüren kannst, denke nicht: „Ich wünschte, das Kind wäre schon auf der Welt." Wünsch dir nicht, irgendwo anders zu sein als da, wo du jetzt bist. Selbst wenn dich die Morgenübelkeit plagt, genieße die Zeit! Genieße auch die Zeit in den letzten Tagen und Wochen vor der Geburt, wenn du vor lauter Aufregung schon ganz rappelig bist. Genieße all das, denn es gehört zu dieser Erfahrung dazu.

Ganz ehrlich, ich war nie so begeistert von meiner Schwangerschaft in dem Sinne, dass ich mich so sexy und schön wie nie zuvor gefühlt hätte, so wie es bei manchen Frauen ja der Fall ist. In Gurmukhs Yogastunde gab es immer ein Ritual, bei dem wir die Hände auf unsere Bäuche legten und für unsere Babys sangen. Und in dem Moment konnte ich stets diese enorme Kraft der Frauen fühlen, die es vermag, neues Leben in die Welt zu bringen. Eine Kraft, die einen staunend und ehrfürchtig zurücklässt.

Zum Schluss möchte ich noch ein paar Dinge über Gurmukh selbst sagen. Es ist wirklich schade, dass nicht die ganze Welt in ihre Yogastunden kommen und ihre Energie unmittelbar spüren kann – obwohl es manchmal fast danach aussieht, so beliebt wie ihre Stunden sind! Ihre Ausstrahlung erleuchtet den ganzen Raum. Es ist einfach wundervoll, wie sie uns Stärke und Selbstvertrauen vermittelt. Und ich bin mir sicher, dass die Essenz dieser Weisheit und Fürsorge auch zu dir durchdringt, wenn du diese Seiten liest.

Ich wünsche dir alles Gute für deine Reise ins Leben als Mutter.

Cindy Crawford

Wie du dieses Buch nutzen kannst: Ein Programm fürs Leben

Wenn ein Kind in dein Leben kommt, kann man das vergleichen mit einem Stein, der in einen ruhigen Teich geworfen wird. Du kannst sehen, wie sich die Wellen von diesem Punkt aus nach außen verbreitern und damit nicht nur deine eigene Existenz angerührt wird, sondern auch die deiner engsten Angehörigen, deiner Freunde und Verwandten, deiner Gemeinde und letztendlich des gesamten Planeten.

Dieses einfache Bild beschreibt im Grunde die Essenz des Khalsa Ways – einem Programm, welches wir im „Golden Bridge", unserem Yogazentrum in Los Angeles, unterrichten. Seinen Ursprung hat der Khalsa Way in der uralten Wissenschaft und den Meditationstechniken des Kundalini Yoga, einer Yogapraxis, die dafür entwickelt wurde, Individuen ebenso wie Familien innerhalb kürzester Zeit tiefgehende Erfahrungen zu ermöglichen. Der Khalsa Way ist mehr als bloß Yoga für Schwangere. Es handelt sich um ein Programm fürs Leben, in dem es sowohl um Elternschaft und Kindererziehung als auch um Fragen einer bewussteren Gemeinschaft geht.

Ein Kind zu bekommen bedeutet möglicherweise die größte Veränderung in deinem Leben. Ein Baby wird neu geboren, eine Frau wird als Mutter neu geboren, ein Mann als Vater, eine Familie als Familie. Von diesem Moment an breiten sich die Wellen auf das gesamte weitere Umfeld aus.

Was du auf diesen Seiten findest, ist eine Art Anleitung für deine emotionale, körperliche und spirituelle Gesundheit während der neun Monate dauernden Schwangerschaft und darüber hinaus. Es ist ein Angebot, ganz egal ob du nur darüber nachdenkst, ein Kind zu bekommen, es aktiv probierst oder bereits mit deinem ersten oder gar fünften Kind schwanger bist. Das Buch ist in einzelne Abschnitte unterteilt, die jeweils die Trimester der Schwangerschaft, die Entbindung und das Leben mit dem Baby behandeln. In jedem Abschnitt finden sich kleine Kapitel, die zur Inspiration dienen und in denen du Ratschläge und Informationen entlang deines Weges finden kannst.

Auf deiner Reise in die Mutterschaft werden sich dir viele Gelegenheiten bieten, an denen du wachsen und aus denen du gestärkt hervorgehen kannst. Und das gilt nicht nur für dich, sondern auch für dein Kind, deine Beziehung, deine Familie, für deine Beiträge zur Gemeinschaft und vor allem für deinen Geist. Dieses Buch gibt dir Werkzeuge an die Hand, mit denen du deine Vorgeschichte erforschen und – wenn nötig – deine eigene Geschichte und unbewusste Überzeugungen zu Schwangerschaft, Geburt und Elternschaft heilen kannst. Diese Werkzeuge können dir auch dabei helfen, eine tiefere und bewusstere Bindung zu der Seele aufzubauen, die in dir heranwächst. Und so wie sich die Wellen im Teich immer weiter ausbreiten, so können auch dein Partner und deine anderen Kinder stärker in den Prozess miteingebunden werden, was wiederum die gegenseitige Verbindung und Wertschätzung noch fördert.

Ich möchte dir mit diesem Buch auch Informationen zukommen lassen, zu denen du bisher keinen Zugang hattest: Wissen über Geburt und Säuglingspflege, welches nicht zum Mainstream der heutigen westlichen Kultur gehört und dennoch schon seit ewigen Zeiten existiert. Mit diesem Wissen hast du eine echte Wahl, und mein Wunsch ist, dass du und deine Familie alles bekommen, was ihr braucht, um ganz bewusst das wählen zu können, was euren physischen, emotionalen und spirituellen Bedürfnissen am ehesten entspricht.

Benutze dieses Buch so, wie es für dich am sinnvollsten ist. Du kannst das Buch ganz normal von Anfang bis zum Ende durchlesen oder du überfliegst zunächst die einzelnen Abschnitte, um die Kapitel zu finden, die deinen aktuellen körperlichen und emotionalen Bedürfnissen entsprechen. Höre gut in dich hinein. Vielleicht wählst du nur ein paar der vielen Übungen und Meditationen und konzentrierst dich auf diese. Vielleicht entschließt du dich sogar dazu, eine der Übungen 40 Tage hintereinander zu machen.

Eine andere Möglichkeit besteht darin, das Buch einfach in die Hand zu nehmen, die Augen zu schließen und ein kleines Gebet zu sprechen. Bitte Gott – ganz gleich, was Gott für dich bedeutet –, durch deine Intuition zu wirken und dich in dieser Situation zu führen. Dann lasse das Buch sich an einer beliebigen Stelle öffnen und lies dir diese Seite durch. Sei offen für den Gedanken, dass auf der Seite, die aufgeschlagen wurde, die Botschaft ist, die du gerade brauchst. Nimm sie an als Motto für den Tag. So gehe ich immer an Bücher heran, die mich inspirieren, und ich finde wirklich jedes Mal genau die Antwort, die ich suche.

Segensgrüße, *Gurmukh*

Übersicht zu den Yogaübungen und Meditationen

Das Erste Trimester

Das Zweite Trimester

Das Dritte Trimester

Die Geburt

… Und Darüber Hinaus

Einführung

„*White-Shell-Woman, she moves . . . ,*
Before her all is beautiful,
she moves,
Behind her all is beautiful,
she moves."
Lied der Navajo-Indianer

Ich bin seit mehr als dreißig Jahren Yoga- und Meditationslehrerin und bin stetig Zeugin davon, wie die unglaubliche Kraft dieser uralten Wissenschaft es vermag, die Seele zu erheben und Körper und Geist zu heilen. Yoga heißt wörtlich „anjochen" oder „zusammenbringen" und es bedeutet, dass du dich selbst mit dem Unendlichen verbindest. Verbundenheit ist die Essenz des Yoga und nirgendwo trifft dies mehr zu als während der Schwangerschaft, wenn dein Leben in jeder Hinsicht mit dem deines Babys verbunden ist.

Woche für Woche strömen Hunderte von Frauen und Familien ins Golden Bridge, unsem Yogazentrum in Los Angeles, um die prä- und postnatalen Yogakurse und die Geburtsvorbereitungskurse zu besuchen. Die Mütter und Väter kommen primär, weil sie etwas für eine gute und gesunde Schwangerschaft tun möchten. Was mich dann jedoch immer wieder zum Schmunzeln bringt, ist, wenn es den Teilnehmenden langsam dämmert, dass es bei der Geburtsvorbereitung eigentlich darum geht, sich auf ihr restliches Leben in der Elternrolle vorzubereiten. Yoga ist ein Zustand der Empfänglichkeit, in dem wir lernen und dauerhaft Veränderungen umsetzen können.

Ein Kind zu bekommen ist eine wunderschöne Art von Alchemie, also eine Form der Umwandlung. Was diese Seele dir gibt und was du dieser Seele gibst, wird dich für immer verwandeln. Schwangere Frauen zu unterrichten ist ohne Übertreibung meine allergrößte Leidenschaft im Leben. Ein Kind zu bekommen ist wie ein gelebtes Gebet und einfach eine erstaunliche Gnade. Die Kraft von uns Frauen, neues Leben in unserem Körper entstehen zu lassen, ist fast zu groß, um es zu begreifen. In der heutigen Kultur wird zu oft vergessen, dass es ein heiliges Wunder ist. Diese wichtige Lektion habe ich vor langer Zeit von einem jungen Mädchen namens Mary gelernt.

Als Kind war Mary ruhig und hatte eine ziemlich große Vorstellungskraft. Sie konnte stundenlang am Fenster sitzen und dabei träumen, einfach hinausschauen oder mit ihren Püppchen spielen. Wegen ihres zurückhaltenden Wesens wurde sie in der Familie „Mary-Sit-and-Do-Nothing" genannt; ein Spitzname, der ihr das Gefühl gab, eine Enttäuschung für sie zu sein. Sie war zudem davon überzeugt, dass sie nicht besonders schlau war und dass irgendetwas mit ihr nicht stimmen konnte, denn sie kannte niemanden sonst, der einfach nur gern ruhig dasaß. Sie wuchs im Amerika der 40er- und 50er-Jahre des letzten Jahrhunderts auf, als Tatkräftigkeit mit Erfolg gleichgesetzt wurde. Niemand aus ihrem kleinen Städtchen in Illinois hatte das Wort „meditieren" auch nur gehört.

Anfang 1960 – Mary war noch ein Teenager – verschrieb man ihrer Schwester Diätpillen. Das wurde damals routinemäßig als Abnehmhilfe von Ärzten verschrieben. Was ihr Arzt allerdings nicht sagte, war, dass es sich bei dem Medikament um süchtig machendes Amphetamin handelte. Als Marys Schwester ihr vorschlug, die Pillen auch zu nehmen, weil man davon „richtig Energie" bekam, stimmte sie glücklich zu, und schon bald wurde auch ihr ein Rezept ausgestellt. Mithilfe der Pillen rasten ihre Gedanken förmlich, ihr Gewicht sank und tatsächlich wurde sie von einer geradezu frenetischen Energie erfüllt. „Wow! Ab jetzt bin ich „Mary-Do-Everything!" freute sie sich. Endlich konnte sie den Wunschtraum der Eltern von ihr als einem produktiven Mädchen erfüllen. Sie konnte sein wie die anderen.

Schon bald war Mary abhängig von dieser Droge. Obwohl das Wort „Sucht" zu dieser Zeit im amerikanischen Sprachgebrauch nicht vorkam, war ihr klar, dass sie keinen Tag ohne die Pillen durchstehen konnte. Sie behielt diese Erkenntnis für sich. Mit wem konnte sie denn auch wirklich darüber sprechen? Sie kannte jedenfalls niemanden.

Mit neunzehn Jahren verließ Mary ihre kleine Stadt in Illinois in Richtung Kalifornien, um an der San Francisco State University zu studieren. Die Apotheken dort akzeptierten keine Medikamentenrezepte aus anderen Bundesstaaten. Zuerst geriet sie in Panik, doch dann war ihr plötzlich ganz klar, dass sie damit aufhören musste. Und das tat sie. Fast ein Jahr lang dauerte der Entzug, bei dem sie sich fortwährend schwach und apathisch fühlte. Nachts plagten sie Alpträume.

Irgendwann lernte Mary einen Mann kennen und verliebte sich in ihn. Er war Doktorand und rund 12 Jahre älter als sie. Sie sah in ihm einen weiseren, verlässlichen Mann, von dem sie hoffte, dass er den Platz ihres Vaters einnehmen könne. Der Vater war erst wenige Monate zuvor einem langen und schmerzhaften Krebsleiden erlegen.

Als sie merkte, dass sie schwanger war, wusste Mary nicht, was sie tun sollte. Sie war 21 Jahre alt. Als sie ihre erzkonservative Familie anrief, um ihnen mitzuteilen, dass sie schwanger sei, war das eine belastende und demütigende Erfahrung; sie hatte das Gefühl, in den Augen ihrer Familie versagt zu haben.

Obwohl weder sie noch ihr Freund sich bereit für eine Ehe fühlten, waren beide davon überzeugt, keine andere Wahl zu haben. Abtreibung war illegal und eine unverheiratete Mutter war ein gesellschaftliches No-Go. Es war eine leidvolle, verwirrende Zeit, doch trotz allem war sie auch beschwingt bei der Aussicht auf das neue Leben, das in ihr wuchs.

In den Gelben Seiten von San Francisco fand sie einen Frauenarzt ganz in der Nähe ihrer Wohnung. Sie hatte sich vorgenommen, ihn zu mögen und ihm zu vertrauen, doch sie konnte es nicht. Er gehörte zu der Art von Ärzten, die nicht einmal Guten Tag sagen, wenn sie ins Sprechzimmer kommen; außerdem gab er völlig unsensible Kommentare von sich wie: „Wenn Sie noch mehr zunehmen, werden Sie nicht mal mehr durch die Tür des Kreissaals passen!" Sie fühlte sich gedemütigt. Ohne ihre Diätpillen hatte sie nicht mehr dieses falsche, von Drogen erzeugte Selbstwertgefühl, ganz zu schweigen von der gesteigerten Energie oder dem Gefühl der Unschlagbarkeit. Sie war mitten in einer Abwärtsspirale, fühlte sich fett und hässlich, und der Arzt schien ihre Überzeugungen auch noch zu bestätigen.

Immer wenn Mary von diesen Praxisbesuchen nach Hause kam, konnte sie nicht aufhören zu weinen. Sie erzählte ihrem Ehemann, wie sehr sie sich vor diesem Arzt fürchtete. Dennoch kam keinem der beiden in den Sinn, sich einen anderen Arzt zu suchen. Es war fast so, als sei er ein Gott, dem man sich nicht zu widersetzen wagte. Mit versteinerter Miene marschierte sie also weiterhin jede Woche in diese Praxis und fühlte sich in jeder Hinsicht wie eine totale Versagerin.

Am 4. November 1964 – während der Wahlen, bei denen Jerry Brown als Gouverneur von Kalifornien antrat – begannen Marys Wehen. Man schob sie mit dem Rollstuhl in den Kreissaal; ihr Mann musste draußen bleiben. Im Kreissaal dröhnte die ganze Zeit über ein Fernseher, weil das Personal nicht die Wahlergebnisse verpassen wollte. Mary wurde rücklings auf das Entbindungsbett gelegt, die Füße in Haltebügeln fixiert.

Ohne ein weiteres Wort der Erklärung und ohne um Erlaubnis zu fragen, gab der Anästhesist ihr eine Spritze mit einer großen, sehr langen Nadel in den Rücken. Erst Jahre später erfuhr sie, dass man ihr ohne ihre Einwilligung eine PDA verpasst hatte.

Als sie in den Wehen lag, war es einzig der Anästhesist, der ihr Fragen stellte und ihre Hand hielt. Sie hatte das Gefühl, er war der Einzige, der sich überhaupt um sie kümmerte. Erst viele Jahre später dämmerte ihr, dass er nur deshalb das Gespräch gesucht hat, um abschätzen zu können, ob die Betäubung ihre Wirkung tat. Niemals würde sie seine Hand auf ihrer vergessen, weil es das einzig Wirkliche in einem sonst kalten und lieblosen Raum war. Die Wände waren schlammgrün gestrichen, und sie konnte kaum ein Gesicht über sich erkennen, weil alle wie gebannt auf den Bildschirm starrten, der unter der Decke befestigt war. Niemand wollte die neuesten Hochrechnungen verpassen. Die Gespräche des Personals drehten sich um die Wahlen und wer sie wohl gewinnen würde. Und unter dem Geräuschteppich aus politischem Smalltalk lag Mary und betete um Hilfe, um etwas Trost, um die Gewissheit, dass alles gut werden würde. Doch nichts davon. Und so kam ihr Baby auf die Welt.

Mary war zu naiv, zu unwissend und ängstlich, um zu verlangen, dass man endlich auf ihre Bedürfnisse einging. Tatsächlich wusste sie nicht einmal, welche Bedürfnisse sie überhaupt hatte – so weit war sie von ihrer eigenen Gefühlswelt entfernt. Von Yoga, Geburtsvorbereitungskursen oder Schwangerschaftsratgebern hatte sie noch nie etwas gehört. Schließlich wurde sie bewusstlos und bekam nicht mehr mit, wie das Kind, ein kleiner Junge, aus ihr herausgezogen wurde.

Nach dem damals üblichen Krankenhausaufenthalt von drei Tagen machte sich Mary bereit, mit ihrem Sohn – einem rund dreieinhalb Kilo schweren Jungen namens Shannon Danuele – nach Hause zu gehen. Obwohl sie von niemandem dazu angehalten oder gar bestärkt wurde, hatte sie angefangen, ihm die Brust zu geben. Das Krankenhauspersonal stellte ihr Fläschchen und Milchpulver zur Verfügung, aber tief in ihrem Herzen wusste sie, dass es das Beste war, den Jungen zu stillen, auch weil ihre Mutter sie selbst als Baby gestillt hatte.

Und eine Sache war ihr von Anfang an klar: Sie wollte keine Beschneidung für ihren Sohn. Zwar wusste sie nicht einmal, wie ein unbeschnittener Junge aussah – die Männer in ihrer Familie, ihr Ehemann und sogar die Kinder, die sie als Teenager gesittet hatte, waren alle beschnitten. Trotzdem konnte sie keinen Sinn darin erkennen, ihrem Sohn diesen Schmerz zuzufügen, um einen natürlichen Teil seines Körpers abschneiden zu lassen. Sie sagte dem Arzt, dass sie diese Praxis für unnötig und sogar ein bisschen barbarisch hielte. Er war sofort auf 180.

„Sie werden ein Monster erschaffen, was Sie dafür hassen wird, dass Sie das unterlassen haben!", fuhr er sie an. Und weiter: „Ich werde dieses Kind nicht entlassen, bis Sie zur Vernunft gekommen sind!"

Sie weinte, sie bettelte, aber sie fühlte sich nicht fähig zu kämpfen. Wieder einmal hatte der Gott gesprochen und sie lag falsch. Am Ende willigte sie ein, damit sie ihr Baby mitnehmen und nach Hause gehen konnte. Elf Tage nach seiner Geburt hatte Shannon einen Herzstillstand. Er war mit einem angeborenen Herzfehler auf die Welt gekommen. Mary und ihr Mann kämpften darum, ihren Jungen am Leben zu erhalten. Shannon durfte nicht schreien, weil sein Herz dann aussetzte. Viele Nächte lang fuhren das Paar mit ihrem VW-Bus durch die leeren Straßen von San Francisco, die steilen Hügel hinauf und hinunter, um Shannon zu beruhigen und vom Schreien abzuhalten. Obwohl es ihm schwerfiel zu saugen, stillte Mary ihn weiter und ergänzte das noch mit Flaschennahrung. Sie konnte ihn kaum ablegen und bekam so selbst viel zu wenig Schlaf und Essen, doch sie hatte eine Mission zu erfüllen. Die Ärzte hatten gesagt, wenn Shannon bis zum Alter von zwei Jahren am Leben bliebe, würden sie die lebensrettende Operation durchführen können. Er hat es nicht geschafft, zwei Jahre alt zu werden. Mit sieben Monaten verließ Shannon seinen Körper und ging zurück zu dem zeitlosen Ort, zu dem die Seelen gehen. Er starb im Krankenhaus, als Mary nach Hause gegangen war, um ein paar Stunden zu schlafen. Keine Chance, ihn ein letztes Mal in den Arm zu nehmen. Sie konnte sich nicht einmal richtig verabschieden.

Am Tag nach seinem Tod sollte Marys Ehemann ein Praktikum im Rahmen seines Doktortitels in klinischer Psychologie im Norden des Landes antreten. Er fragte sie, ob er wirklich gehen sollte. „Mach dir keine Sorgen“, versicherte sie ihm, „mir geht es gut.“

Und so war sie komplett allein. Für den Schmerz, den sie fühlte, gab es keine Worte. Es war unmöglich, ihren Wahn, ihre Wut und ihre Trauer auszudrücken. Da war nur diese stumme, schmerzende Leere in ihr. Sie bekam nur vage mit, wie sie sich selbst die Haare ausriss, immerzu dieselben Worte schreiend: „Nein! Nein! Nein!“ Was hatte sie bloß getan? Gab es denn niemanden, mit dem sie sprechen und der ihr helfen konnte? Tagelang lief sie in Kreisen durch die stille, leere Wohnung, aber selbst die ständige Bewegung konnte ihre Qual, ihren Verlust und ihre Schuld nicht lindern.

Sie hatte keine Mittel und Wege, mit der Trauer umzugehen, wusste nicht, wie sie ihre Isolation überwinden konnte. Erst viele Jahre später begriff Mary, wie es – wenn man seine ganze Macht an andere abtritt und das eigene Bauchgefühl ignoriert – zu solch tragischen Ereignissen kommen kann.

Ich kenne dieses Gefühl nur zu gut. Du hast es vielleicht schon geahnt: Mary „Sit-and-Do-Nothing“ war ich.

Nach meiner eigenen Erfahrung und derer zahlreicher Frauen, die mir ihre Erlebnisse geschildert haben, bin ich inzwischen der Ansicht, dass neben den lebensrettenden Fortschritten, die unsere moderne, hochtechnisierte Medizin

Frauen in der Schwangerschaft und bei der Geburt bietet, sie eben auch einige schwerwiegende Herausforderungen mit sich bringt. Das Wissen der Frauen über sich selbst, ihren Körper und ihre Gefühle kann hier nicht nur leicht übersehen, sondern in der autoritären Tradition der westlichen Medizin sogar völlig in Misskredit gebracht werden. Meist werden nur die Informationen als relevant erachtet, die von Ärzten und aus kontrollierten klinischen Studien stammen. Das führt bei den Frauen oft zu solchen Gedanken wie: „Wenn ich eine moderne und verantwortungsvolle Mutter sein will, sollte ich meiner Gefühlswelt und meinem Bauchgefühl lieber nicht zu viel Bedeutung beimessen." Ich sehe es als meine Lebensaufgabe an, dass keine Frau und kein Kind mehr eine solche Ignoranz und solches Leid erfahren muss, wie es mir bei meinem ersten Kind widerfahren ist.

Meine Erfahrung ist, dass Gott keine Fehler macht. Jedes Leben hat seine ureigene, tiefe Bestimmung. Ich glaube, dass mein kleiner Junge als eine Art Schutzengel gekommen ist, denn ohne ihn hätte ich vielleicht niemals versucht, nach Heilung zu suchen, und hätte womöglich mein eigenes Schicksal verpasst, nämlich die tiefe Weisheit und Wissenschaft des Kundalini Yoga nach Yogi Bhajan weiterzugeben. Mit dem Wissen der alten Weisen kannst du eine Reise zu deiner ureigensten, wahren Natur antreten. Wenn du weißt, was es heißt, menschlich zu sein, dann weißt du, was es heißt, Mutter zu sein – einfach alles und jedes zu sein!

Schließlich ließen sich mein erster Ehemann und ich uns scheiden. Es war kein fieses Ende, nur ein trauriges. Auch viele Jahre danach sehnte ich mich immer noch nach dem Gefühl, irgendwo dazuzugehören. Diese tiefe Traurigkeit seit dem Tod meines Kindes und das schon ein Leben lang andauernde Gefühl, nirgendwo hineinzupassen oder meine Bestimmung nicht zu erkennen, warfen existenzielle Fragen auf: „Warum bin ich hier auf dieser Erde und worum geht es überhaupt im Leben?" Ich reiste um die Welt. Als könnte ich dadurch, dass ich Tausende von Kilometern zurücklegte, irgendwie herausfinden, wonach ich mich sehnte – nach mir. Wenn ich jetzt daran zurückdenke, war ich wirklich auf einer spirituellen Suche nach Antworten auf die großen Fragen des Lebens. Ich war auf der Suche nach „meinen Leuten", meinem Stamm, meinem Zuhause.

Von meinem Wohnort Haight Ashbury in San Francisco fuhr ich gen Süden nach Big Sur, zog weiter, trampte quer durch Mexiko und lebte dort mit den Einheimischen. Danach führte ich zwei Jahre lang ein Hippieleben an einem Strand von Maui. Ich tanzte, sang, fastete, nahm halluzinogene Drogen, spielte in den Wellen und besaß nichts. Es war ein Leben ohne jegliche Verpflichtung oder Bindung, was ich mit Freiheit gleichsetzte, vor allem im Vergleich zu meiner strengen Erziehung.

Später dann führte mich Gott zu einem zen-buddhistischen Zendo, wo ich Zazen saß, eine recht rigorose Form stiller Meditation. Ich tat das ein ganzes Jahr lang, sieben Stunden am Tag, im Zölibat und ohne Drogen. Tatsächlich plante ich bereits, Zen-Nonne zu werden, und begab mich deswegen auf den Weg zurück aufs Festland, um meiner Familie noch einen Besuch abzustatten, bevor es zu meiner Ausbildung nach Japan gehen sollte.

Ich hatte ja keine Ahnung, was eigentlich passieren sollte.

Das war im Jahr 1970. Wieder einmal war es die erstaunliche Gnade Gottes, die mich zu einem Ashram in Arizona führte, in dem Kundalini Yoga und Meditationen praktiziert wurden. Als ich gerade in Big Sur war, traf ich einen alten Bekannten – besser gesagt suchte er mich an seinem 21. Geburtstag auf, und zwar weil er, wie er sagte, einen sehr deutlichen Traum gehabt habe, in dem Gott ihm gesagt hätte, er solle mich nach Arizona in einen Ashram bringen. Ashram? Ich wusste nicht mal, was das Wort bedeutet. Er war allerdings jemand, zu dem ich Vertrauen hatte, und er bestand so felsenfest darauf, dass es ihm von Gott befohlen worden sei und man das auf keinen Fall ignorieren dürfe. Also dachte ich bei mir: „Warum eigentlich nicht?" Zu diesem Zeitpunkt hatte ich mich schon eine geraume Zeit treiben lassen, da kam es nun auch nicht mehr darauf an. Die Reise nach Japan könnte ich ohne Probleme um ein paar Tage verschieben. Kurz darauf beluden wir also seinen kleinen VW-Käfer und machten uns auf in Richtung Tucson, Arizona, ohne einen blassen Schimmer, was uns dort erwarten würde.

Als wir ankamen, zahlte er 75 Dollar für einen Monat Kost und Logis für mich im Ashram. Er blieb auch, meditierte sieben Tage lang und fuhr dann einfach fort, keine Ahnung wohin. Ich habe ihn nie wieder gesehen. Ich weiß nicht genau, wie ich es beschreiben kann, aber als ich durch die Eingangstür des Ashrams ging, wurde ich von einem Gefühl absoluten Friedens durchströmt. Es war, als hätte ich das alles schon einmal getan. An diesem Tag fand ich meinen wahren „Dharma", meinen Lebensweg. Die erschöpfte Wanderin war endlich zu Hause angekommen. Das ist jetzt mehr als drei Jahrzehnte her.

Yogi Bhajan, mein spiritueller Lehrer, brachte die Technik und die Meditationen des Kundalini Yoga in den Westen. Jahrtausendelang wurde diese mystische Praxis nur von Meister zu Schüler weitergegeben, doch Yogi Bhajan lüftete den Schleier der Geheimhaltung. Damit machte er diese kraftvollen Lehren, die bisher nur Asketen vorbehalten waren, der Gemeinschaft zugänglich. Das Leben vieler Familien und ganzer Gemeinschaften hat sich dadurch zum Besseren gewendet; hier fanden sie Zuspruch und Freude, Gesundheit und Sinn. Er gab mir meinen spirituellen Namen, Gurmukh, was so viel heißt wie „die, die Tausenden in der ganzen Welt hilft". Er sagte mir auch, dass ich helfen würde, Kinder in die Welt zu holen.

Zu Anfang habe ich das ziemlich wörtlich genommen. Während ich in einem Ashram im Norden von New Mexico lebte, stellte ich mich bei einem Gynäkologen in Santa Fe vor, von dem ich wusste, dass er Hausgeburten begleitete. Ich schlug vor, dass ich sein Haus und die Praxis putzte und ich dafür bei den Geburten anwesend sein und alles Mögliche über Geburten von ihm lernte durfte. Mitzuerleben wie diese kleinen Seelen ihren ersten Atemzug in der Welt taten, war eine wunderbare, geradezu göttliche Erfahrung. Diese Arbeit lehrte mich so viel über das Leben im Allgemeinen und über unsere Kraft als Frauen im Besonderen – es war so völlig anders als das, was ich bei der Geburt von Shannon erlebt hatte. Dennoch war es nicht mein Weg, Hebamme zu werden, und ich hörte irgendwann dort auf, zur gleichen Zeit, als meine Tätigkeit als Yogalehrerin mehr und mehr zum Vollzeitjob wurde.

1977 begab ich mich auf eine *Yatra* – eine spirituelle Pilgerreise – nach Indien, und nach meiner Rückkehr zog ich nach Los Angeles, wo ich endlich meinen Seelenverwandten und spirituellen Partner Gurushabd Singh traf. Im Herbst 1982 haben wir geheiratet. Jeden Morgen sind wir in der Frühe um 3:30 Uhr aufgestanden, um unser *Sadhana* zu beginnen, unsere tägliche Praxis aus Gebet, Yoga und Meditation. Während des Sadhana hatte ich Visionen, in denen ich ein Kind empfing, sogar mit dem genauen Datum: Am 15. Mai sollte es passieren. Ich kann mich jetzt noch ganz deutlich an diese Vision erinnern; wenn ich meine Augen schließe, läuft alles wie ein Film vor mir ab. Ich war also Anfang vierzig und überzeugt, dass es nicht mehr so leicht sein würde, schwanger zu werden. Aber keine Frage, am 15. Mai 1983 – ich war da 42 Jahre alt – empfingen wir unsere gemeinsame Tochter, genau zwanzig Jahre nach der Geburt meines Sohnes. Es war, als hätte sich eines von Gottes Wundern manifestiert.

Zu jener Zeit konnte ich in ganz Los Angeles nur einen Sportkurs für schwangere Frauen finden. Ich ging hin, aber es hatte überhaupt keinen Wohlfühlfaktor. Ich fühlte mich fehl am Platz, dick und trampelig. Im Kurs wurde nie geredet, und es war nicht zuletzt dadurch ziemlich ungemütlich. Die Musik war einfach nur nervig und laut, und wir mussten schwitzen, als wären wir in einem Aerobic-Kurs.

Später entdeckte ich dann einen ganz normalen Stretching-Kurs im Jane-Fonda-Studio; dieses wunderbare Fitnessstudio war nur wenige Gehminuten von meinem Zuhause entfernt. Peter, der Trainer dort, war so nett und unterstützte mich so toll während meiner ganzen Schwangerschaft, dass er mir richtig ans Herz wuchs. Als mein Bauch immer größer wurde, änderte er sogar den Ablauf des Kurses für mich. Wenn dann gegen Ende die Sit-ups drankamen, bedankte ich mich herzlich bei Peter und schlenderte nach Hause, denn mir war klar, dass Bauchmuskeltraining gerade nichts für mich war. Ich war so froh dort, dass ich fast jeden Tag hinging. Ich genoss es einfach so sehr, mit anderen in einer Gruppe zu sein.

Da ich ja auch selbst Yogalehrerin war, erstellte ich mir mein eigenes kleines Yogaprogramm.

Ich ging jeden Tag spazieren, übte viele Kundalini Yogasets, die Yogi Bhajan für Schwangere empfohlen hat, und meditierte weiterhin regelmäßig.

Irgendwie glaube ich, dass es Gottes Gnade und diesem Programm zu verdanken ist, dass diese Geburt im Alter von 43 Jahren zwar nicht leicht, aber eben ganz und gar nicht unmöglich war.

Mithilfe einer Hebamme brachte ich im Februar 1984 unsere Tochter Wahe Guru Kaur daheim in unserem Familienbett zur Welt. Im Gegensatz zu dem, was die naive, junge Mary erlebt hatte, waren die Wehen diesmal wie eine lange, tiefe Meditation; wie in einer Spirale ging es kontinuierlich ins Innerste und öffnete von dort meinen Körper, wie sich Blütenblätter in der Wärme der Sonne öffnen. Das ist zumindest meine Erinnerung daran. Vor ein paar Jahren fragte mich mal jemand, ob ich während der Wehen eigentlich auch geschrien hätte, und ich schüttelte ganz stolz den Kopf. Mein Mann schaute mich an, als wäre ich verrückt geworden: „Wovon sprichst du?", sagte er. „Du hast dir die Lungen aus dem Leib geschrien!" Nun ja, ich konnte mich wirklich nicht mehr daran erinnern, weil ich mich auf einer unbeschreiblich tiefen Reise befand.

Immer wieder fragten mich meine Schülerinnen, aber nicht nur die, was ich denn während meiner Schwangerschaft so alles gemacht habe. Da wurde mir langsam klar, dass ich doch schon einiges wusste, was ich weitergeben konnte, und so ging es los, zunächst mit einer ganz kleinen Schwangerenyogagruppe, die ich noch in unserer winzigen Wohnung anleitete. Wir nannten unseren Treff „Vogelnest", weil es so kuschelig und gemütlich war – mit meinem Baby Wa, das friedlich im Nebenzimmer schlummerte. Schon bald darauf drängelten sich immer mehr Frauen an meiner Tür; sie alle lechzten buchstäblich danach, endlich auch einmal einen anderen Blickwinkel auf das Thema Schwangerschaft kennenzulernen als das, was man üblicherweise vorgesetzt bekam. Wir mussten uns ein größeres Haus suchen, um der großen Nachfrage gerecht zu werden!

Heute, viele Jahre später, kommen Hunderte von Frauen zu den Yogakursen und dem Khalsa Way, unserem Geburtsvorbereitungsprogramm, das wöchentlich auch als Kurs für Paare angeboten wird. Die meisten Mamas kommen vierzig Tage nach der Geburt ihrer Babys zurück in die „Mama und ich"-Kurse. Väter sind natürlich immer herzlich willkommen. Es ist zu einer stetig wachsenden Familie geworden. Nach all den Jahren weiß ich nun genau, was Yogi Bhajan damals meinte, als er mir auftrug, Babys auf die Welt zu bringen:

Er meinte, ich solle helfen, die kleinen Seelen in die Arme von Müttern zu legen, die körperlich, geistig und seelisch bereit sind, sie auf ihrer wunderbaren Reise durch dieses Leben zu führen.

Yogi Bhajan sagte immer, er sei nicht nach Amerika gekommen, um Schüler um sich zu scharen, sondern um Lehrende auszubilden. Ganz in diesem Sinne kommen Frauen aus der ganzen Welt zu unseren „Khalsa Way Teacher Trainings", um sich hier in einer intensiven 60-Stunden-Woche schulen zu lassen. Mit ihrem Zeugnis im Gepäck bringen diese Frauen das Wissen zurück in ihre Familien und ihre Gemeinschaft, wo es sich wiederum weiterverbreitet. Mit anderen Worten helfen diese uralten Lehren Frauen und Familien auf der ganzen Welt und letztlich der Welt selbst.

Als Eltern ist es unsere Aufgabe, unser Bewusstsein zu schärfen, und zwar nicht nur, was Empfängnis, Schwangerschaft, Geburt und Erziehung betrifft, sondern auch für unser eigenes Leben. Wir müssen Kindern das geben, was sie im Leben brauchen, sodass sie nie vergessen, wer sie sind: *spirituelle Wesen, die geboren wurden, um eine menschliche Erfahrung zu machen.*

Unser Körper ist quasi das Medium, das uns ermöglicht, die eigene Verbindung mit dem Unendlichen kennen und schätzen zu lernen. Wir erwecken die „Kundalini", die ursprüngliche Energie, die gleich einer zusammengerollten, schlafenden Schlange am unteren Ende unserer Wirbelsäule ruht. Und wie der Flötenklang des indischen Schlangenbeschwörers, der die Kobra aus dem Schlummer hervorholt, so erhebt Kundalini Yoga diese Energie entlang der Wirbelsäule mithilfe von *Asanas* (Körperhaltungen), *Pranayama* (Atemtechnik), *Mudras* (Handhaltungen, die bestimmte Bereiche im Gehirn stimulieren) und *Mantras* (sich wiederholende Klangfolgen, die gesungen werden, um das Bewusstsein zu verändern).

Diese Yogapraxis stärkt selbst in seiner einfachsten Form nicht nur den (physischen) Körper, sondern auch das System der Chakras wird stimuliert und ins Gleichgewicht gebracht. Das Wort *Chakra* kommt aus dem Sanskrit und bedeutet „Rad". Stell dir deine Chakras wie vibrierende Energiewirbel vor, und jedes Chakra strahlt eine bestimmte Energie aus, die Einfluss auf deine Gesundheit und dein Wohlbefinden hat. Wie kann das gehen? Stell dir vor, wie im Inneren deines Körpers die Energie des weitläufigen Drüsensystems an das zentrale Nervensystem andockt und wie die so erreichte höhere Empfindsamkeit das gesamte Gehirn anregt. In diesem nun voll angeregten Gehirn werden dann die ankommenden Impulse verankert und integriert. In der Folge bemerken viele eine größere Klarheit der Wahrnehmungen, der Gedanken und der Intuition. Deshalb wird Kundalini Yoga auch oft als das „Yoga des Bewusstseins" bezeichnet.

Wenn wir die alten Fertigkeiten und Lehren des Yoga regelmäßig anwenden, kommen wir zu einer Einheit mit uns selbst und der Seele, die in uns wächst. Das äußere und das innere Selbst verschmelzen zusehends, und wir erkennen immer deutlicher diesen heiteren Quell aus Stärke und Mitgefühl, der das eigentliche Zentrum unseres Wesens ist.

Mein stilles Gebet für jeden und jede, der oder die mit den Techniken dieser wunderbaren Wissenschaft namens Kundalini Yoga beginnt, ist, dass sich wirklich wahrnehmbare Veränderungen im Leben einstellen in Richtung einer größeren Zufriedenheit und mehr Wohlbefinden und Freude. Und so bete ich auch dafür, dass du dadurch motiviert wirst, diesen wahrlich lebensverändernden Techniken noch mehr Raum zu geben und so ein erfüllteres Leben für dich selbst, deine Kinder, deine Familie und deine Welt zu schaffen. Möge diese Schwangerschaft deine eigene lebenslange Erforschung befeuern.

Dieses Buch soll keine Gebrauchsanweisung sein. Es liefert weder die „neuste, beste, nie da gewesene" Strategie fürs Kinderkriegen, noch geht es darum, wie man die Schwangerschaftszeit optimal „managt". Genau wie es im Yoga vielmehr um Selbstakzeptanz statt um Selbstoptimierung geht, haben die hier beschriebenen Kundalini Yoga- und Meditationsübungen den einen Zweck, dich zu dem Wissen zurückzuführen, das tief in deinem Inneren bereits vorhanden ist. Die Erfahrung, ein Kind zu bekommen, ist schon für sich allein genommen einzigartig. Wenn man diesen Prozess wertschätzt und sich ihm liebevoll zuwenden kann, dann ist das meiste schon getan. Das Einzige, was es noch braucht, ist die liebevolle Zuwendung. Im Vertrauen darauf, dass die alten Praktiken aus der yogischen Tradition auch den Funken deines inneren angeborenen Wissens entzünden können, biete ich dir dieses Buch als eine Art Werkzeug an. Für Schwangere und später auch für Eltern ist es sicher nicht leicht zu verstehen, dass niemand ihnen sagen kann, wie man es richtig macht. Man kann sich inspirieren lassen oder gewisse Praktiken erlernen, und doch ist jedes Kind und jede Geburt so einzigartig wie eine Schneeflocke. Niemand gleicht dem anderen aufs Haar.

Tausende und Abertausende Jahre lang hat niemand Ratgeber über Schwangerschaft und Geburt gelesen, denn so etwas gab es nicht. Niemand hat den Geburtstermin errechnet, und doch wussten die Frauen sich am ab- und zunehmenden Mond zu orientieren. Vor allem wussten sie sehr, sehr gut, wie sie sich *fühlten*. Jeder Mensch auf Erden ist das Zeugnis von Jahrmillionen erfolgreicher Geburten. Dieses uralte Wissen steckt in den Knochen aller Frauen und ist in unseren Zellen gespeichert. In diesem Buch kommen die Stimmen und Geschichten vieler Frauen zu Wort, und zwar in jener zeitlosen Form, wie Weisheiten rund um die Geburt, um Kindererziehung und die Pflege unserer kostbaren Körper seit Jahrhunderten von Generationen von Frauen weitergegeben wurden.

In diesem Buch finden sich bewährte Meditationen und Yogaübungen, die dir in körperlicher, geistiger und seelischer Hinsicht helfen. Mach nur so viel, wie es für dich zunächst angenehm ist. Wenn du dranbleibst, wirst du schon bald merken, dass du den Umfang und die Dauer der Übungseinheiten erhöhen kannst, weil auch deine Kraft und dein Fokus zunehmen.

Ich gebe diese Lehren aus tiefstem Herzen weiter, so wie sie mir entlang dieser „Goldenen Kette" von Frauen, die vor mir da waren, überreicht wurden: Lehrerinnen, Mütter, Heilige und Kriegerinnen, Anführerinnen und Geliebte. In ihrem Namen bete ich dafür, dass auch du ein gesundes Baby und eine glückliche Schwangerschaft haben wirst und dass du motiviert bist, eine bewusste Mutter zu werden, die bewusste Entscheidungen trifft.

Was meine ich überhaupt mit „bewusst"? Vielleicht ist es einfacher zu erklären, was ich nicht damit meine. Es soll hier kein neues Glaubens- oder Wertesystem entwickelt und vermittelt werden. Bewusst zu sein heißt einfach, mit allen Sinnen wirklich zu erfahren und zu spüren, was da gerade auf dich zukommt, und dein Leben immer wieder daraufhin zu überprüfen, ob du deine

Wahrheit lebst. Frag dich, was für dich stimmig ist, statt auf die Kommentare und Überzeugungen zu hören, auf welche sich die Gesellschaft, Medien, Freunde und Familie oder wer auch immer sich vielleicht irgendwann mal geeinigt haben. Erfahre und erlebe die Welt selbst und höre auf deine Intuition und deinen Intellekt, wenn du Entscheidungen triffst.

Es gibt bei uns ein Sprichwort: „Wie eine Frau lebt, so wird sie gebären." Wenn du ein ruhiges, freudvolles, strahlendes und gesundes Leben führst, dann ist dies die Atmosphäre, in der dein Baby geboren wird und aufwächst. Ich habe drei Wünsche für dich: Erstens, dass dein Baby gesund ist, zweitens, dass du es schaffst, so aktiv und präsent wie möglich zu sein, und drittens, dass du diese Entwicklung, in welcher eine neue Seele durch dich hervorgebracht wird, voll und ganz genießen kannst.

Dieses Buch erlaubt dir zu lachen, zu tanzen, zu weinen und über das hinauszugehen, was du bislang vielleicht für möglich gehalten hast. Jetzt ist es auch an der Zeit, einmal deine bisherigen Glaubenssätze infrage zu stellen, sei es über deine Beziehungen, deinen Körper oder darüber, wie die Geburt abzulaufen hat und wie du als Mutter sein willst. Die Vorbereitung auf das Leben als Mutter gleicht einem Schmiedefeuer, in dem der Stahl deines Geistes biegsamer und deine Seele gestärkt wird. Nutze die vibrierende Schöpfungskraft in dir und schaue niemals zurück!

Segenswünsche,
Gurmukh
Los Angeles 2002

DAS ERSTE TRIMESTER

… ein Tor zu unserem Geist,
unseren Gefühlen und unserer Intuition
und zu einem tieferen Verständnis
unserer selbst …

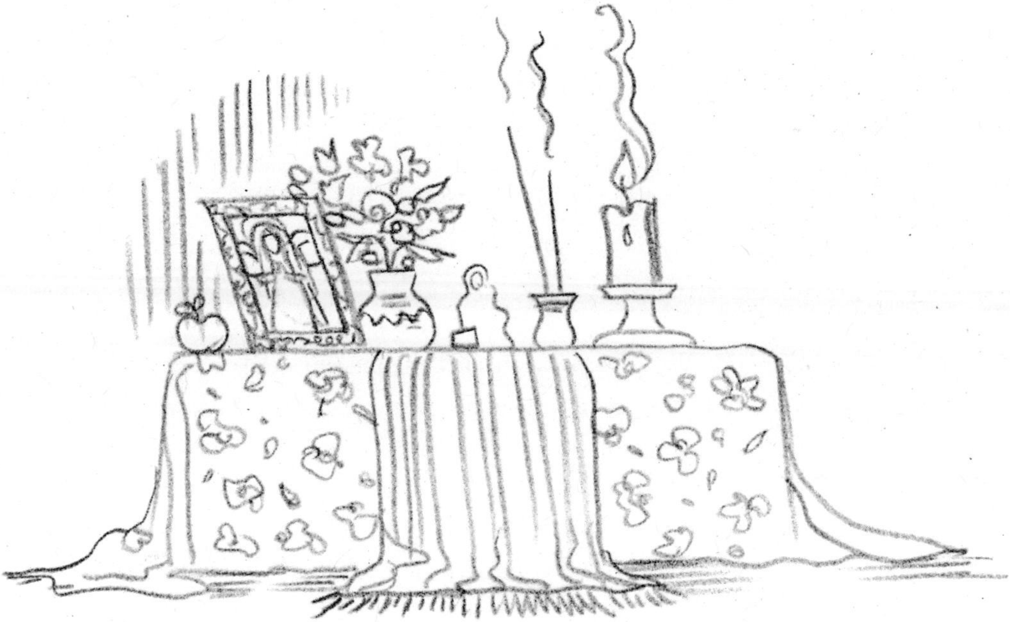

Der erste Schritt auf der Reise

„Sich selbst nicht zu kennen heißt, die Wahrheit nicht zu kennen."
Seung Sahn

Du bist schwanger? *Wahe Guru!* Dieser Freudenausruf bedeutet in etwa: Die Erfahrung des Unendlichen Schöpfers ist so großartig, dass Worte sie niemals hinreichend beschreiben können.

Ich erinnere mich noch gut, wie mir allmählich immer klarer wurde, dass nicht einfach meine Tage überfällig waren, sondern dass ich tatsächlich ein Kind bekommen würde. In der Supermarktschlange fragte ich mich, ob die anderen vielleicht merkten, was sich Wunderbares in mir abspielte. Wenn es nach mir gegangen wäre, hätte die Nachricht in jeder Zeitung stehen müssen. Denn als mein Mann und ich geheiratet hatten, war es keinesfalls sicher, dass wir einmal Kinder haben würden. Er hatte es mit seiner ersten Frau über acht Jahre ohne Erfolg versucht, und bei mir war es bereits zwanzig Jahre her. Nun wollte ich es von den Dächern singen: „Hey, hört alle her, ich bin schwanger!"

Ich habe dann aber nur innerlich gesungen. In diesen frühen ersten Tagen ist es sowieso ratsam, dass die Schwangerschaft ein kleines Geheimnis zwischen dir und deinem Partner bleibt, bis ihr sicher seid, dass der Funke tatsächlich übergesprungen und zu einer Flamme geworden ist. Eine Seele wachsen zu lassen kostet Energie, und diese sollte nur von guten Schwingungen gespeist werden. Du willst dich und dein Baby bestimmt nicht der Energie von Menschen aussetzen, die eifersüchtig, überbesorgt oder schlicht nicht „auf deiner Seite" sind. Die ersten drei Monate sind wie die Vorbereitung des Bodens, bevor der Garten bepflanzt wird.

„Es war mein süßes, kleines Geheimnis," erzählte mir eine Freundin von den ersten drei Monaten ihrer ersten Schwangerschaft. „Diese Erfahrung gehörte ganz allein mir, und ich konnte sie so richtig auskosten."

Um das nachzuvollziehen hat mein Lehrer Yogi Bhajan vor Jahren eine gute Metapher verwendet. „Das Leben im Mutterleib beginnt nicht am Tag eins der Empfängnis", erklärte er auf seine ruhige, von Herzen kommende Art, die vielen großen Lehrern zu eigen ist. „Schaut euch einfach die Naturgesetze an. Wir bauen zuerst das Haus, danach folgen die Installationen und dann erst ziehen wir ein. Niemand gräbt das Fundament aus und schleppt als Nächstes die Möbel an!" Warum sollte Gott es anders machen?

Für mich ist dies ein weiteres Beispiel dafür, wie alles in der Natur perfekt arrangiert und zeitlich aufeinander abgestimmt ist. Die ersten 120 Tage werden uns als Zeit gegeben, um das Fundament unseres Lebens zu stärken, sodass wir auf die enorme Veränderung vorbereitet sind, die mit der Geburt eines Kindes einhergeht. Und das gilt, egal ob es sich um dein erstes oder dein fünftes Kind handelt, denn jede Geburt gibt dir eine neue Gelegenheit, ein noch tieferes Verständnis entstehen und deine Liebe und Weisheit weiter wachsen zu lassen.

Wenn du bereits Kinder hast, weißt du, dass es stimmt; hast du keine Kinder, frag einfach eine, die welche hat: Sobald du ein Kind bekommst, kannst du nie wieder so tun, als wärst du allein auf der Welt. Kinder bedeuten ein größeres Commitment als eine Ehe, eine Hypothek oder eine berufliche Karriere. Normalerweise widmet man den letzten Schwangerschaftsmonaten und der Geburt die größte Aufmerksamkeit, doch in gewisser Hinsicht liegt die größte Herausforderung eigentlich schon im ersten Schwangerschaftsdrittel, denn hier muss sich deine Psyche anpassen. Die ganze Definition deiner selbst muss sich ändern, und zwar vom „Ich" zum „Wir". Wenn du ein Kind bekommst, wirst auch du selbst transformiert.

Diese Art von Wissen kann man sich nicht theoretisch aneignen. Niemand kann rein mit dem Intellekt ein Kind gebären. Eine Geburt ist sinnlich, intuitiv, ursprünglich und spirituell. Und es ist nicht etwas, was du dir kurz vor der Geburt „reinziehen" könntest – es braucht die neun Monate, damit sich dieses Bewusstsein entfalten kann.

Die Schwangerschaft ist eine Partnerschaft zwischen Mutter und Kind, die sich in diesen fast zehn Monaten Stück für Stück aufbaut. Die Geburt ist wie ein wundersames Tor, das sich öffnet, damit wir geistig, emotional und intuitiv wachsen können und durch das ein tieferes Wissen zu uns durchdringt, und auch eine tiefere Wertschätzung und Liebe zu unserem Körper und uns selbst.

Erst wenn du intellektuelles Wissen mit deinem eigenen Herzen und Sein ganz erfahren hast, wird es zu wahrer Weisheit. Es erfordert Disziplin, das zu tun, was dir guttut, und dich einem Prozess hinzugeben, der größer ist als dein individuelles Selbst.

Disziplin zu haben bedeutet, eine wachsame Schülerin deines Inneren, deines wahren Selbst zu sein. Es kommt nicht von außen, weder von den Eltern oder der Kirche noch von Lehrern oder sonst wem. Und genau deshalb zahlt es sich richtig aus, jetzt mit Yoga und dem Meditieren zu beginnen. Du machst der Seele, die dich auserwählt hat, quasi das Geschenk, so großartig wie möglich zu sein, damit du ihn oder sie in diesem Leben gut behüten kannst.

Den alten Lehren zufolge inkarnieren sich Seelen nicht einfach nach dem Zufallsprinzip. Es gibt einen ganz bestimmten göttlichen Plan, und ihr als Eltern macht einen großen Teil dieses Plans aus. Doch keine Panik, letztendlich kann eine Seele in ihrem Streben nach Verwirklichung niemals scheitern. Eine Seele wird so oft wie nötig zurückkehren, um ihre spirituelle Mission erfolgreich zu erfüllen.

Ich bin häufig in Indien, das ich als meine spirituelle Heimat betrachte. Eine Milliarde Seelen leben in jenem Land, welches kaum größer ist als Texas. Jedes Mal, wenn ich mit meiner Familie dort bin, ist es ein schier unglaubliches Ereignis. Es rührt mich, all diese Seelen zu sehen, die durch die Unendlichkeit gereist sind, um in einem Land mit so vielen Menschen und solch hartem

Karma wiedergeboren zu werden. Da ist so viel lebendiger Geist spürbar in diesen Menschen, denn das ist alles, was die meisten von ihnen haben.

Ebenso wie in der yogischen Tradition lehren die jüdischen Kabbalisten, dass sich die Seele unsere Eltern ausgesucht hat, denn nur bestimmte Eltern können einer bestimmten Seele beibringen, was sie in diesem Leben lernen muss. Für die Wahl kann es zahlreiche Gründen geben – Beziehungen aus früheren Leben oder das Umfeld, das diese Eltern bieten können, welches der Seele hilft, ihre Mission zu erfüllen. Eltern können dabei als positives Beispiel und manchmal auch als negatives Beispiel dienen. Wer Kinder großzieht, sollte stets bedenken: „Was bringt diese Seele schon mit und was kann ich dieser Seele noch mitgeben?"

Es gibt dieses Konzept von Karma, das mir gefällt, nämlich dass Seelen in Bündeln eintreten, so wie Sternenkonstellationen. Demzufolge schließen wir als Seelen vor der Wiedergeburt einen Vertrag ab, in dem wir festlegen, wo, wann und wie wir zu ganz bestimmten Eltern zurückkehren werden, manchmal durch eine Petrischale oder durch eine Leihmutter oder Adoption. Jeder und jede von uns bringt auch andere herein, wie Brücken – ich strecke meine Arme aus, damit jemand durch mich hereinkommen kann.

Obwohl die Seele rein und vollkommen, ja, ein Ausdruck des Universums ist, gibt es noch den subtilen Körper; eine Energie, die die Seele umhüllt und das Karma des vorherigen Lebens mit sich trägt. Deine Seele kommt zurück mit einem gewissen Schicksal, einem Weg, den du in diesem Leben gehen musst, und du kommst mit Geschenken zurück, die du erworben hast – und das Ganze nennen wir Karma.

„Was man gesät hat, das wird man ernten" drückt es für mich ganz gut aus. Eine Mutter kann tatsächlich Karma reinigen, wenn sie sich für ein erwachtes Leben entscheidet, *und sie kann so auch das Schicksal dieser Seele in ihr beeinflussen.* Das heißt nicht, sie müsse nun perfekt sein und wie aus dem Lehrbuch leben; es bedeutet vielmehr, ein Leben voller Empathie und Achtsamkeit zu führen; beides Dinge, die im tiefsten Wesen einer Frau, und ganz besonders einer Mutter, bereits angelegt sind.

Es gibt eine alte Geschichte aus Indien über eine Königin, die schwanger geworden war. Am 125. Tag wurde sie plötzlich sehr krank. Von einem Orakel erfuhr sie, dass sie die Seele eines Dämons angezogen hatte, der das Königreich verwüsten und ihr das Leben zur Hölle machen würde. Bestürzt lief die Königin zum Raaj Guru, dem königlichen spirituellen Führer, und begann zu weinen: „Oh mein Lehrer, wärst du so gut und würdest mich bitte segnen?", flehte sie ihn an. „Was auch immer mein Karma ist, so sei es."

Der Lehrer sah sie an und sagte: „Es ist nicht alles verloren. Meditiere von diesem Tag an über den Namen Gottes, gehe unter dein Volk und diene ihm selbstlos und praktiziere die Lehren der alten Weisen."

Also verließ die Königin ihren Palast und ging auf die Straße, um fortan dort zu kochen, Geschirr abzuwaschen und die Armen zu versorgen. Als der Tag ihrer Wehen endlich kam, wurde ihr Junge lächelnd geboren. Seine Hände waren friedlich in ein yogisches Mudra gelegt, und er hatte einen kleinen Abdruck zwischen den Augenbrauen, genau am Sitz des Dritten Auges. Das Baby wuchs nicht zu einem Dämon, sondern zu einem Heiligen heran. Der Mutterleib ist der Ort, an dem ein anderer Mensch durch sein Mitgefühl und sein Wissen mithelfen kann, das Schicksal dieser Seele in sich zu verändern, abzumildern oder gar zu erheben. Dies ist das Geschenk von uns Frauen hier auf Erden. Auf diese Weise können wir die Welt verändern und ihr Frieden bringen.

Immer wenn die Frauen aus meinen Pränatalkursen nach der Geburt mit ihren Säuglingen zurückkommen, um an den Rückbildungskursen teilzunehmen, muss ich an diese Geschichte denken. Die Gesichter dieser Babys! Kein Zweifel, die Leute kommen in einem Babykostüm hier an. Einige dieser Kinder sehen uralt aus. Gerade neulich hielt ich ein Baby im Arm, zu dem ich – hätte man ihm noch einen Vollbart angeklebt – am liebsten gesagt hätte: „Gesegnet seist du, alter Weiser!" Kein Kind gleicht dem anderen aufs Haar, selbst eineiige Zwillinge nicht. Deswegen brauchen wir die Zeit der Schwangerschaft, um die Art von Mutter zu werden, die intuitiv erkennt, wer ihr Baby wirklich ist und was es braucht.

Deine Reise hin zu jener Mutter beginnt jetzt, eigentlich beginnt sie sogar schon vor der Schwangerschaft. Das ist auch viel erfreulicher, als sich nur auf die medizinisch-faktische Ebene der Schwangerschaft zu konzentrieren. Wenn du das Meditieren lernst, werden all die Antworten, nach denen du dich sehnst, zu dir kommen. Durch die Mediation hast du die Möglichkeit, inmitten der Technik, den Tests und all den Dingen, die nun auf dich einprasseln, einen Raum in deinem Geist zu erschaffen. In diesem Raum kannst du dein eigenes Wissen anzapfen. Zu meditieren bedeutet zu lernen, die vielen vom Verstand erschaffenen Gedanken zu beobachten, ohne sie zu beurteilen oder ihnen nachzuhängen, so wie wir uns auch nicht auf einen Wassertropfen fokussieren, wenn wir einen Fluss anschauen. Mit einiger Übung gelangst du zu diesem klaren, ruhigen Raum in dir, an dem du beginnst, eine Ahnung deiner wahren Natur zu bekommen.

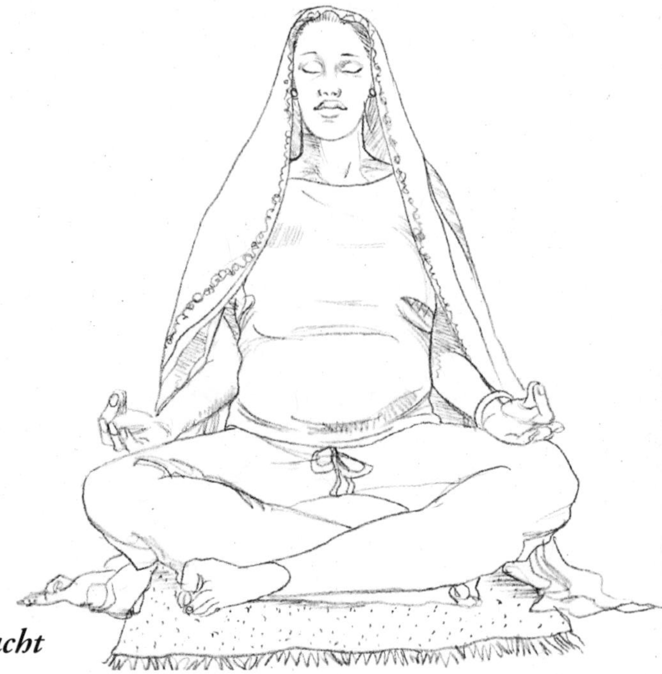

Meditation leicht gemacht

Suche dir, um mit der Meditation zu beginnen, einen sauberen und ruhigen Ort mit möglichst wenig Gerümpel ringsherum. Die Temperatur sollte angenehm warm sein, aber nicht zu heiß (das kann schläfrig machen). Es ist am besten, wenn die letzte große Mahlzeit mindestens zwei Stunden her ist. Trage wenn möglich lockere, helle Kleidung aus natürlichen Materialien; das kann deine Aura oder das Energiefeld deines Körpers um fast einen halben Meter erweitern. Dies ist dein heiliger Raum. Sei am besten barfuß, denn auch deine Füße sollen atmen können. An den Füßen befinden sich 72.000 Nervenenden, die die Energie und Gesundheit des gesamten Körpers stimulieren. Setz dich auf einen Teppich, ein Handtuch oder ein Kissen. Eine leichte Decke oder ein Tuch zum Bedecken von Kopf und Körper ist ebenfalls hilfreich. Wenn du ein bestimmtes Tuch nur für diesen Zweck reservierst, lädt es sich nach und nach mit einer meditativen Schwingung auf, sodass später allein schon das Anlegen dieses Tuchs entspannend wirkt.

Mach dich bereit für die erste und grundlegendste Yogahaltung, die einfache Haltung oder „Easy Pose“:

- Setz dich auf die Yogamatte, beuge das rechte Bein und lege es unter das linke Knie, beuge dann das linke Bein und lege den Fuß unter das rechte Knie.
- Um deinen Rücken zu unterstützen, kannst du mit dem hinteren Teil deines Gesäßes auf einer gefalteten Decke oder einem Kissen sitzen. Wenn du aus irgendeinem Grund nicht bequem auf dem Boden sitzen kannst, dann setz dich auf einen Stuhl mit gerader Rückenlehne, um die aufrechte Haltung beizubehalten. Oder setz dich mit ausgestreckten Beinen und dem Rücken gegen die Wand gelehnt auf den Boden. Halte den Rücken so gerade wie möglich.
- Stell dir vor, oben an deinem Kopf wäre eine Schnur befestigt, die dich sanft in Richtung Decke hochzieht. Achte darauf, dass dein Kinn dabei leicht eingezogen bleibt, um wiederum eine langgezogene Wirbelsäule zu erhalten.
- Entspanne die Schultern und lass sie von den Ohren wegsinken.
- Schließe nun die Augen und rolle sie hoch, als würdest du zur Mitte deiner Stirn schauen. Dieser Punkt ist das sogenannte Dritte Auge, der Sitz deiner Intuition. Wenn das für den Anfang zu schwierig ist, dann rolle die Augen zunächst einfach nach oben.
- Entspanne dich in dieser Position und lasse deinen Atem tief in den Körper fließen. Atme vom Zuhause deines Babys aus. Lege die Hände entspannt auf den Knien ab, die Handflächen zeigen nach oben. Drücke Zeigefinger und Daumen zusammen. Das ist das Gyan-Mudra und schafft Weisheit.
- Atme durch die Nase ein und durch den Mund aus. Höre den Ton „Sat“ beim Einatmen und „Nam“ beim Ausatmen. Der Ton „Sat“ reimt sich auf das Wort „satt“, und „Nam“ reimt sich auf „kam“. „Sat Nam“ bedeutet „Wahrheit ist meine Identität“. Versuche diese Klänge zu verwenden, denn die yogische Wissenschaft des *Naad*, bei der bestimmte Silben wiederholt werden, wurde geschaffen, um subtile Nervenzentren im Körper zu öffnen und zu stimulieren, was wiederum das allgemeine Wohlbefinden steigert.

Mach das elf Minuten lang. Einatmung und Ausatmung sollten gleich lang sein. Obwohl das Meditieren zu jeder Tageszeit gut ist, ist es besonders morgens sehr schön, um sich zu zentrieren und auf den kommenden Tag einzustimmen. Abends vor dem Schlafengehen hilft es dir dabei, vollkommen zu entspannen.

Schwangerschaft als gelebtes Gebet

„2 + 2 = 5“
Yogi Bhajan

Immer wenn ich einen Obdachlosen sehe, denke ich: „Wo ist deine Mutter?“ Wenn eine Mutter ihr Leben lang für ihre Kinder betet, dann werden sie für immer geführt, bewacht und beschützt. Das Extrem ist, wenn eine Mutter aufgibt und sagt: „Es hat keinen Sinn, dieses Kind ist schlecht“ oder „Ich gebe ihn auf“, oder wenn sie sich einfach verbittert abwendet – das schafft all diese verlorenen Menschen, die du auf der Straße siehst. Genauso gilt aber auch, dass Mütter, die sich ständig um die Gesundheit und das Wohlergehen ihres Kindes sorgen – vom Fötus über das Kind bis hin zum Erwachsenenalter –, diese Angst auf ihre Kinder übertragen und diese selbst zu ängstlichen Menschen werden. Wenn eine Mutter hingegen fröhlich und stark ist, ein diszipliniertes, gesundheitsbewusstes Leben führt und auch dem Gebet einen Platz einräumt, dann werden ihre Kinder ihr das nachtun.

GOD (also „Gott“ im Englischen) steht für:
Generator = Erzeuger
Organizer = Organisator
Deliverer = Befreier und Retter

Alles wird von Gott bewegt. Dies zu sehen, zu fühlen und alles um uns herum auf dieser Bewusstseinsebene zu erfahren, das nennt man gelebtes Gebet. Jedes Mal, wenn sich dein Herz ins Gebet ergießt, erschafft jeder Herzschlag ein Wunder. Die Macht der Menschheit liegt in unserem Gebet. Deshalb kann wirkliche Veränderung und wirklicher Frieden nur durch das Gebet zustande kommen. Der großartige irische Dichter John O'Donohue erinnert uns daran, dass beten nie umsonst ist: „Beten bewirkt immer eine Transformation. [...] Das Gebet verfeinert dich so, dass du deiner Möglichkeiten und deines Schicksals würdig bist."

Wie sollen wir beten? Konzentriere dich und bringe es nach außen. Mein Lehrer sagte einmal, dass das Gebet wie ein Telefonanruf über die früher übliche weltweite Telefonvermittlung sei. „Wenn das Signal stark ist, wird es auch über eine lange Entfernung hinweg am anderen Ende zu hören sein. Hilfe wird kommen."

Das Gebet einer Mutter hält den geheiligten Raum für ihr Kind, das Gebet einer Mutter hält die Welt. Nichts hat so viel Tiefe und Macht wie eine Mutter, die betet. Diese Geschichte, die mir eine Schülerin erzählte, rührte mich zu Tränen: Nach einem Waldbrand im Yellowstone Nationalpark fand ein Forstarbeiter einen Vogel auf dem Boden neben einem Baum, quasi in Asche erstarrt. Betroffen von dem unheimlichen Anblick nahm er einen Stock und drehte den Vogel um. Da huschten drei kleine Küken unter den Flügeln der toten Mutter hervor. Die liebevolle Vogelmutter, der die bevorstehende Katastrophe völlig klar gewesen sein musste, hatte ihre Babys zu den Baumwurzeln gebracht und mit ihren Flügeln verdeckt, um sie vor dem giftigen Rauch zu schützen. Sie hätte genauso gut wegfliegen und sich in Sicherheit bringen können, hat sie aber nicht. Als das Feuer kam und die Hitze ihren Körper verbrannte, blieb sie standhaft. Weil sie bereit war zu sterben, konnten diese Küken unter dem Schutz ihrer Flügel überleben. Was für eine Mahnung an die Grenzenlosigkeit und den unerschütterlichen Glauben an die Zukunft, zu der wir als Mütter imstande sind.

Eine Seele wählt die Mutter aus, in deren Schoß sie wachsen und genährt werden soll. Yogi Bhajan hat gesagt, dass „nur eine Mutter vom Anfang bis zum Ende des Lebens mit ihrem Kind gemeinsam schwingen und sein Schicksal ändern kann. Es ist einzig die Mutter, deren Schwingungen und Gebete sich wie ein Lichtbogen auswirken können, und nur sie kann das gegebene Schicksal des Kindes auslöschen und neu schreiben."

In der Religion der Sikh gibt es eine Geschichte, die davon erzählt, wie das Gebet der Mutter sogar die Kraft hat, selbst den Tod umzukehren. In der Geschichte ging eine Frau zu einem Weisen und bat um ein Kind. Der Weise sagte: „So soll es sein." Er gab ihr das Mantra *Siri Akaal*, was so viel bedeutet wie „das große Unsterbliche". Bald darauf brachte sie ein schönes Kind zur Welt. Eines Tages, als sie sich bei der Feldarbeit von ihrem Baby entfernte, kam eine Kobra des Weges und biss das Kind, das kurz darauf an dem Gift starb. Als die Mutter zurückkam, weigerte sie sich, seinen Tod zu akzeptieren. Sie wollte zwei Dinge: ihren Sohn wieder unter den Lebenden und die Kobra tot wissen. Also setzte sie sich hin und sang dieses Mantra. Von der Mutter kommend war es so kraftvoll, dass die Kobra ihre Tat rückgängig machte und das Kind wieder zu atmen anfing. Im Anschluss bat die Kobra um Vergebung, aber das war nicht so einfach. Schließlich hatte sie es hier mit einer Mutter zu tun, die Rache nehmen wollte. Sie sagte: „Nein, du hast das Leben meines Kindes genommen und du wirst nicht mehr leben, um das Leben eines weiteren Kindes zu nehmen." Um seine Haut zu retten, schwor die Kobra, dass kein heiliges Kind jemals wieder von einer Kobra gebissen werden würde. Einer unserer Heiligen, Guru Nanak, schlief einmal als kleines Baby mit dem Gesicht in der Sonne. Eine Kobra kam und spendete ihm Schatten, um das Gelübde anzuerkennen, dass kein göttliches Kind jemals wieder unter dieser Schlange leiden würde.

Mein Lehrer hat gesagt: „Sobald du ein Kind auf die Welt gebracht hast, gib ihm das beste Geschenk: das Gebet." Neun Monate im Jahr besucht meine Tochter eine Schule in Indien. Gerade absolviert sie ihr zwölftes Schuljahr in unserer Dharma-Organisation, welche im Norden Indiens für Kinder aller Glaubensrichtungen errichtet wurde. Sie ist jetzt achtzehn und dies ist ihr letztes Schuljahr in Indien. Doch egal wo sie ist, ich habe nie das Gefühl, weit von ihr entfernt zu sein. Während ich mit ihr schwanger war, wachte ich jeden Morgen um halb vier auf, um das *Sadhana*, unser Morgengebet, zu vollziehen. In diesen neun Monaten bauten wir eine Art der Kommunikation auf, die stärker ist als alle Worte; ein unsichtbares Band, das uns auch heute noch verbindet. Sie ist stets bei mir. Immer wenn ich mit ihr sprechen, ihr nah sein und ihr sagen möchte, wie sehr ich sie liebe, schließe ich meine Augen und bete. Über Tausende von Kilometern hinweg weiß ich, dass sie mich hört, genau wie ich sie höre, wenn sie betet.

Einen geheiligten Raum schaffen

Baue dir einen Altar für dein Zuhause. Fang simpel an. Ich nahm früher einfach einen Karton, drehte ihn um, legte ein schönes, sauberes Tuch darüber und arrangierte Blumen, Kerzen und Fotos meiner Liebsten darauf und das war es. Ich habe mich dann immer davor auf einen kleinen Teppich gesetzt und mein Morgenritual begonnen. Heute befindet sich in jedem Zimmer meines Hauses ein Altar, für die göttliche Mutter, für das Leben, für Gott, und ich werde nicht müde, sie immer wieder neu zu schmücken.

Altäre bringen dich zurück zu deiner Quelle, zu dem, was wirklich wichtig ist. Ein Altar kann eine irdische Erweiterung deines Geistes sein. Jeden Tag an der gleichen Stelle zu sitzen, um Yoga zu praktizieren und zu meditieren, ist eine gute Sache, denn nach und nach wird dieser Raum die von dir erzeugte meditative Energie aufnehmen. Es wird sich hier tatsächlich anders anfühlen als im restlichen Zuhause. Jeder ruhige Ort ist dafür geeignet, zum Beispiel eine Ecke deines Schlafzimmers. Wir hatten einmal eine Schülerin, die ihr zweites Badezimmer in einen kleinen Meditationsraum verwandelt hatte. Ich selbst verwendete einmal einen Einbauschrank, schmückte ihn wie einen Tempel und schuf mir so einen Ort, an dem ich die Tür schließen konnte und von dem jeder wusste, dass er mich hier nicht stören darf, weil ich meditiere.

Dehne dein Dasein und das deines Kindes auf einen Altar aus und schau, wie es sich anfühlt. Lasse den Altar deinen Geist verändern! Wenn du in den Tag hinausgehst, wirst du den Altar im Herzen mitnehmen.

Setze dich, um vor deinem Altar zu entspannen, in die einfache Haltung und bringe die Hände fest vor der Brustmitte zusammen.

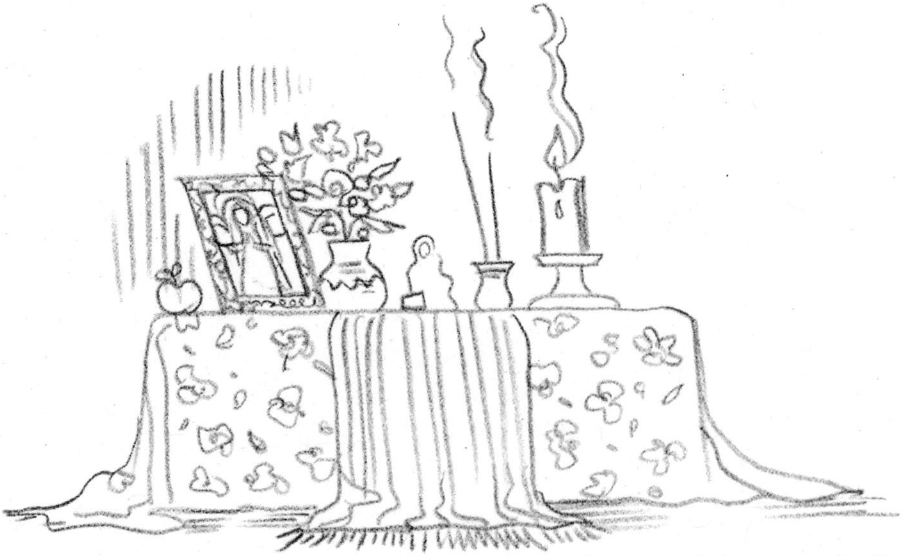

Einen geheiligten Raum schaffen

- Singe drei Mal „Ong Namo Guru Dev Namo“. Die Worte bedeuten: „Ich verbeuge mich vor der schöpferischen Weisheit in mir.“ Wenn du bisher noch nie ein Mantra gesungen hast, kann es sich zu Anfang durchaus etwas komisch anfühlen, diese Worte auszusprechen. Solltest du dich dabei sehr unwohl fühlen, kannst du auch einfach sagen: „Ich verbeuge mich vor der schöpferischen Allwissenheit, die in mein ureigenes Wesen geschrieben ist.“ Diese alten Klänge werden dich aus dem Außen wegholen, weg von allen Informationen, die den ganzen Tag auf dich einprasseln, und dich in dein Inneres bringen, welches ruhig und leer ist und weit über den bloßen Intellekt hinausgeht. Wenn du bereits einen starken Glauben hast, wird dir die Meditation Klarheit und Bewusstheit geben.
- Atme tief durch die Nase ein und chante die Worte beim Ausatmen wie einen Gesang. Wiederhole dies mindestens drei Mal, elf oder auch bis zu 26 Mal, um Gelassenheit und Gleichmut zu gewinnen.

Wenn du einen Bereich in deinem Zuhause eingerichtet hast, in dem du dich ruhig und ungestört fühlst, führe – wenn du so weit bist – die folgende Meditation durch:

Meditation für die Verbindung zur Unendlichkeit

- Du sitzt immer noch in der einfachen Haltung und formst jetzt mit deinen Händen eine Schale, circa 10 bis 15 cm vor deinem Herzzentrum. Die kleinen Finger berühren sich dabei.
- Halte die Wirbelsäule während des Sitzens aufrecht.
- Senke sanft die Augen und fokussiere den Blick ganz weich und ruhig vor dir. Spüre wie diese höchste Energie vom Himmel herabsteigt und sich mit dem Strom des Lebens in dir vereinigt.
- Übe dies drei Minuten lang, während du durch die Nase ein- und ausatmest, oder so lang, wie es sich gut anfühlt. Beende, indem du einmal tief ein- und ausatmest. Entspanne.

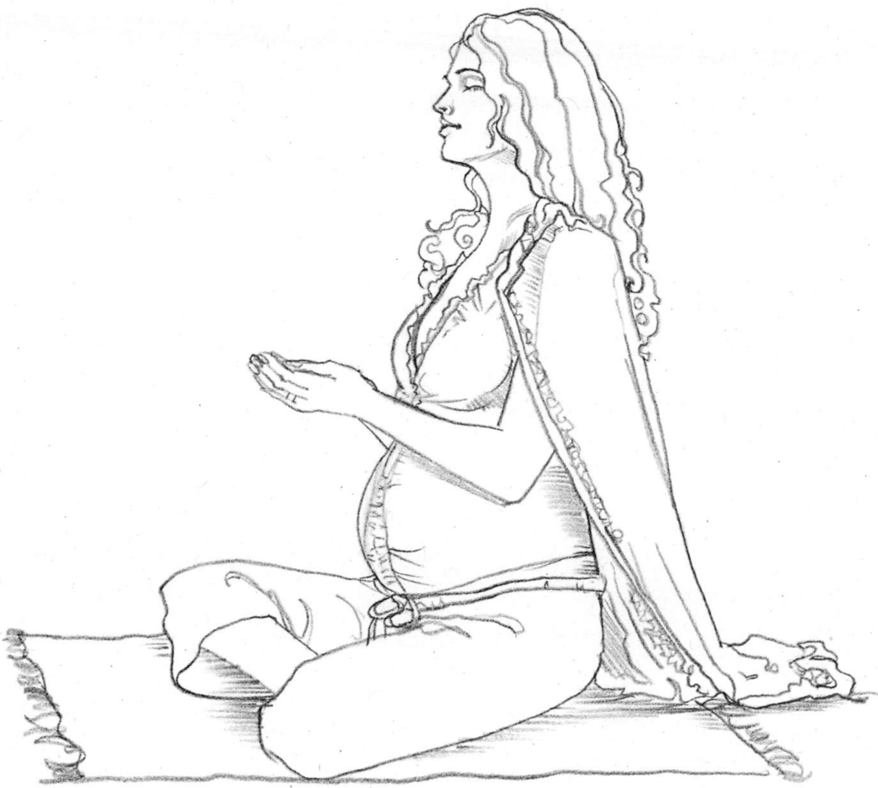

Verbindung zur Unendlichkeit

BOUNTIFUL, BEAUTIFUL, BLISSFUL – GROSSHERZIG, SCHÖN UND GLÜCKSELIG

„… und Könige werden aus ihr hervorgehen!"
Genesis 17:6

Das Wesen der Frau ist großherzig, schön und glückselig. Diese Schwangerschaft kann dir im weitesten Sinne Befreiung schenken, denn sie bringt deine wahre Natur ans Licht. Die Lehre des Kundalini Yoga besagt: Eine Frau, die sich selbst kennen und lieben lernt, deren inneres Strahlen scheint nach außen durch – und wir bezeichnen sie als schön. Wenn sie nicht nur für sich selbst, sondern auch für andere Mitgefühl zeigt, nennen wir sie großherzig. Und wenn sie schließlich allmählich die ganze Weite ihres Wesens und ihrer Fähigkeiten erfährt, nennen wir sie glückselig.

Alles in der physischen Welt kommt durch die Yoni, den weiblichen Schoß, der schöpferischen Kraft des Universums. Es ist erstaunlich, wenn man mal darüber nachdenkt.

Ich kann mich erinnern, wie ich eines Tages in Los Angeles eine Straße entlangging – ich hatte gerade erst erfahren, dass ich schwanger bin – und ich in die Gesichter der Menschen sah, die an mir vorbeigingen; es war fast, als würde ich die Menschheit zum ersten Mal erblicken. Da waren Junge und Alte, Männer und Frauen, Teenager, Kleinkinder, Säuglinge, große Leute, kleine Leute, manche mit runden Augen, manche mit Mandelaugen, manche mit Augen, die dich im Vorbeigehen von oben bis unten musterten; es gab Menschen mit einer Hautfarbe so braun wie Walnüsse, es gab glatte schwarze Haut, einige wiederum waren so weiß, als würden sie direkt das Sonnenlicht reflektieren. Und jeder und jede Einzelne von ihnen kam mir vor wie ein Wunderwerk. Ich legte die Arme um meinen Bauch und dachte an all die Zellen, die sich teilten und teilten und teilten, selbst jetzt in diesem Moment, in dem ich einfach nur die Straße entlangging.

Der Gedanke traf mich wie ein Schlag: Jeder einzelne Mensch, den ich sehe, ist auf die gleiche Art und Weise hierhergekommen: ein Spermium, ein Ei und eine Frau, die beides in ihrem Körper vereint. Es ist ein absolut alltägliches Ereignis, aber wenn es dir selbst passiert, scheint es die außergewöhnlichste Sache der Welt zu sein.

Der Ort, an dem das Baby in unserem Körper entsteht, könnte nicht besser geeignet sein: in der Mitte, im Zentrum, an dem Punkt, von dem aus unser Chi oder unsere Lebensenergie ausstrahlt.

Der Nabel steht für das dritte Chakra, dessen Fundament auf den Qualitäten des Commitments und der Entschlossenheit aufbaut. Unsere Babys werden von dieser Energie genährt und gestärkt. Sie werden zur Sonne, zum Zentrum des Universums, zum Zentrum ihrer Mütter. Das Ganze könnte nicht perfekter geschaffen sein.

Einige denken jetzt vielleicht: „Ja, ich weiß genau, was sie meint." Andere wiederum werden mit den Augen rollen und sagen: „Wovon redet sie? Mein Körper wird gerade von einem Außerirdischen heimgesucht und das gefällt mir absolut nicht!" Aber bitte glaube mir, auch wenn du es jetzt nicht fühlst, du kannst das. Es hat ganz viel damit zu tun, wieder – oder auch zum ersten Mal – mit dir selbst, mit deinen Gefühlen, mit deinem Körper in Kontakt zu kommen. Und auf diese Selbst-Erkenntnis wirst du dich immer wieder verlassen können.

An einem Sommer in unserem Ashram in New Mexico versammelten wir Frauen uns jeden Morgen vor Tagesanbruch auf einem grasbewachsenen Hügel mit dem Blick in Richtung Osten, wo die Sonne über den Horizont stieg, um ihr Gold auf die weite Bergkette des Sangre-de-Cristo-Gebirges zu werfen. Wer jemals direkt vor einem Sonnenaufgang in New Mexico gesessen hat, weiß, warum man es auch *The Land of Enchantment* – das Land der Verzauberung – nennt. Die Luft ist süß vom Duft der Pinien, der Himmel so nah und klar, als könne man einfach hineingreifen und eine Handvoll Blau mitnehmen. Und so saßen wir da am Morgen 31 Minuten lang, streckten die rechte Hand um 60 Grad nach oben gen Horizont aus, mit der Handfläche nach unten zeigend. Die linke Hand lag im Gyan-Mudra auf dem Knie, Daumen und Zeigefinger berühren sich dabei, die restlichen Finger sind gestreckt. In völligem Einklang sangen wir dieses Mantra, um mit jeder Faser unseres Seins zu wissen und zu fühlen, dass wir die schöpferische Kraft des Universums sind:

I am the light of my soul	Ich bin das Licht meiner Seele,
I am bountiful	ich bin großherzig,
I am beautiful	ich bin schön,
I am bliss	ich bin glückselig,
I am, I AM	Ich bin, Ich BIN.

Es sind einfache Worte, doch ihre Wirkung ist enorm, wenn wir sie uns wirklich zu Herzen nehmen und als die Wahrheit über uns akzeptieren.

Während deiner Schwangerschaft wirst du viel über „Geburtsvorbereitung" hören. Doch Achtung, was bei allen Vorbereitungstechniken mitschwingt, ist, dass sie eine Geburt vorhersehbarer erscheinen lassen, als sie wirklich ist. Auch die Konzentration auf schmerzlindernde Techniken enthält die implizite Botschaft, dass wir vor allem fleißig sein müssen. Wenn wir nur aufmerksam genug sind und den Geburtsvorbereitungskurs mit 1 plus und Sternchen abschließen, dann haben wir – wenn die Wehen dann kommen – die Situation sicher unter Kontrolle. Tatsache ist jedoch: Wehen sind unvorhersehbar und widersetzen sich jedem noch so ausgefeilten Kontrollplan. Oft kommen Frauen erst bei der zweiten Schwangerschaft in unsere Kurse, weil sie ihre bisherige Herangehensweise noch mal überdenken möchten – dann höre ich meist den üblichen Refrain: „Ich konnte ja nicht ahnen, dass es SO werden würde." Viele von uns sind schlecht vorbereitet auf die überwältigenden, starken Empfindungen, die wir unter den Wehen erfahren. Und dann gerät unser Verstand natürlich in Panik: „Gebt mir eine PDA! SOFORT!"

Wie schaffen wir es, nicht in Panik zu geraten? Entwickle einen ausgeglichenen Seinszustand. Yoga und Meditation bringen deinen Körper in Einklang, halten dich körperlich und geistig fit, balancieren dein Hormon- und Drüsensystem, dein Gehirn und deinen Kreislauf und erheben deinen Geist. Mit Yoga können wir ein Gefühl des Gleichmuts und der Gelassenheit entwickeln, das uns nicht nur durch unsere Schwangerschaft, sondern auch in das nächste Kapitel unseres Lebens führt – das Mutter-Sein.

Deine Weiblichkeit ehren

Übe die oben gezeigte „Bountiful, beautiful, blissful"-Meditation. Wenn du dafür nicht draußen sein kannst, suche dir einen ruhigen Ort im Haus, an dem du nicht gestört wirst, zünde eine Kerze an und setz dich in Richtung Osten, wo jeder neue Tag geboren wird. Verkünde dir selbst, deinem Baby, deinem Schöpfer und der Welt, dass du das Licht der Seele bist! Höre dir selbst zu. Sprich leise, laut oder im Flüsterton – ganz wie dein Geist es gerade will. Sitze so drei bis elf Minuten lang. Versuche dabei den Arm die gesamte Zeit über oben zu halten.

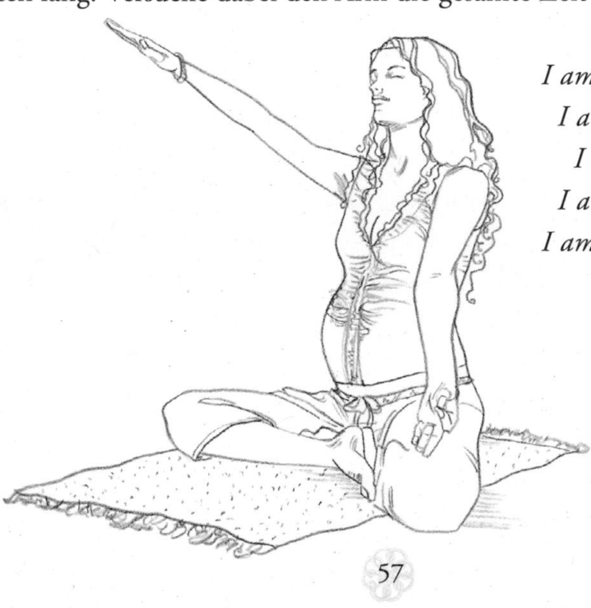

I am the light of my soul
I am bountiful
I am beautiful
I am bliss
I am, I AM

Deine Weiblichkeit ehren

Am emotionalen Abgrund

Als Linda in meinem Kurs erschien, sah sie aus, als käme sie direkt aus dem Schleudergang ihrer Waschmaschine. Ihr Gesicht war aschfahl und ihre Schultern hingen derart herunter, dass sie völlig niedergeschlagen aussah. Der Kurs lief noch keine fünf Minuten, da sprang sie schon von der Yogamatte auf, hielt sich den Mund zu und rannte zur Toilette. „Ich dachte, die ‚Morgenübelkeit' gäbe es nur morgens", klagte sie nach dem Unterricht. „Niemand hat mir gesagt, dass es auch die Morgen-, Vormittags-, Mittags-, Nachmittags-, Abend- und manchmal Nachtübelkeit gibt."

Linda befand sich gerade mitten in etwas, das ich „den Abgrund" nenne; eine Zeit – fast immer im ersten Schwangerschaftsdrittel –, in der einem öfter übel ist und frau sich erschöpft und verwirrt fühlt. Übel, weil du dich so schlecht und benommen fühlst, als wärst du auf einem kleinen Boot auf rauer See und kannst nicht aussteigen; erschöpft, weil in deinem Körper so große Veränderungen vonstattengehen; verwirrt, weil die Gefühle und Empfindungen nur so auf dich einstürzen und du denkst, das bliebe für immer so. Nicht jede Frau erlebt diese Symptome, aber für diejenigen von uns, bei denen es so ist, kann es wirklich hart sein.

Wie beim Gärtnern ist der Samen jetzt noch tief in der Erde vergraben. Er braucht kein Sonnenlicht, nur Wasser und Zeit. Manchmal können wir spüren, dass sehr tief in uns etwas passiert. Für mich war es damals wie ein Graubereich, eine Art „Twilight Zone". Ich war nicht mehr ich und ich war auch noch nicht in meiner Zukunft als Mutter angekommen. Ich befand mich in einem Zwischenland und wartete darauf, dass der verborgene Samen aus der Dunkelheit ans Licht kam. Für mich war diese Zeit schwieriger als die Geburt. Mir war häufig schlecht, ich fühlte mich, als hätte ich sämtliche Kontrolle verloren, und war zudem häufig ängstlich. Es fühlte sich an, als hätte ich einen Flipper in mir, der 24 Stunden am Tag bespielt wurde. Ich hätte alles gegeben für ein Buch wie dieses oder einen Schwangerenyogakurs oder für jemanden, mit dem ich darüber hätte lachen und sagen können: „Ein Glück bin ich nicht die Einzige, die sich so verrückt fühlt!" Oft kommen neue Mütter nach dem Kurs zu mir, und wenn wir uns umarmen, fließen ihnen schon die Tränen aus den Augen. Tatsächlich bleibt kaum ein Auge trocken, wenn wir unser Schlusslied singen. Die Herzen öffnen sich, der Geist verbindet sich mit den anderen Anwesenden, und so rückt die Angst automatisch in den Hintergrund!

Während eines heißen Sommers in New Mexico im Jahr 1985 war ich im Ladies Camp, einem besonderen Retreat nur für Frauen, das dort seit dreißig Jahren jeden Sommer veranstaltet wird. Frauen aus der ganzen Welt reisen hier an, um Yoga zu lernen und zu üben, zu wandern und zu schwimmen; um beisammen zu sein. Wir erfahren, damals noch von Yogi Bhajan persönlich, was die alten Lehren über uns Frauen, über unser Wesen und unsere Kraft berichten. Männer und Kinder lassen wir zu Hause. Die Lehre der Sikh empfiehlt, dass Frauen zusammenkommen, dass sie von ihrer Alltagsroutine Abstand und für sich selbst Zeit nehmen: um zu entspannen, zu lachen, um sich zu pflegen und zurückzufinden in den Einklang der Natur. Dieses Retreat lädt unsere Akkus fürs ganze Jahr auf, sodass wir uns wohl und erfüllt fühlen, wenn wir nach Hause zurückkehren.

Ich machte mich also auf den Weg zu meinem ersten Sommer-Retreat nach der Hochzeit, um dort die morgendlichen Aerobic-Kurse anzuleiten. Damals dauerte das Retreat volle sechs Wochen. Ich teilte mir ein Zelt mit meiner besten Freundin, die mit 24 Jahren bereits vier Kinder hatte. Hier war ich mit meinen 42 Jahren und hatte die volle Ladung Morgenübelkeit. Jeden Morgen sagte ich zu meiner Freundin: „Mir ist so schlecht – bitte sag ihnen, dass ich nicht unterrichten kann. Denk dir was aus!" Außer uns beiden wusste niemand im Camp etwas von meiner Schwangerschaft. Und jeden Morgen erwiderte sie auf ihre freundliche, aber beharrliche Art: „Geh unterrichten und es wird dir besser gehen." Also schleppte ich mich – normalerweise heulend und wütend auf sie, weil sie mich dazu gebracht hatte, etwas zu tun, was ich eigentlich nicht wollte – in die Übungshalle und unterrichtete. Am Ende der Stunde fühlte ich mich jedes Mal besser. So habe ich gelernt, dass Bewegung und das Beisammensein mit anderen gegen Morgenübelkeit und Müdigkeit helfen. Gott segne meine Freundin dafür, dass sie mir diese Lektion erteilt hat – sie war mein Schutzengel und ist es in vielerlei Hinsicht immer noch.

Ich unterrichte nun schon so lange werdende Mütter, und mir ist aufgefallen, dass Frauen zu folgender Denkweise tendieren: „Ich bin schwanger, also wird mir jetzt morgens immer übel sein, ich werde Sodbrennen bekommen, Wasser in den Beinen und Rückenweh. Eigentlich habe ich jetzt schon das Gefühl, dass mein Körper nicht genug Platz hat für mich und das Baby!" – typische Altweibergeschichten eben und Dinge, die man von anderen Schwangeren irgendwann mal aufgeschnappt hat. Zu all dem sage ich: „Nein!"

Sich schlecht zu fühlen muss nicht der Zustand sein, in dem man seine Schwangerschaft verbringt – genau wie es unnötig ist, sich im Leben die ganze Zeit über schlecht zu fühlen. Es stimmt, manche Frauen, die ein Kind erwarten, müssen mehr erleiden als andere. Möglicherweise muss deine Ernährung angepasst werden oder du probierst ein paar Übungen, die deine körpereigene Heilungsenergie stimulieren, oder du redest einfach mal mit jemandem. In der Schwangerschaft gibt es einen Weg durch fast jedes Problem, sodass du wachsen und gedeihen kannst.

Die Yogis wissen, dass Ingwertee dabei helfen kann, den wilden Hormonfluss in diesen frühen Stadien zu regulieren, zudem unterstützt er das Nervensystem und reinigt die Leber. Am besten, man bereitet den Tee selbst aus frischen Zutaten zu – das ist genauso einfach wie einen Teebeutel einzutauchen: Zerhacke etwa 2,5 cm frische Ingwerwurzel (gibt es inzwischen in fast allen Supermärkten) und lasse sie mit einer Tasse Wasser fünf Minuten lang kochen. Dann ein wenig Honig, Milch (pflanzlich oder von der Kuh) oder ein paar Tropfen Zitrone dazugeben. Tut gut und schmeckt gut!

Vergiss nicht: Wie auch immer du dich gerade fühlst, es wird vorübergehen. Es kann sein, dass du dich in den ersten drei Monaten der Schwangerschaft fühlst wie eine Maus, die sich unter der Erde vergraben hat und dort unten nun ihr Dasein fristet. In der Regel fängt die Sonne um den dritten bis vierten Monat herum an, in das Loch zu scheinen, in dem du hockst, und die Welt um dich herum wird wieder heller und bunter. Eines Tages wirst du aus deinem Mauseloch schauen, die frische Luft schnuppern, den Sonnenschein spüren und sagen: „Wow, es gibt doch eine Welt da draußen!"

In ihrer ersten Schwangerschaft entwickelte Elizabeth, eine meiner Schülerinnen, eine besonders schöne Sichtweise, von der wir alle lernen können: „Ich glaube, dass wir von unserem Kind auserwählt werden, und das sollten wir ehren. Auch ist es ein Privileg und durchaus nicht selbstverständlich, dass ich als werdende Mutter einen Ehemann an meiner Seite habe, der mich unterstützt. Immer wenn ich von dieser Sichtweise ausgehe, verhalte ich mich ganz anders. Wenn mein Mindset aber wieder ausschert und ich zum Beispiel denke: ‚Wieso ausgerechnet ich? Das ist unfair!', dann bin ich kurz darauf tatsächlich nur noch müde und mies gelaunt." *Dankbarkeit ist so hilfreich!*

Tolle Perspektiven dazu bot mir auch eine coole ältere Lady, die als Zeitschriftenredakteurin arbeitete. Sie hatte zwei Söhne zur Welt gebracht, die inzwischen zu stattlichen Männern herangewachsen waren. „Ich fand alles, was mit der Schwangerschaft zu tun hatte, irgendwie auch amüsant, wie zum Beispiel die Saltos, die mein Magen vollführte, sobald ich mich etwas Essbarem auch nur näherte", erinnerte sie sich. „Ich habe gelernt, jedes Unwohlsein und jedes Wohlsein zu lieben und zu umarmen – einfach alles, denn morgen wird es vorbei sein. Morgen wird es etwas anderes sein."

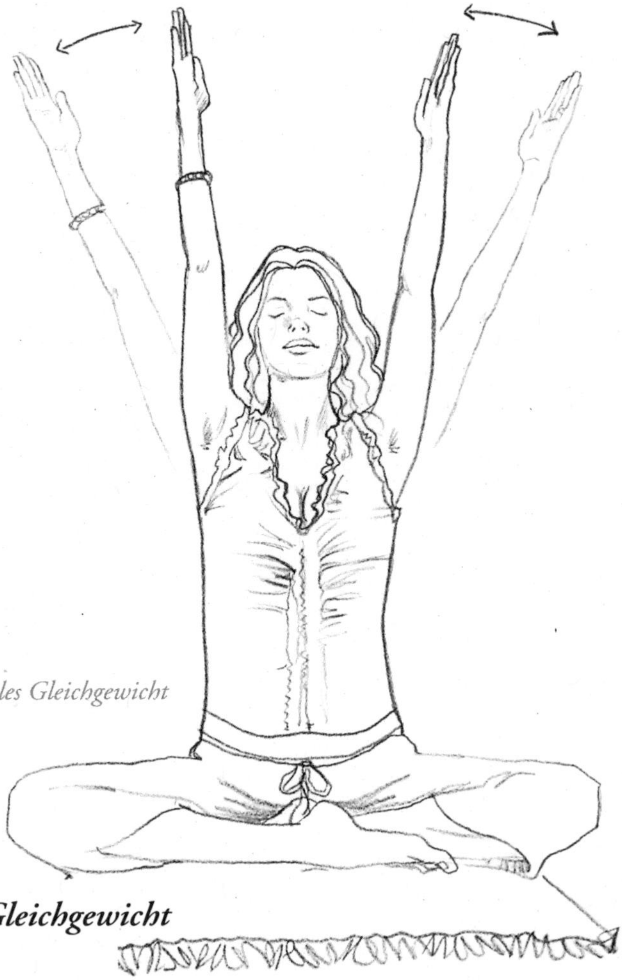

Emotionales Gleichgewicht

Übung für emotionales Gleichgewicht

Diese Übung wirkt energetisierend. Dein elektromagnetisches Feld wird aufgebaut und das Gleichgewicht zwischen den beiden Gehirnhälften wird verbessert, was auf den gesamten Körper wirkt:

- Begib dich in die einfache Haltung. Strecke die Arme gerade gen Himmel aus. Die Handflächen sind einander zugewandt. Versuche die Arme und Handflächen so steif und gerade wie Stahl nach oben zu halten.
- Bewege nun die Arme gleichmäßig hin und her, als würdest du deinem Kopf zufächern, circa 15 bis 25 Zentimeter nach außen und wieder zurück. Die Augen sind geschlossen und nach innen oben gerollt. Bewege dich kraftvoll mindestens drei Minuten bis hin zu sieben Minuten lang.

Morgenübelkeit

Im Moment kann Essen eine echte Herausforderung sein. Wegen der Mehrarbeit, die der Körper bei der Erschaffung eines Babys leistet, ist der Blutzuckerspiegel oft niedriger, und das reicht schon, um sich müde, empfindsam und gereizt zu fühlen. Der Geruchssinn ist gesteigert, und Kochen ist vermutlich das Letzte, was du dir momentan vorstellen kannst. Allein der Duft von Kaffee kann dich zum Würgen bringen.

Meine Partnerin im Golden Bridge Geburtsvorbereitungsprogramm, die Krankenschwester und Hebamme Davi Kaur Khalsa, empfiehlt werdenden Müttern immer, alle zwei Stunden etwas zu essen, vorzugsweise ein bisschen Eiweiß und Gemüse oder Früchte, aber auch einfache Nudeln sind in Ordnung, wenn das das Einzige ist, was du runterkriegst und vor allem „unten halten“ kannst! Nimm jetzt einfach das zu dir, was geht, und lass dich nicht von irgendwelchen Regeln beirren – „Ich sollte dies tun“, „Ich sollte jenes tun“. Das Baby bekommt, was das Baby braucht, und das ist dein Körper, Mama. Alles ist gut. Irgendwann wird es wieder besser gehen.

Iss so viel vollwertige, frische und biologisch angebaute Kost wie möglich. Es kann sein, dass du dich allein durch die Ernährungsumstellung besser fühlst, nämlich wenn sich der Glukosespiegel deines Körpers stabilisiert, weil du regelmäßig im Abstand von zwei Stunden etwas isst. Sagt euren Partnern, dass ich Folgendes gesagt habe:

Wenn die Frau, mit der ihr zusammen seid, schlecht drauf ist und sich unwohl fühlt, schlagt nicht einfach vor, sie solle etwas essen. Bereitet ihr etwas zu, das ansprechend ist, und dann füttert sie damit!

Eine Freundin von mir, die aus einer großen italienischen Familie kommt, sagte mal zu mir mit einem Augenzwinkern: „Eine Familie, die zusammen isst, bleibt zusammen." Bei ihnen war es so, dass sich die Eltern und Kinder sowie die Cousins und Großeltern mindestens einmal pro Woche zu einem leckeren hausgemachten italienischen Essen trafen. Heute sagt sogar die Wissenschaft, dass da durchaus etwas dran ist: Wenn wir uns zusammensetzen, um miteinander zu essen, schauen wir einander in die Augen, und das stimuliert wiederum die Freisetzung des „Liebeshormons" Oxytocin. Das ist dasselbe Hormon, welches die Gebärmutter bei der Geburt kontrahieren lässt, welches uns dieses allseits bekannte Gefühl des „Verliebtseins" gibt, und ja, welches sogar für die enge Mutter-Kind-Verbindung sorgt. Also zieht die Stühle heran und esst zusammen!

Nimm dir vor, das Haus niemals ohne eine Packung voll gesunder Leckereien zu verlassen – keinen weißen Zucker, kein Weißmehl. Stell dir eine kleine Auswahl zusammen, denn du weißt nie, wonach dich gerade gelüstet. Probiere es mit Rosinen, Mandeln, Obst, Crackern oder Sojanüssen. Denk daran, genügend Proteine einzupacken! Besorg dir eine schöne kleine Snackbox oder einen Stoffbeutel für deine Leckerbissen und vergiss auch nicht, eine Wasserflasche mitzunehmen, die du immer wieder auffüllen kannst für eine ausreichende Flüssigkeitszufuhr.

Tschüss Übelkeit

Mach einen Spaziergang für eine halbe Stunde und drücke beim Gehen die Daumen beider Hände in der folgenden Reihenfolge auf die Fingerspitzen: Daumen zum Zeigefinger, Daumen zum Mittelfinger, Daumen zum Ringfinger, Daumen zum kleinen Finger. Jede dieser Haltungen ist ein Mudra, welche jeweils bestimmte Wirkungen erzielt:

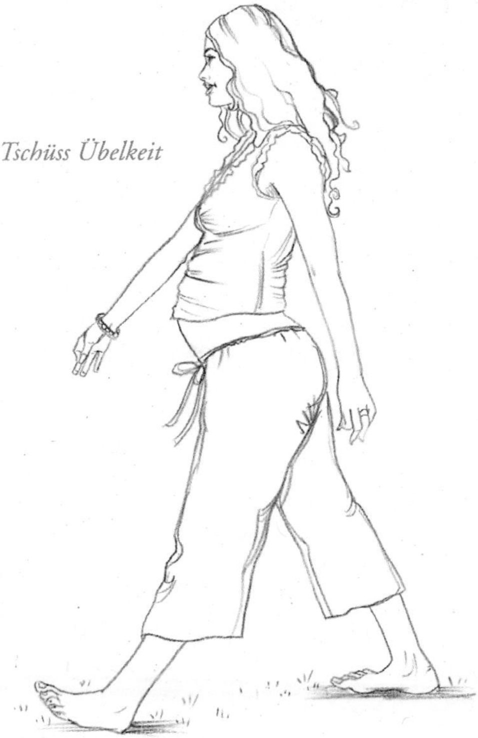

Tschüss Übelkeit

- Daumen zum Zeigefinger ist das Gyan-Mudra für Wissen.
- Daumen zum Mittelfinger ist das Shuni-Mudra für Weisheit, Intelligenz und Geduld.
- Daumen zum Ringfinger ist das Surya-Mudra für Vitalität.
- Daumen zum kleinen Finger ist das Bhudi-Mudra für die Fähigkeit, sich gut verständlich zu machen.

Chante nun leise oder in Gedanken ganz monoton die Silben Sa-Ta-Na-Ma, eine Silbe für jeden Finger. Jede Runde beginnt mit dem Zeigefinger und endet beim kleinen Finger und immer so weiter. Wenn es hilft, mach es am besten jeden Tag.

Das Gehen bringt das Gehirn, die Hormone sowie das Drüsen- und Nervensystem ins Gleichgewicht. Geh wenn möglich mit einer Freundin oder deinem Partner spazieren. Im Yoga werden bis zu fünf Kilometer pro Tag bei einem gleichmäßigen, ruhigen Tempo für gut befunden. Doch du musst dich selbst einschätzen können. Wenn du danach erschöpft bist und mehr als zwei Stunden Schlaf brauchst, um dich zu erholen, dann solltest du es noch einmal überdenken. Bekommst du nachts genug Schlaf und trinkst du ausreichend Wasser? Wenn du nach dem Gehen immer noch erschöpft bist, kann es sein, dass du es übertreibst. Mach dich locker! Sei achtsam und spüre gut in dich hinein, wie es dir geht, besonders wenn du zu den ehrgeizigeren Charakteren gehörst.

Die Wichtigkeit des Atmens

„Der Atem ist der Kuss Gottes!"
Yogi Bhajan

So wie du atmest und wie du dich bewegst, so wird es auch dein Kind sein Leben lang tun.

Die kleine Seele in deinem Innern testet die Atmosphäre der Welt, auf der sie wandeln wird. Was ein Baby im Mutterleib lernt, das wird es als Erwachsener leben. Denk doch nur mal an Entenküken – sie gehen und quaken wie ihre Entenmamas.

In der yogischen Lehre wird die Lebenskraft *Prana* genannt; sie kommt durch den Atem zu uns. Schon die alten Griechen wussten das. In der Tat ist die Wurzel des Wortes *Spirit*, also Geist, dem altgriechischen Wort für Atem entlehnt. *Yama* bedeutet Kontrolle. *Pranayama* ist der Begriff, den wir im Yoga verwenden, und er bedeutet, den Strom dieser lebenswichtigen Energie zu lenken, um den Körper aufs Hellste zu erleuchten. Viel Luft in den Körper holen ist das Erste, was wir im Leben tun müssen, und doch ist es oft das Letzte, an das wir denken. Mithilfe des Atems kannst du entspannen. Mithilfe des Atems bewahrst du einen kühlen Kopf, denn er versorgt die Hirnzellen mit Sauerstoff und fördert den Fluss der Rückenmarksflüssigkeit. Der Atem verhindert, dass sich Giftstoffe in deiner Lunge anreichern, und wenn sich die Lungenkapazität vergrößert, wird auch die Hypophyse stimuliert, jene Drüse, die alle Hormone im Körper reguliert.

Manche Frauen, die zu den Schwangerenkursen im Golden Bridge kommen, gehen davon aus, dass sie hier irgendein neues Atemmuster erlernen werden, so wie man vielleicht ein neues Workout lernt.

Wir sagen jedoch: *Atmen ist etwas Freiwilliges, nicht etwas Erzwungenes.* Du musst keine komplizierten Techniken erlernen. Lass deinen Atem einfach langsamer und gleichmäßiger werden. Es geht hier nicht um irgendeine abgefahrene Technik, die dich aus der Erfahrung des Augenblicks, den du jetzt gerade lebst, herauskatapultiert; vielmehr geht es darum, *gerade jetzt* mit deinem natürlichen Atem in Kontakt zu kommen.

Viel effektiver als das Erlernen einer Technik ist es, den Atem als einen Weg anzusehen, der dir dabei hilft, dich auf eine bestimmte Visualisierung zu konzentrieren oder dir ein eigenes Mantra auszudenken, Worte, die dich ermutigen, deinen Geist dorthin ziehen zu lassen, wo es ihn ganz natürlich hinzieht. Du willst doch einen weiten, meditativen Geist erlangen und nicht den kleinkarierten Verstand fördern, den Erbsenzählerverstand, den Verstand, der sich an Stundenpläne hält und Urteile fällt und Angst hat!

Der Atem ist die Achse zwischen unserem irdischen Selbst und den subtileren, transzendenten Bereichen.

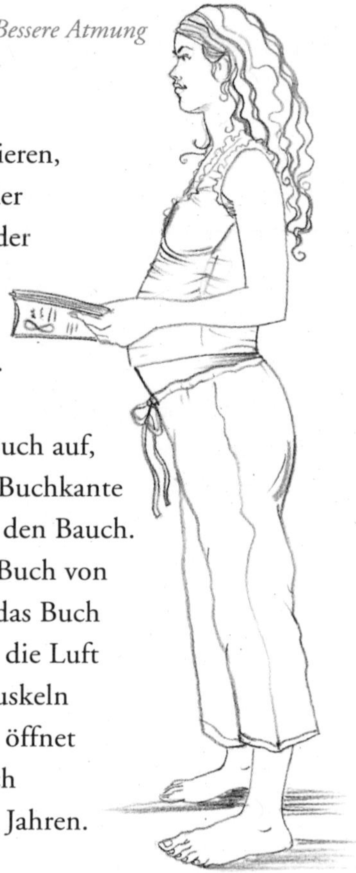

Bessere Atmung

Übung für bessere Atmung

Die Fähigkeit des Körpers, Sauerstoff zu transportieren, ist während der Schwangerschaft erhöht, was einer der Gründe dafür sein kann, warum man sich während der Schwangerschaft manchmal etwas kurzatmig fühlt. Yoga stärkt den Kreislauf und stimuliert alle Organe auf sanfte Weise, sodass sie optimal arbeiten können.

- Stelle dich aufrecht hin. Schlag ein gebundenes Buch auf, als wolltest du darin lesen. Presse nun die untere Buchkante circa drei Fingerbreit unterhalb des Nabels gegen den Bauch.
- Wenn du jetzt einatmest, drückt dein Bauch das Buch von deinem Körper weg. Wenn du ausatmest, gleitet das Buch wieder zurück in Richtung Wirbelsäule, während die Luft aus dem Bauch entweicht. Wenn du die Bauchmuskeln beim Einatmen sich vollständig entspannen lässt, öffnet sich das Zwerchfell und deine Lungen können sich maximal füllen – vielleicht ja zum ersten Mal seit Jahren.

Jetzt atmest du so, wie es eigentlich von Gott gewollt war. Durch diese Atmung wird das Blut vermehrt mit Sauerstoff angereichert und die Organe werden optimal versorgt, ebenso wie die Nervenzellen im Gehirn, was wiederum für einen klaren Kopf sorgt.

Sobald du den Dreh raushast, schließe die Augen und konzentriere dich auf dein Drittes Auge. Atme ein mit dem Ton Sat, atme aus mit Nam. Mach das mindestens fünf Minuten lang, nach oben hin offen. Es funktioniert. Ganz egal ob du dich erst auf eine Schwangerschaft vorbereitest oder im letzten Trimester bist. Babys lieben es, denn die Schwingung beruhigt die Flüssigkeiten, in denen sie leben.

ALTE WUNDEN HEILEN

„Deine Seele möchte dich um deiner selbst willen in die Liebe hineinziehen. Wenn du die Zuneigung deiner Seele eingehst, hört die Qual in deinem Leben auf.“
John O'Donohue

Ich muss an Sarah denken, die mir in einer meiner Unterrichtsstunden aufgefallen ist. Sie saß ganz hinten und trug ein riesiges schwarzes T-Shirt, das locker als Zelt hätte durchgehen können. Sie fiel mir auf, weil sie immer wieder aufstand, um den Raum zu verlassen. Zuerst dachte ich, ihr sei einfach übel, doch dann sagte mir meine Intuition: Nein, sie fühlt sich wegen ihrer Schwangerschaft unwohl und möchte die Gefühle vermeiden, die durch das Yoga ausgelöst werden. Obwohl ein Teil von ihr die Übungen und Meditationen zum Wohle des Babys machen möchte, möchte ein anderer Teil von ihr sich verstecken und so tun, als wäre sie überhaupt nicht schwanger.

Das Gespräch mit ihr bestätigte dies. „Schwanger zu sein ist peinlich“, sagte Sarah mir. Ich ermutigte sie, weiterhin zum Yogaunterricht zu kommen, und nach und nach enthüllte sie ihre Lebensgeschichte: Sie hatte in der Vergangenheit bereits drei Fehlgeburten erlitten und wurde den Gedanken nicht los, dass irgendetwas mit ihr nicht stimmte, dass ihr Körper nicht „gut genug“ sei. Selbst als in ihrer vierten Schwangerschaft alle Anzeichen dafür sprachen, dass sie ihr Kind am errechneten Termin bekommen würde, ließ sie der Gedanke nicht los, dass ihr Körper irgendwie defekt sei, ungeeignet, ein Kind auszutragen. Sie war überzeugt davon, dass Leute, die ihre schwangere Gestalt erblickten, dies ebenfalls spürten. Ich gab ihr eine Meditation, mit der sie sich jeden Morgen an die Wahrheit erinnern sollte: nämlich, dass sie bereits vollkommen ist und fähig, Mutter zu sein. Jeden Tag setzte sich Sarah drei Minuten lang an einen ruhigen Ort, legte die Hände – linke Hand über die rechte – auf ihr Herzzentrum, schloss die Augen und richtete sie innerlich zum Punkt des Dritten Auges und wiederholte:

Happy am I	Glücklich bin ich,
Healthy am I	gesund bin ich,
Holy am I	heilig bin ich.

Ich riet ihr, falls über den Tag hinweg wieder Zweifel aufkommen sollten, abermals die Hände auf ihr Herz zu legen und das Mantra im Stillen oder laut so lange zu wiederholen, bis sie sich wieder zentriert und stark fühlte.

Sarah brachte einen absoluten Wonneproppen zur Welt. Als sie zum ersten Mal in seine strahlend blauen Augen schaute, meinte sie die kostbarsten Juwelen der Welt zu erblicken. „Aber Sarah", sagte ich daraufhin, „dein Sohn hat genau deine Augen. Dieselbe Farbe, dieselbe Form!" Indem sie die Vollkommenheit in dem Kind erkannte, das ihr Körper hervorgebracht hatte, begann sie auch ihre eigene Ganzheit als Mensch zu erkennen.

Eine andere Teilnehmerin hatte als Teenager schon einmal abgetrieben. Jetzt, da sie schwanger war, wurde sie von Gedanken an ihre erste Schwangerschaftserfahrung geplagt, als sie noch ein verängstigtes junges Mädchen gewesen war. Es war nicht so, dass sie einen Sinneswandel hatte. Sie glaubte von ganzem Herzen an ihr Recht, Entscheidungshoheit über ihren eigenen Körper zu haben, und sie glaubte auch daran, dass eine Seele erst am 120. Tag nach der Empfängnis in den Körper eindringt. Was ihr aber langsam zu Bewusstsein kam, war, dass ein Teil von ihr ihrem jüngeren Ich nie ganz verziehen hatte, dass sie zu jener Zeit weder mental noch emotional in der Lage gewesen war, eine Mutter zu sein. Auch hatte ein Teil von ihr nie um den Verlust dessen getrauert, was hätte sein können. Also schrieb sie diesen Brief:

Mein Liebes,

es tut mir leid, dass ich damals nicht deine Mutter sein konnte. Ich war erst fünfzehn und wusste weder, wer ich war, noch warum ich die Dinge tat, die ich getan habe. Ich brauchte Zeit, um zu lernen. Ich liebe dich und segne dich auf deiner Reise.

Es spielt keine Rolle, was deine Schwangerschaftserfahrungen vor dieser Schwangerschaft waren. Selbst eine leidvolle Erfahrung birgt den Samen von etwas, das mit der Zeit zu etwas Wunderschönem aufblühen wird. Jede Erfahrung, die wir durchmachen, ist etwas, das unsere eigene Seele für ihre Entwicklung braucht. Um an dieser Schwangerschaftserfahrung zu wachsen, musst du dich selbst erforschen.

Fang mit deinem Glaubenssystem an, grabe dich mal richtig da hinein. Deine Wünsche und Projektionen sind eine Sache, doch wie viele Dinge gibt es, *von denen du wirklich weißt, dass sie wahr sind?* Das herauszufinden bedeutet Arbeit, es bedeutet, dass du dich mit dir selbst hinsetzen musst. Wie sehen deine Augen die Welt? Wie ist deine Vorstellung von der Geburt? Wie stehst du zu deinem Arzt oder Ärztin oder zu deiner Hebamme? Was denkst du über Spiritualität, über den Bund des Fötus mit deinem Herzen oder über die Verbindung zwischen deinem Mann und dir? Meist bleiben wir nur an der Oberfläche und sagen so etwas wie: „So fühle ich nun mal." Das ist jedoch eine Pauschalantwort. Ich selbst habe so etwas auch schon tausend Mal gesagt.

Herauszufinden, wer du bist und was deine Wahrheit ist, braucht Zeit. Hol jeden Glaubenssatz aus der Kiste hervor, untersuche ihn, probiere ihn nochmals an, überprüfe die Nähte – wird er halten? Wenn etwas nicht mehr passt – eine Einstellung, ein Wort, eine Beschreibung, eine Annahme –, dann weg damit. Verschwende keine Zeit damit, dich für irgendetwas zu bestrafen. In unserer heutigen Gesellschaft sind viele Menschen psychologisch sehr bewusst, neigen dazu, sich zu analysieren und sich selbst die Schuld zu geben – „Wie konnte ich das nur glauben? Ich bin so dumm!" –; sehr oft muss auch die Vergangenheit für alles herhalten. Lass es einfach los und gehe deines Weges! Sag dir: „So läuft es nicht", und leg den Schalter um. Wenn ich auf mein Leben zurückschaue, könnte ich auch weinen, könnte mich zu allen möglichen

Gefühlsstürmen hinreißen lassen, könnte mich wahnsinnig schuldig, verletzt, hintergangen oder wie auch immer fühlen. Stattdessen fühle ich mich einfach nur gesegnet, so gesegnet, weil all diese Lebenserfahrungen mich zu dem Menschen gemacht haben, der ich heute bin.

Manchmal ist diese dunkle, negative Haltung dem Leben gegenüber so subtil, dass wir sie nicht einmal bemerken. Wir erkennen nicht, dass wir eine Welt erschaffen, in der wir ohnmächtig sind. Es liegt an uns, ob wir uns für das Licht und die Wahrheit unseres Herzens entscheiden. Ich sage meinen Schülerinnen immer: Das Elend ist eine Wahl, auf die immer Verlass ist, diese Option steht immer zur Verfügung.

Wo wirst du stehen in diesem Prozess, der dich zur Mutter werden lässt? Was du für dich entdeckst, kann in jeden Aspekt deines Lebens einfließen, doch du musst die Entdeckungen selbst machen. Niemand kann es für dich tun. Ich kann es nicht für dich tun. Dein Arzt oder deine Ärztin kann es nicht für dich tun. Auch dein Mann nicht. Sei im Gegenteil misstrauisch gegenüber Leuten, die behaupten, sie könnten es für dich tun. Das innere Aufschließen kann nur aus dir selbst heraus passieren.

Sei dir darüber im Klaren, dass auch die Entscheidung für ein positives Leben ein andauernder Prozess ist. Es ist keineswegs so, dass du irgendwann den Punkt erreichst, an dem du sagst: „Ah, jetzt ist es vollbracht. Von nun an werde ich mich nie mehr ärgern oder leiden oder durcheinander sein." Du entscheidest dich stets aufs Neue dafür. Das ist „gelebte Praxis". Ein Kind zu bekommen ist die ideale Gelegenheit, die Qualität der Gespräche zu betrachten, die du mit dir selbst führst.

Meditation für Selbstliebe und Akzeptanz

Indem wir Kundalini Yoga praktizieren, erschaffen wir stets die innerliche Vereinigung, das Yoga unseres individuellen Selbst mit dem Unendlichen Selbst. Für diese Meditation brauchst du ein Stück Obst, ganz egal welches, die

Hauptsache ist, du magst es. Die Frucht wird mit all deiner Selbstliebe und Akzeptanz aufgeladen, und wenn du sie dann isst, gibst du dir selbst etwas davon zurück.

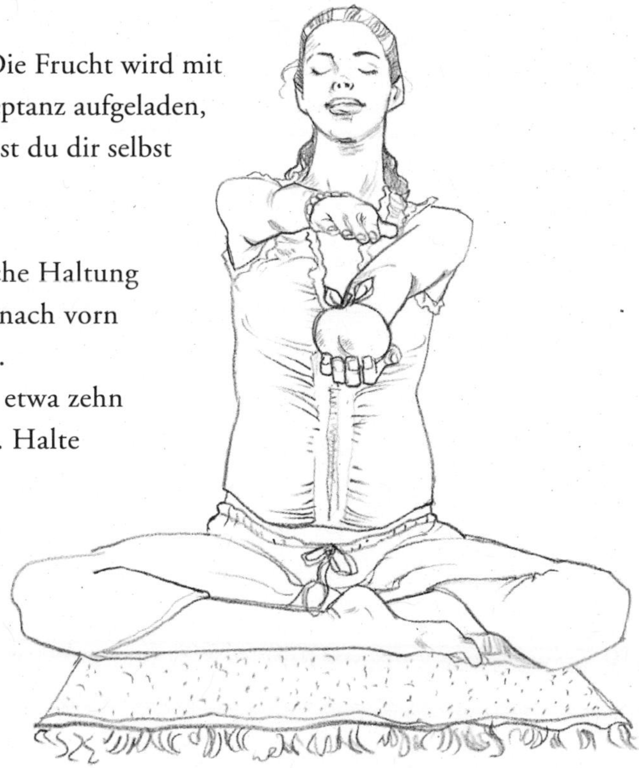

Selbstliebe und Akzeptanz

- Setze dich jetzt in die einfache Haltung und halte die Frucht in der nach vorn ausgestreckten linken Hand.
- Halte nun die andere Hand etwa zehn Zentimeter über der Frucht. Halte dabei die Arme gerade und die Augen geschlossen.
- Konzentriere dich darauf, deinen Nabelpunkt mit der Frucht zu verbinden, als würdest du das Prana oder die Lebensenergie nehmen und die Frucht damit segnen. Fahre damit fort!
- Nach neun Minuten bringst du die Frucht mit beiden Händen direkt an deinen Nabelpunkt und atmest hier noch einmal zwei Minuten lang und tief.
- Atme dann – die Frucht ist immer noch an deinem Bauchnabel – so tief wie möglich ein und dehne das Ausatmen so lange aus, wie du kannst. Nimm diesen Rhythmus ganz bewusst wahr und fahre damit sieben Minuten fort.
- Beende, indem du die Frucht gegen den Nabel drückst – passe dabei auf, dass du sie nicht zerquetschst – und presse die Zunge an den oberen Gaumen. Atme aus und iss dann deine Frucht!

Diese Meditation eignet sich sehr gut, um sie über neunzig Tage hinweg zu üben. Das mag dir jetzt unglaublich lang erscheinen, aber vielleicht kannst du dich ja selbst überraschen. Beginne mit drei Minuten in jeder Position, wenn dir das lieber ist. Auf jeden Fall wird dir diese Übung mitunter auch etwas Unbehagen bereiten – tut sie bei mir auch! Einfach dranbleiben!

Die eigene Geburt erinnern

„Kenne die Mutter und du kennst das Kind."
Kuan Yin, buddhistische Göttin des Mitgefühls

Als ich mit Wa schwanger war, hatte ich nie Angst vor der Geburt oder den Wehen. Wovor ich allerdings große Angst hatte, war, dass sie vielleicht nicht gesund sein würde. Zunächst dachte ich, das seien Ängste, die noch von dem Tod meines ersten Kindes herrührten. Meine Mutter lebte zu dieser Zeit noch, und ich sprach mit ihr über diese Angst. „Oh, ich habe mir auch viele Sorgen gemacht, als ich mit dir schwanger war. Ein paar Wochen nach deiner Geburt war die schlimmste Zeit überhaupt. Fast alles, was du gegessen hast, hast du gleich wieder ausgespuckt", bemerkte sie. „Du warst quasi am Verhungern. Als du gerade mal sechs Wochen alt warst, mussten wir dich fast 40 Kilometer durch einen Schneesturm nach Chicago ins Krankenhaus fahren. Du wurdest noch in derselben Nacht operiert. Sie öffneten die Pylorusklappe, die am Magenausgang sitzt und die sich verengt hatte." Sie sagten meiner Mutter, dass ich niemals ganz normal sein würde – damit hatten sie allerdings recht! Den Ärzten zufolge handelte es sich um einen vererbbaren Defekt namens Pylorusstenose, der vor allem bei Säuglingen in den ersten sechs Lebenswochen vorkommen kann.

Da ging mir ein Licht auf. Natürlich! Ich trug nicht nur die Ängste von meinen eigenen Erfahrungen mit mir herum, sondern auch die Ängste meiner

Mutter. Es muss furchtbar für sie gewesen sein, dass sie nichts tun konnte, um mir zu helfen; damals vor über sechzig Jahren, als in der Medizin so viele große Fortschritte erst noch bevorstanden. Jetzt ergaben meine eigene Ängstlichkeit und die Gefühle der Machtlosigkeit mehr Sinn. Als ich sehen konnte, wo die Wurzeln dieser Gefühle lagen, konnte ich sie wie Unkraut ausrupfen und Platz für neue, positive Gefühle schaffen.

Was im Mutterleib und unseren ersten drei Lebensjahren passiert ist, macht uns zu denjenigen, die wir heute sind. Eigentlich durchlebst du mit jedem Schwangerschaftsmonat auf einer tiefen emotionalen Ebene noch einmal deine eigene Zeit im Mutterleib. Interviewe doch mal deine Mutter, sofern möglich, und frag sie, was sie dachte und fühlte, als sie mit dir schwanger war. Wenn deine Mutter nicht mehr lebt oder du deine leibliche Mutter nicht kennst, weil du adoptiert wurdest, kann Hypnotherapie ein Werkzeug sein, um diese Tür zu öffnen, denn wir haben dieses Wissen irgendwo tief in unseren Zellen gespeichert. In der Tat kann Hypnotherapie, wie Meditation, unglaublich heilsam sein.

Eine unserer Schülerinnen, Camilia, berichtete, dass der Gedanke an die bevorstehende Geburt ihres Kindes absolute Hochgefühle in ihr auslöste. Sie hatte buchstäblich Schmetterlinge im Bauch! Woher kamen diese Gefühle? Nun, als sie mit ihrer Mutter sprach, erzählte diese, sie habe die ganze Schwangerschaft hindurch getanzt. Sogar noch in den Wehen hatte sie den stärksten Drang gehabt zu tanzen. Mitten im Kreißsaal bestand sie darauf, aufzustehen und einen verrückten Bauchtanz zu machen. Jedes Mal, wenn sich Camilia das Bild ihrer Mutter vorstellte, die in ihrem Krankenhauskleid wie eine Tempelgöttin tanzte, konnte sie sich vor Lachen kaum halten. Und immer, wenn sie eine kleine Aufmunterung brauchte, tanzte auch sie – und sie hatte ebenfalls eine schöne Entbindung.

Eine Freundin fand es so bereichernd, von ihrer Mutter die Einzelheiten ihrer Geburt zu erfahren, dass sie ein Familienritual daraus gemacht hat. Immer am Geburtstag eines ihrer Kinder erzählt sie ihnen – auch um das Ereignis zu ehren – die Geschichte ihrer Geburt.

Die Kinder lieben es! Wenn sie es mal vergisst, erinnern sie sie sofort daran.

Bis meine Mutter vor einigen Jahren im Alter von 93 Jahren starb, erzählte sie mir jedes Jahr in einer Geburtstagskarte die Geschichte meiner Geburt. Sie begann so: „Es war eine kalte Winternacht, und wir fuhren durch das Schneegestöber nach Chicago ..." Jedes Mal, wenn ich diese Karten las, hätte ich schwören können, fast den Schnee zwischen meinen Tränen auf den Wangen zu spüren.

Leider hat nicht jede so gute und liebevolle Erfahrungen mit ihrer Familie gemacht. In der Schwangerschaft können auch alte Ängste oder Wut gegen unsere Eltern an die Oberfläche kommen. Viele wollen gerade nicht wie ihre Eltern werden, vor allem wenn er oder sie in der Vergangenheit Missbrauch oder Vernachlässigung erfahren hat. Das klingt jetzt hart, ist aber die Wahrheit: Auch wenn wir unsere Wut und unseren Kummer als vollkommen berechtigt ansehen; wenn wir daran festhalten, wird uns das nur schwächen. Es sammeln sich Energien in der Psyche an, die uns davon abhalten, neue, bessere Erfahrungen zu machen. Jetzt, wo du neues Leben in dieser Welt erschaffst, ist ein guter Zeitpunkt, deine Familiengeschichte zu heilen.

Im Alten Testament lautet das Gebot nicht etwa, unsere Eltern zu lieben, sondern sie zu ehren. Unsere Eltern zu ehren bedeutet anzuerkennen, dass diese Menschen von enormem Wert für unsere Pilgerreise hier auf Erden sind. Direkt oder indirekt befeuern sie dein Streben nach geistigem und seelischem Wachstum. Deine Eltern zu ehren ist wohl das würdevollste Unterfangen deines Lebens.

Eine unserer Schülerinnen, eine Schriftstellerin, erzählte mir, dass sie seit jeher einen tiefen Groll gegen den Mann hegte, der sie gezeugt hatte, weil er ihre Mutter verlassen hatte, bevor sie ihm sagen konnte, dass sie schwanger war. Jetzt, da sie selbst mit einem Sohn schwanger war, wollte sie dieses Gefühl loslassen. Sie wollte nicht mit einer diffusen Wut auf Männer allgemein, oder gar auf ihren eigenen Sohn oder Ehemann, leben. Da sie keine Möglichkeit hatte, in Kontakt zu treten mit dem Mann, der sie gezeugt hat, schrieb sie diesen Brief als einen Versuch, diese Wunde zu heilen. Sie teilt dieses Schreiben mit uns in der Hoffnung, dass wir alle über jedweden Schmerz, den wir in uns tragen, hinauswachsen können:

Lieber Julio,

Du bist mein Vater. Das ist jetzt vielleicht eine Überraschung für dich. Wenn ich so darüber nachdenke, gibt es keinen eindeutigen Beweis dafür, dass du überhaupt weißt, dass du in dem langen Winter des Jahres 1964 bei deinem Aufenthalt in den USA ein Kind gezeugt hast mit der rothaarigen Krankenpflegestudentin, mit der du damals eine Beziehung hattest.

Das ist, was ich über dich weiß: dein Name, die Stadt in Spanien, aus der du laut meiner Mutter kommst; dass du immer Leinenhemden getragen hast und dass du den Namen meiner Mutter mit einem schweren spanischen Akzent ausgesprochen hast „Patri-cia." Sie liebte diesen Klang aus deinem Mund. Du warst jung, sagte sie. Jünger, fällt mir gerade auf, als ich es jetzt bin.

Alles, was von dir hier geblieben ist, bin ich und fünf Farbfotos von dem Abend, an dem dir meine Mutter ein original amerikanisches Thanksgiving-Dinner zubereitet hat, mit Truthahn, Preiselbeersoße und allem, was dazugehört. Aus den fünf Fotos kann ich am Schwung meiner Nase und den gleichen geraden Augenbrauen eine vage Ähnlichkeit mit dir erkennen. Nachdem ich von dir erfahren hatte, saß ich stundenlang in meinem Zimmer und untersuchte diese fünf Bilder so genau, als könnte ich irgendwo noch mit Zaubertinte geschriebene Hinweise zu dir finden. Ich habe versucht, Rückschlüsse daraus zu ziehen, warum du fandest, meine Mutter sei gut genug für Sex, aber nicht wichtig genug, um weiteren Kontakt zu ihr zu halten, oder warum du die Briefe mit meinen Babyfotos darin ungeöffnet zurückgeschickt hast. Auf dem Foto hast du deine Schultern hochgezogen – ein sicheres Zeichen von Schwäche. Du trugst eine Strickweste, der Beweis für deine Spießigkeit. Dein Gesicht wurde für mich stellvertretend für eine ansonsten namenlose Plage, die Plage der Männer nämlich, die ihre Verantwortung im Zeugungsprozess ablehnen und den Luxus haben, das, was ihnen nicht passt, einfach verleugnen zu können.

Julio, ich möchte dich dafür um Vergebung bitten. Ich weiß nichts über dich oder die Umstände oder wie und warum du die Entscheidungen getroffen hast, die du getroffen hast. Ich bin zu einer Person herangewachsen, die nun ihrerseits Fehler gemacht und dabei nicht wenige Menschen sehr verletzt hat, und ich habe weder das Recht noch die Befugnis, andere zu verurteilen, am allerwenigsten dich. Ich möchte dir für deinen Anteil an meiner Entstehung danken. Tatsächlich – wenn ich mich als junges Mädchen oft wie verdammt gefühlt habe wegen der von Alkoholismus und Armut geprägten Familiengeschichte meiner Mutter – dachte ich tief im Inneren an dein unbekanntes Blut, das in meinen Adern floss, und stellte mir vor, es wäre meine Erlösung. Wie der Umhang von Superman würde mir dein Blut die Kraft geben, Unvorstellbares zu erreichen. Und vielleicht habe ich das; ich lernte Spanisch und Französisch, finanzierte meinen Schulabschluss mit Stipendien und verdiene heute meinen Lebensunterhalt mit dem, wovon ich immer geträumt habe. Meine Paella ist der Hammer, und niemand hat mir je gezeigt, wie man sie macht; das muss dann wohl doch in meinen Genen stecken, ein Geschenk von dir.

Lass es dir gut gehen. Ich hoffe, du hattest fortan ein glückliches Leben.

Deine unbekannte Tochter
Cassandra

Emotionale Wunden aus der Vergangenheit heilen

Denke daran: Nicht die Zeit heilt alle Wunden. Die Liebe heilt alle Wunden. Mache die folgende Meditation und lass dich heilen, selbst dort, wo du noch nicht mal weißt, dass du Heilung brauchst.

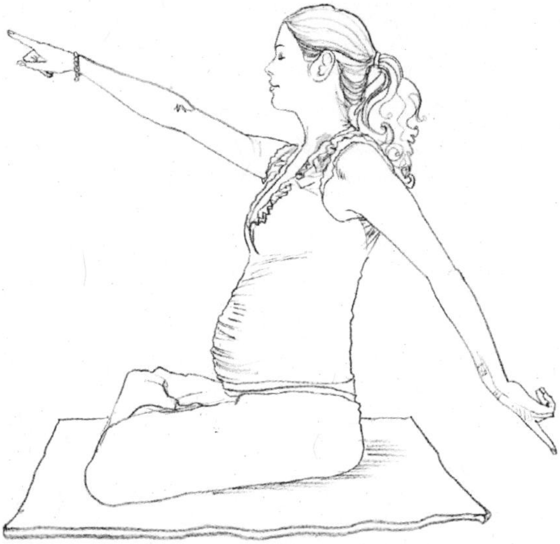

Emotionale Wunden aus der Vergangenheit heilen

- Setze dich in die einfache Haltung und strecke den rechten Arm im 60-Grad-Winkel vor dir aus.
- Strecke den linken Arm nach hinten und unten aus, ebenfalls in einem Winkel von 60 Grad. Die beiden Arme sollten vorne und hinten eine gerade Linie von 60 Grad bilden. Die Ellenbogen sind gerade und der Zeigefinger jeder Hand ist ausgestreckt. Der Daumen hält die übrigen Finger unten.
- Schließe die Augen und konzentriere dich nach innen unten, so als würdest du durch die Mitte deines Kinns schauen. Atme lang und tief. Mach das drei Minuten lang.
- Dann streckst du jeweils noch den kleinen Finger aus; die übrige Arm- und Handhaltung bleibt so wie gehabt. Auch die Augen bleiben innerlich auf das Kinn gerichtet; bleib so für weitere drei Minuten.
- Zum Schluss streckst du alle Finger aus und spannst die Körpermuskulatur fest an, während du noch einmal für weitere drei Minuten die Arme in Richtung Unendlichkeit ausstreckst. Atme so tief wie möglich ein und dann langsam und gleichmäßig aus. Wiederhole diesen Atemzug noch zweimal und du bist fertig!

Wenn es dir lieber ist, beginne auch hier zunächst mit einer Minute für jede Haltung und baue dann allmählich auf – bis zu drei Minuten.

Einen neutralen Geist erschaffen

Ich weiß noch, welche Gedanken mir als Erstes durch den Kopf gingen, als klar war, dass ich schwanger bin. Der erste war: „Danke, lieber Gott! Dies ist ein Wunder! Das ist der glücklichste Tag meines ganzen Lebens!" Doch die kleinen Sorgenmonster ließen nicht lang auf sich warten: „Wie soll ich das bloß schaffen? Ich bin zu alt! Ich bin zu crazy! Wir haben doch gar nicht genug Geld! Wovon sollen wir leben? Ich habe Angst! Ich bin so durcheinander! Ich habe doch keine Ahnung! Und was, wenn mein Baby nicht gesund ist?"

Selbst als später die Freude darüber, ein Baby zu bekommen, eindeutig überwog, hatten mein Mann und ich trotzdem noch den einen oder anderen stressigen Moment. Als ich schwanger wurde, waren wir gerade dabei, aus unserer Wohnung auszuziehen, und wir hatten noch keine wirkliche neue Bleibe. Unser Budget war äußerst knapp und das, was wir uns hätten leisten können, war entweder zu düster, muffig oder einfach nur total heruntergekommen. Und jetzt, mit einem Baby in Aussicht, wollte ich mich einfach nicht mit einem Ort ohne Sonnenlicht und hässlichen Teppichböden zufriedengeben. Also sagte ich meinem Mann, wir würden so lang bei meinen Freunden zelten – sie hatten einen Garten mitten in L.A. –, bis wir einen guten, freundlichen Ort für uns gefunden hätten.

Damit hatte er es dann nicht so eilig, doch da er bereits elf Jahre in Alaskas Wildnis gelebt hatte, war es letztlich gar nicht so schlimm für ihn. Wir durften Bad und Küche im Haus unserer Freunde jederzeit mitbenutzen, und insgesamt war es eigentlich eine sehr schöne Zeit. Unser Zelt stand unter einem Zitronenbaum, und ich baute einen kleinen Altar auf, vor dem wir meditierten oder lasen. Unterdessen ging unsere Suche nach einer geeigneten Wohnung weiter, und ich vertraute von ganzem Herzen darauf, dass Gott uns ein feines, kleines Zuhause geben würde.

Und so geschah es – wir nannten es unser „Vogelnest", weil es so gemütlich war. Am Ende des neunten Monats konnte ich mich im Badezimmer kaum noch umdrehen, vor das Waschbecken passte ich nur noch knapp, aber es war unser Zuhause und der Ort, wo ich Wahe Guru Kaur zur Welt brachte, was „die Prinzessin in der Ekstase des Namens Gottes" bedeutet. Eure Babys bringen Geschenke mit – Häuser, Jobs, Gelegenheiten, Dinge, die ihr euch nie im Leben hättet vorstellen können!

Wenn man einmal darüber nachdenkt, ist Stress eigentlich das Gegenteil von Vertrauen. „Gott gibt uns nicht mehr, als wir verarbeiten können", lautet ein altbekannter Ausspruch. Der einzige Grund, warum das Leben unübersichtlich wird, ist, dass wir denken, selbst die großen Macher aller Dinge zu sein, und dass wir die totale Kontrolle hätten. Das ist falsch. Bei uns Kundalini Yogis gibt es ein großartiges Sprichwort: *„If you can't see God in all, you can't see God at all.* – Wenn du Gott nicht in allem sehen kannst, kannst du Gott überhaupt nicht sehen."

Nimm dir einen Moment Zeit und betrachte einmal die Situation in seiner ganzen Realität. Wenn es dir hilft, erstelle eine Liste mit allen Dingen, die du bereits hast, und mit allen Ressourcen, die dir zur Verfügung stehen. Yogis verwenden das Wort *Maya*, um jene Täuschung zu beschreiben, der wir in unserem alltäglichen Leben oft verfallen. Schau, der Boden ist immer noch unter deinen Füßen, der Himmel noch immer über dir. Die Welt wird sich tatsächlich weiterdrehen. Lebe Atemzug für Atemzug und die Lösungen werden sich präsentieren.

Wenn du durcheinander bist, halte einen Moment inne und drücke mit dem Daumen auf den Punkt des Dritten Auges, genau zwischen den Augenbrauen. Schließe die Augen und denke beim Einatmen „Sat" und beim Ausatmen „Nam" für ungefähr drei Minuten. Das wird dich wieder in deine Mitte bringen.

Bitte das Universum um Hilfe. Es soll gar nicht sein, dass wir alles alleine machen. Setz dich mitten hinein in das Chaos. Ich verspreche dir, die Antwort wird kommen.

Was mich daran erinnert zu erwähnen: sich in der Schwangerschaft massieren zu lassen, ein duftendes Schaumbad zu nehmen oder sich etwas anderes Schönes zu gönnen hat nichts mit Egoismus zu tun. Es ist eine Notwendigkeit! Wenn du dich zum Beispiel massieren lässt, ist das gut für dein Baby, da die Blutzirkulation gefördert und schmerzende oder verspannte Muskeln gelockert werden. Fußmassagen sind besonders himmlisch, und jeder kann ein bisschen Füße kneten – alles, was man braucht, ist etwas Öl oder Lotion. Leg die Füße in den Schoß deines Gegenübers. Wenn die Leute fragen, ob sie dir etwas Gutes tun können, dann ist das ihre Chance! Trau dich und sag: „Danke, wie wäre es mit einer Massage?"

Was du dir selbst Gutes tust, tust du auch für die Seele in dir – entspannen, gut essen, spazieren gehen, meditieren, mit guten Freunden zusammen sein, wundervolle Bücher lesen. Dein Kind saugt das alles auf wie ein Schwamm.

Meditation für mentale Balance

Als Yoginis lernen wir, einen neutralen Geist zu erschaffen. Jedem negativen Gedanken wird ein positiver Gedanke entgegengesetzt. Wenn du zum Beispiel an einem Kamin stehst, denkst du vielleicht: „Sind die Flammen hoch. Ich könnte mich ja verbrennen", und schon im nächsten Augenblick denkst du: „Schau, wie schön das Feuer ist und welche Wärme es spendet." Wenn eine Stimme in dir sagt: „Ich kann das nicht, es ist zu schwierig", dann muss die andere Stimme sagen: „Ja, ich kann das. Ja, ich bin so stark wie nie zuvor in meinem ganzen Leben." So wippen positiver und negativer Verstand immer hin und her, hin und her. Es liegt in der Natur des Geistes, dass ihn Tausende von Gedanken durchziehen, und zwar in jeder Sekunde. Wie die Sendersuche und -einstellung bei einem Radio nehmen auch unsere Gedanken diejenigen Frequenzen am stärksten auf, in denen wir uns momentan befinden. Meditation bringt uns zurück zum neutralen Geist, dem Gleichgewichtspunkt auf dieser Wippe, dem Geist, aus dem wir geboren werden, und dem Geist, aus dem heraus wir als Mütter agieren sollten.

- Setze dich in die einfache Haltung.
- Strecke die Arme aus wie große Flügel, die Handflächen sind flach und zeigen in Richtung Boden.
- Beginne nun nur die Handgelenke und Hände schnell zu schlagen, als würdest du wild durch die Luft fliegen. Die Arme werden sich von den Schultern an leicht mitbewegen, aber die Bewegung ist vorwiegend in den Handgelenken.
- Atme dabei lang und tief ein und aus. Fahre so für insgesamt drei Minuten lang fort.

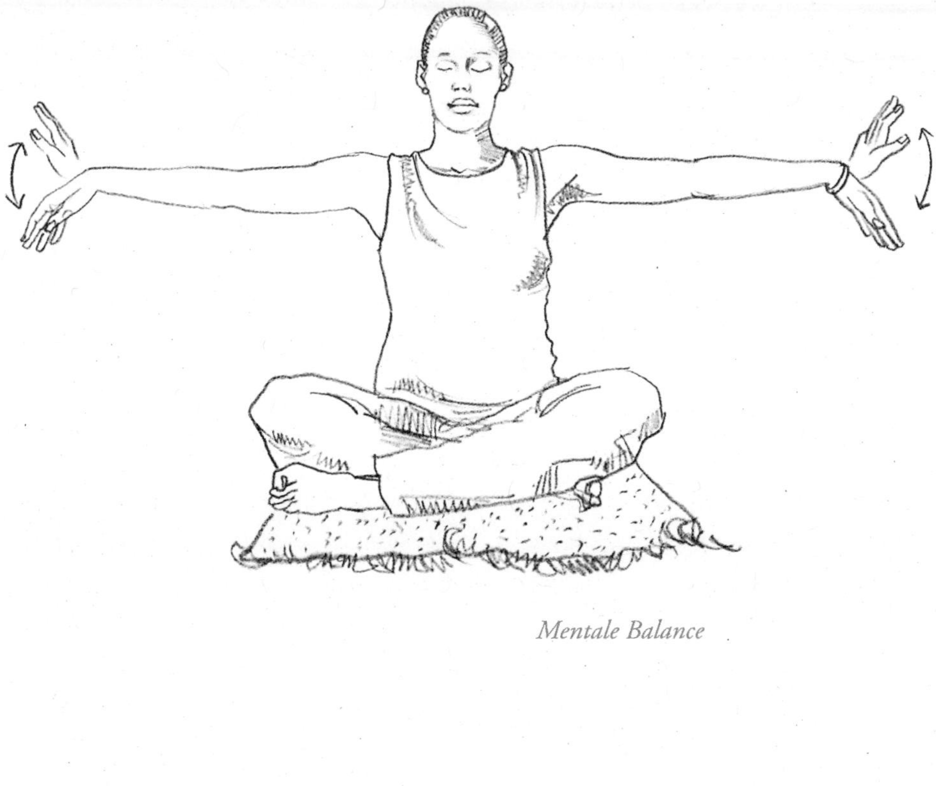

Mentale Balance

Geduld entwickeln

„Die Fruchtbarkeit aus dieser festen Erde
und der Regen aus diesem immensen Blau,
diese beiden wirken zusammen zum Wohle aller ...“
Milarepa

Wie oft fühlst du Erde zwischen deinen Händen? Siehst den Sonnenuntergang? Wir leben heutzutage so losgelöst von der Natur. Kaum jemand kann noch von sich behaupten, heute mit der Erde in Kontakt zu sein. Wir haben uns unserer asphaltierten und betonierten Realität hingegeben und den Ursprung der menschlichen Erfahrung verloren.

Bevor dein Baby kommt und falls du bisher noch keine Pflanzen im Haus hast: Besorg dir eine Pflanze. Egal welche Sorte, solange es sich um eine echte Pflanze mit Wurzeln, Stielen und Blättern handelt, nicht diese falschen Kunstblumen. Dies ist deine Praxis, um die physische Welt zu pflegen, zu nähren und mit ihr in Verbindung zu treten. Es ist auch eine wunderbare Metapher für deine Schwangerschaft. Du musst herausfinden, wie viel Sonne die Pflanze braucht, welcher Dünger sie wachsen lässt, wie viel Wasser sie braucht, um zu gedeihen. Beobachte, wie deine Pflanze wächst, während du dich selbst wachsen siehst. Wenn du sowieso schon einen grünen Daumen hast, umso besser! Dann bleib einfach dran.

Schöpfung ist ein Geschenk, doch die Arbeit müssen wir noch selbst erledigen. Ein Bauer kann auf seinen Feldern die Samen säen und hoffen, dass daraus irgendwann Pflanzen wachsen, oder aber er kann sie wässern, jäten, den Boden so weit unterstützen, dass das Wachstum der Ernte garantiert ist, und dann kann er noch für seine Felder beten. Auf dem gesamten Wachstumsprozess liegt die größte Aufmerksamkeit. Und so verhält es sich auch mit dem Baby, dass in dir wächst.

Pflanzen lehren uns Geduld. Hieran krankt Amerika und Europa: Wir haben zu wenig Geduld – mit unseren Kindern, unseren Partnern, unseren Eltern, ja sogar mit der Fernbedienung (da bin ich übrigens keine Ausnahme; wenn das Ding nicht gleich so funktioniert, wie ich will, würde ich es am liebsten vor Wut gegen die Wand schleudern). Wir ärgern uns im Restaurant, wenn das Essen nicht schnell genug kommt, oder im Auto, wenn zu viel Verkehr herrscht. Unsere Nation wurde quasi auf Ungeduld aufgebaut, ganz nach dem Motto: „Ich will es, und zwar schon gestern." Immer wenn ich in Indien bin und Schüler und Schülerinnen dabeihabe, die zum ersten Mal im Land sind, ist vielen von ihnen das Unverständnis quasi ins Gesicht geschrieben: „Warum sitzen die Leute hier nur herum und tun nichts? Dieses Land ist so arm, warum sitzen sie nur da?" Es frustriert Westler. Nun, sie sitzen da, weil sie das Leben genießen. Was ich bei meinen vielen Reisen nach Indien so liebe, ist, wie die Zeit dort stillzustehen scheint. Die Eile, das ganze „Wie viel kann ich wie schnell schaffen" lässt nach. Der Geist wird ruhiger. Osho, ein Prophet des 20. Jahrhunderts, hat einmal gesagt, dass man für das, wofür man vor 200 Jahren sechs Wochen gebraucht habe, heute einen Tag brauche. Unser Verstand ist voll bis zum Anschlag, kein Platz ist mehr frei. Probiere es mal mit diesem Konzept: Erlaube dir, nicht jede Minute deiner Zeit füllen zu müssen, und sieh, was sich entwickelt.

Wenn wir in den Wehen liegen, sind wir mental oft noch gar nicht darauf eingestellt, ein Kind zu bekommen. Deshalb sind diese neun Monate so wichtig. Hier können wir lernen, Dinge zu tun, die uns im wahrsten Sinne des Wortes „runterbringen". Schon vor über dreißig Jahren, als er nach Amerika kam, pflegte mein Lehrer zu sagen: „*Patience pays* – Geduld zahlt sich aus."

Das bedeutet, dass ich auf den Schöpfer vertraue und auf eine Art von Timing, die so viel mehr ist als „Ich will es jetzt".

Geduld zu haben ist eine der ersten Lektionen, die ein Schüler oder eine Schülerin auf dem spirituellen Weg lernen muss. Als mein Lehrer selbst noch ein Junge war, suchte er einen weisen alten Yogi auf und stellte ihm einige Fragen. Der alte Yogi zeigte auf einen Baum und sagte zu ihm: „Warte dort oben, bis ich zurückkomme, dann werde ich deine Fragen beantworten." Die Geschichte besagt, dass Yogi Bhajan drei Tage im Baum ausgeharrt hatte, bis der alte Mann endlich zurückkehrte! Die Geduld, die du als Mutter aufbringen wirst ... das Ausmaß kannst du dir jetzt noch nicht einmal vorstellen.

Beginne fürs Erste mit den Pflanzen. Kümmere dich um sie. Schau, wie sie in ihrer eigenen Zeit zu blühen beginnen. Wenn das kleine Leben in den Töpfen aus irgendeinem Grund zu kämpfen hat und du nicht weißt, was du tun sollst, frag jemanden, der sich damit auskennt.

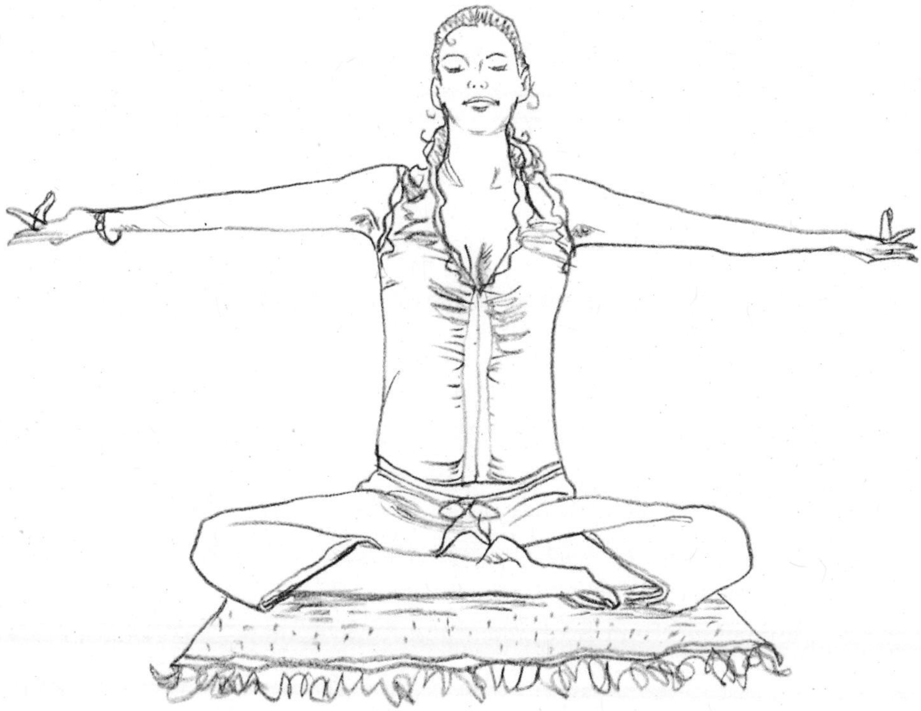

Geduldig sein

Meditation für Geduld

Diese Jupiter-Meditation hilft, das Nervensystem ins Gleichgewicht zu bringen und deine Geduld zu stärken! Sitze in der einfachen Haltung, die Augen sind geschlossen und nach innen oben gerichtet. Strecke die Arme zu den Seiten aus, parallel zum Boden; die Handflächen zeigen nach oben, die Ellenbogen sind gut durchgestreckt.

Atme kraftvoll und bewege dabei nur den Saturnfinger, also den Mittelfinger. Beim Einatmen hebst du den Mittelfinger an und beim Ausatmen senkst du ihn wieder. Mache diese Bewegung synchron mit dem Atem sieben Minuten lang. Beginne mit drei Minuten, wenn du möchtest. Du solltest es auf jeden Fall einmal ausprobieren, allein um zu sehen, wie gut es selbst nach nur drei Minuten wirkt.

Wertschätzung für deinen Partner

Es kann gut, dass dein Partner gerade in diesem Moment völlig ausflippt. Während du überlegst, was du essen könntest, oder zum ersten Mal fühlst, wie sich dein Kind im Bauch bewegt, grübelt er über Themen, die ihm bisher vielleicht noch nie in den Sinn gekommen sind. Wird er in der Lage sein, für dich und das Baby zu sorgen? Was wird von ihm erwartet? Wird er ein guter Vater sein? Hat er überhaupt eine Ahnung, was es heißt, Vater zu sein? Wird er wie sein eigener Vater sein? Und wenn er nicht so sein will, wie kann er nicht so sein? Und – das ist vielleicht das größte Thema – wie wird das Baby dich und deine Beziehung zu ihm verändern? Während er sich an den Gedanken gewöhnt, dass seine Frau bald Mutter sein wird, kann auch er die ganze Gefühlspalette durchleben. Auch wenn sich die sexuellen Gefühle, die er als dein Liebhaber dir gegenüber hat, sich nun mehr und mehr mit dem Bild von dir als Mutter vermischen, so ist es möglich, dass er seine bisherige Auffassung jetzt ein wenig anpassen und auf den neuesten Stand bringen muss.

Ich weiß noch, dass ich mich sehr beherrschen musste, um mich nicht über meinen Mann zu ärgern; ich war selbst so vollauf beschäftigt mit der Schwangerschaft und all den neuen Erfahrungen, dass mir nicht einmal in den Sinn kam, dass wir möglicherweise gerade nicht auf derselben Wellenlänge waren. Im ersten Trimester war ich ziemlich unmöglich. Ich habe viel geweint und war enttäuscht, wenn er nicht verstand, warum ich weinte – dabei habe ich ja selbst nicht kapiert, warum ich weinte! Bis zum fünften Monat hatte sich meine Gefühlswelt stabilisiert und ich war sehr glücklich.

Dann kam Thanksgiving, unser Erntedankfest, und es kam noch einmal eine unerwartet harte Zeit für mich. Meine Vergangenheit schlug ein wie eine Bombe. Am Morgen des Erntedankfests bereitete ich ein Süßkartoffelgericht für unser Gemeinschaftsfest zu. Während es abkühlte, ging ich ins Schlafzimmer, um mich umzuziehen. Ich setzte mich aufs Bett und starrte aus dem Fenster. Es regnete, es war einer der ersten Regenfälle dieses Jahres. Da ich im Mittleren Westen aufgewachsen bin, wo es reichlich regnet, vermisse ich den Regen in den langen, trockenen Sommerzeiten von Los Angeles. Mein erster Impuls war, raus auf die Straße zu rennen und mich klatschnass regnen zu lassen. Doch plötzlich fing ich an zu weinen; ich weinte einfach nur, und Erinnerungen begannen vor meinem inneren Auge langsam vorbeizuziehen: Ich erinnerte mich an die Geburt und den Tod meines Sohnes; ich erinnerte mich an eine Zeit vor Jahren, als mein Bruder noch ein Teenager war und ein Auto gestohlen hatte. Meine Eltern mussten nach Nebraska fahren, um ihn abzuholen, und so wurde ich, als ich zu den ersten Semesterferien meines Studiums nach Hause kam, nur von einem leeren Haus und einer Nachricht auf dem Küchentisch begrüßt. Aber ich weinte auch um den Regen selbst, um die nassen Blätter, um das Wunder in mir, um all mein Glück. Es war so, als würde ich um alles und jedes weinen, wofür man hätte weinen können.

So fand mich mein Mann vor: tränenüberströmt auf dem Bett sitzend, und er war so toll. Er hörte mir zu und er verstand. Er brachte das Süßkartoffelgericht zum Fest und vertrat uns beide, während ich nur im Bett lag und mich so gut fühlte, so gereinigt, so dankbar. Sagt euren Männern, dass sie jederzeit sagen können: „Meine Frau ist schwanger und kann heute Abend nicht kommen." Mehr ist nicht nötig. Fast jeder kann das leicht akzeptieren. Für mich war dies ein Tag der Reinigung und Heilung, und mir ging es von da an so viel besser.

Beziehungen sind in Wirklichkeit genau das Gegenteil von dem, was uns über den Ritter erzählt wurde, der auf seinem weißen Pferd angeritten kommt, um uns zu retten. Besser du stellst dir vor, du hättest dein eigenes Pferd, mit dem du neben ihm her galoppierst, und wenn er von seinem Pferd gefallen ist, darf er bei dir aufsitzen. Ich habe noch nie einen Mann getroffen, der schon völlig „fertig" (im Sinne von völlig ausgereift) gewesen wäre. Du holst ihn da ab, wo ihn seine Mutter gelassen hat. Es gibt einige Beziehungen, in denen die Differenzen über viele Leben, Trennungen und Vereinigungen hinweg beigelegt wurden, und nun ist es wie ein Geschenk.

Doch für die meisten von uns bedeutet eine Beziehung am Leben zu erhalten und zusammen zu bleiben auch Arbeit. Dabei geht es nicht nur darum, nebeneinander zu bestehen, sondern darum, gemeinsam zu wachsen, zusammen etwas Großes aufzubauen, sich gegenseitig die Wahrheit im eigenen Herzen zu offenbaren. Und jede Minute Arbeit und Engagement, die man einsetzt, um das zu erreichen, ist Gold wert.

Meditation für glückliche Paare

Venus-Kriyas sind Partnermeditationen. Wenn er sie noch nicht kennt, bring ihm die Grundlagen bei, zum Beispiel wie man in der einfachen Haltung sitzt. Setzt euch nun Rücken an Rücken in die einfache Haltung und achtet darauf, dass ihr euch im Bereich der unteren Wirbelsäule berührt. Wenn du keinen Lebenspartner hast, mache diese Übung mit einem guten Freund.

- Atmet tief ein und aus und beginnt, gemeinsam elf Minuten lang „Sa-Ta-Na-Ma“ zu chanten.
- Zuerst chantet ihr einige Minuten lang laut, dann einige Minuten leise im Flüsterton, danach lautlos in Gedanken, um am Ende die letzten Minuten wieder laut zu chanten.

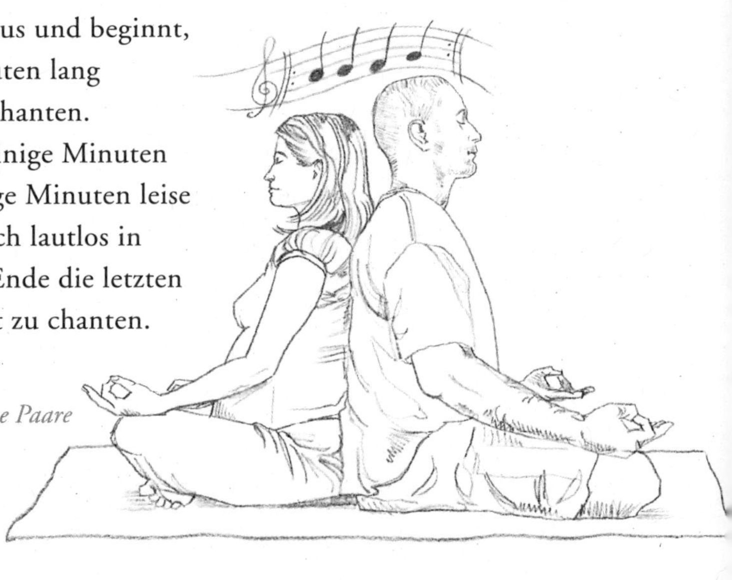

Meditation für glückliche Paare

Ein positives Bild von Schwangerschaft und Geburt erschaffen

Das Fernsehen könnte das Schädlichste für die Geburtshilfe sein, seit Hebammen auf dem Scheiterhaufen verbrannt wurden. Du findest, ich übertreibe? Keineswegs. Denk doch mal an Szenen aus der beliebten Serie *Emergency Room* – mit einer schreienden und schwitzenden Frau, Ärzten, die aufgeregt herumrennen. Schafft sie es? Wird das Baby es schaffen? Überall fließt das Blut wie Sturzbäche. Oh, bitte! Es ist doch so: Eine normale Geburt liefert einfach nicht genug Stoff für eine aufregende sechzigminütige Episode, dann schon eher die seltene Geburtskomplikation oder die Filmfigur, die während der Geburt verstirbt oder auf der Autobahn mit Wehen im Stau stecken bleibt und noch auf der Rückbank das Kind kriegt.

Die Botschaft, die all diesen Fernsehbildern zugrunde liegt, wirkt wie ein langsames Gift, das uns Frauen verabreicht wird, ohne dass wir es merken. Was uns hier subtil vermittelt wird, ist, dass wir während der Schwangerschaft und bei der Geburt geschwächte Wesen sind, die auf Gedeih und Verderb einem ebenso blutigen wie beängstigenden traumatischen Ereignis ausgeliefert sind. Und nur wenige von uns haben schon vorher Erfahrungen gesammelt, die als Gegenmittel zu diesen schädlichen Botschaften wirken könnten. Für die meisten amerikanischen (und europäischen; Anm. d. Übersetzerin) Frauen ist die Geburtserfahrung seit mehreren Generationen aus dem häuslichen Umfeld entfernt und zu einer institutionalisierten Erfahrung geworden.

Höchst selten hat eine Erstgebärende schon so direkte Erfahrungen in Sachen Geburt gemacht, als dass sie angesichts solcher Fernsehbilder sagen könnte: „Das ist gar nicht so."

Auch manche Geschichten, die sich die Leute so erzählen, sind wenig hilfreich. Viele Frauen teilen ihre Geburtserfahrungen gern mit anderen, was logisch ist, denn die Geburt ist ein Moment der Transzendenz, in dem vor allem eines klar ist: dass etwas Großes und Spannendes passieren wird. Einige übertreiben dabei aber auch gern ein bisschen: „Ich lag sechzig Stunden in den Wehen, bis mein Kind endlich auf der Welt war!" Immer wenn du solche Geschichten hörst, kannst du mal nachfragen: „Wie lang dauerten deine aktiven Wehen?" In dieser Phase muss man in jede Kontraktion mit seiner gesamten Aufmerksamkeit hineinatmen. Ich habe noch nie eine Frau getroffen, die sechzig Stunden lang aktive Wehen hatte. Andere Frauen wiederum werden dir erzählen, dass sie überhaupt nichts gespürt haben und das Baby quasi direkt aus ihnen herausgesprungen ist. Die Wahrheit liegt meist irgendwo dazwischen.

In unserer kollektiven Menschheitsgeschichte galt eine schwangere Frau keineswegs als schwach. Zu Stammeszeiten war die Zeit der Geburt für Frauen eine Zeit der Ehre. Einer Frau, die im Begriff war, ein Kind auf die Welt zu bringen, brachte man ebenso viel Respekt entgegen wie einem Mann im Kampf. Bei den Azteken etwa genossen Frauen bei der Geburt die gleiche Anerkennung wie Krieger, die aus der Schlacht zurückgekehrt waren.

Versuche die Emergency-Room-Bilder von deiner geistigen Festplatte zu löschen. Tausche dich mit anderen Frauen über positive und nicht übertriebene Geburtsgeschichten aus und lies gute Bücher wie etwa Anita Diamants Roman „Das rote Zelt der Frauen" und „Spiritual Midwifery" von Inna May Gaskin (leider nicht auf Deutsch erhältlich; Anm. d. Verlags), um mehr über Geburt und Weiblichkeit, heute wie früher, zu erfahren. Wir sollten damit beginnen, am Leben der jeweils anderen teilzuhaben und unser Wissen und unsere Intuition wiederzuentdecken.

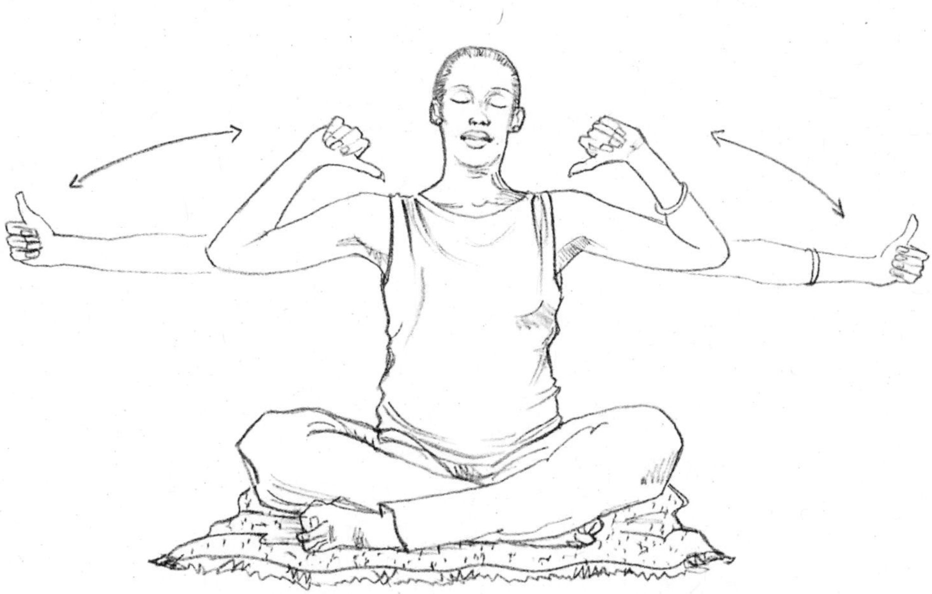

Die Angst vertreiben

Die Angst vertreiben

- Setze dich mit geschlossenen und nach oben gerollten Augen in die einfache Haltung. Strecke die Arme zu den Seiten und parallel zum Boden aus.
- Schließe die Hände wie zu einer Faust, wobei die Fingerspitzen nur bis zu den Handwurzeln eingerollt sind und die Daumen ausgestreckt werden.
- Die Wirbelsäule ist aufgerichtet und das Kinn leicht eingezogen.
- Bringe beim Einatmen die Daumen zu den Schultern und führe beim Ausatmen die Hände wieder in die ursprüngliche Position zurück.
- Mach diese Bewegungsfolge so schnell wie möglich und pass dabei auf, dass die Daumen nicht deine Schultern berühren.
- Führe diese Übung mit kraftvollem Atem zwei Minuten lang fort. Das stimuliert deine Hypophyse. Arbeite dich vor bis auf sieben Minuten.

Wo und wie will ich mein Kind bekommen? Ein paar Gedanken ...

Wenn du deine Geburt in Besitz nimmst, nimmst du dein Leben in Besitz.

Es ist nicht zu früh, darüber nachzudenken, wie die Entbindung aussehen könnte. Es gibt zahlreiche Orte, an denen du dein Kind zur Welt bringen kannst. Wenn du dich jetzt schon über deine Möglichkeiten informierst, hast du weniger Stress, als wenn du es aufschiebst bis zur letzten Minute. Wenn dann die Zeit der Geburt gekommen ist, wird dir deine Wahl ein sicheres Gefühl geben, ganz egal, ob du dich dafür entschieden hast, das Kind zu Hause, im Krankenhaus oder in einem Geburtshaus zur Welt zu bringen. Der wichtigste Schritt ist, zunächst einmal überhaupt zu erkennen, dass du Optionen hast. Wir hier im Westen haben das große Glück, das uns das Beste aus allen Welten zur Verfügung steht. Wir müssen nur wählen.

Ich würde niemals für Hausgeburten werben, aber gesunde Frauen ermutige ich durchaus, sich einmal mit dem Gedanken zu befassen – und gesund sind zufälligerweise die allermeisten von uns. Es ist wichtig, den Unterschied zwischen den Begriffen „normale Geburt" und „typische Geburt" zu verstehen; etwa 95 Prozent aller Geburten verlaufen ohne Komplikationen und können mithilfe einer Hebamme zu Hause durchgeführt werden. Jedoch finden in den Vereinigten Staaten lediglich sieben Prozent aller Geburten zu Hause oder in einem Geburtshaus statt. Das bedeutet im Umkehrschluss jedoch nicht, dass Hausgeburten etwas Ungewöhnliches wären. In den Niederlanden etwa liegt die Quote der Hausgeburten bei rund dreißig Prozent.

Als ich von der immensen Anzahl von Kur- und Heilmittelchen erfahren habe, die zu Zeiten des römischen Reiches dokumentiert wurden, war ich wirklich fasziniert. Vieles davon war total abstoßend: Ein Gebräu aus Schweinekot sollte die Schmerzen während der Wehen lindern, ebenso wie ein Mix aus Saumilch und Honigwein oder der ekligste Trunk von allen: „die Flüssigkeit, die aus den Genitalien eines Wiesels fließt." Man stelle sich das mal vor! Da wurden Geierfedern unter die Füße der Gebärenden gelegt und Schlangenhäute um ihre Oberschenkel gebunden. Abgesehen von der Tatsache, dass diese „Heilmittel" ein hygienischer Albtraum waren, haben sie wahrscheinlich nicht viel Gutes bewirkt – außer vielleicht einen starken Placeboeffekt, weil die Leute fest an die Wirkung dieser Mittel glaubten. Dennoch hatten manche der antiken Geburtshilfepraktiken auch etwas für sich: Die alten Texte beschreiben demnach, dass man der niederkommenden Frau stets persönlich zugewandt und ihr gegenüber voller Aufmerksamkeit war. Sie war zu Hause, an dem Ort, an dem sie sich wohlfühlte; umgeben von ihren weiblichen Verwandten und Hebammen, die sie unterstützten und ermutigten. In einer solch persönlichen, wohlwollenden und sicheren Atmosphäre zu entbinden hat den Frauen sicher mehr geholfen als alles andere. Den Schweinekot haben wir zum Glück lange hinter uns gelassen, doch was bei der heutigen, modernen Herangehensweise an das Thema Geburtshilfe leider häufig zu kurz kommt, ist ausgerechnet diese (dort beschriebene) warmherzige, individuelle und persönliche Fürsorge.

Wenn du dich über eine Hausgeburt informieren möchtest, nimm bitte gleich deinen Ehemann oder Partner mit zum Hebammengespräch und versuche nicht, ihn im Nachhinein davon zu überzeugen. Die Gefahr ist groß, dass du dich sehr esoterisch und mystisch und irgendwie seltsam anhörst. Sofern er nicht ebenfalls den Ablauf versteht, könnte er leicht denken, dass du den Verstand verloren hast.

Auf jeden Fall solltest du in der Einrichtung, in der du entbinden wirst, deine Fragen an den zuständigen Arzt/die zuständige Ärztin oder die Hebamme stellen. Sollten die Mediziner abwehrend auf die Fragen reagieren oder sie evtl. aus Zeitgründen gar nicht beantworten oder solltest du mit ihren Aussagen nicht einverstanden sein, dann frage dich: „Möchte ich mich wirklich in die Obhut dieser Person begeben?" Stelle deine Fragen mit Fingerspitzengefühl und vermeide einen zu harschen Ton, sonst riskierst du eine abweisende Haltung deines Gegenübers.

Du könntest zum Beispiel folgende Fragen stellen:

- Darf ich jemanden in den Kreißsaal mitbringen?
- Darf ich während der Wehen essen, trinken und herumgehen, wenn mir danach ist?
- Wird mir zwingend ein intravenöser Zugang gelegt, sobald ich ankomme?
- Unter welchen Umständen wird normalerweise ein Zugang gelegt?
- Wie stehen Sie zu Wehen auslösenden Medikamenten (wie künstliches Oxytocin) und zu Periduralanästhesie (PDA)?
- Wie hoch ist Ihre Kaiserschnittrate?
- Wie definieren Sie „Übertragung"?
- Wie lange darf eine Frau übertragen, bevor Maßnahmen ergriffen werden?
- Wer vertritt Sie, wenn Sie zum errechneten Geburtstermin nicht vor Ort sein können? Und kennen Sie Ihre Vertretung gut genug, um zu wissen, ob er oder sie Ihre Ansichten bezüglich der Entbindung teilt?
- Kann ich auch im Hocken oder Stehen gebären, wenn ich es möchte?
- Wie definieren Sie eine „langsame" Wehentätigkeit und müssen bestimmte Grenzwerte erreicht sein, bevor Sie die Geburt einleiten?
- Unter welchen Bedingungen würden der Kindsvater und ich vom Neugeborenen getrennt werden?
- Wie ist das Vorgehen, wenn meine Fruchtblase zu Hause platzt?

Allem voran vertraue deiner Intuition. In den alten Lehren wird gesagt, dass eine Frau etwas erspüren kann, schon „sechzehn Monde bevor es passiert". Diese Metapher will sagen, dass wir Frauen sehr fein abgestimmte Instinkte haben, die uns zu viel intuitiveren Wesen machen als Männer. Also, nachdem alles besprochen wurde, was sagt dein Bauchgefühl zu dem Krankenhaus? Zu dem Arzt? Zu der Hebamme oder dem Geburtshaus?

Egal wofür du dich letztlich entscheidest, passe es dem gewählten Kontext an. Versuche nicht, im Krankenhaus eine Hausgeburt zu bekommen, und umgekehrt erwarte nicht, dass deine Wohnung den High-Tech-Standard eines Krankenhauses erfüllt. Wenn du dich für das Krankenhaus entschieden hast, dann wird es auch irgendwo in den Weiten deines Geistes einen Grund für diese Wahl geben. Wichtig ist, nicht zu verkrampfen. Prüfe deine Optionen, stelle dir innerlich deine Wunschgeburt vor und dann mach noch etwas Platz in deinem Geist, sodass es auch noch Raum für alle anderen Eventualitäten gibt.

Denk immer daran, dass Kinder genauso geboren werden, wie sie geboren werden müssen. Wir werden in dieses Leben hineingeboren, um zu wachsen, und nur durch Erfahrung wachsen wir. Sobald die Wehen beginnen, ist dieser Prozess größer als der Plan einer einzelnen Person. Manchmal braucht eine Seele, die durchkommt, eine bestimmte Erfahrung auf ihrer Reise; oder vielleicht braucht die Mutter sie für ihre Reise oder der Vater braucht sie für seine. Es wird dann „Komplikation“ genannt, doch ist es ein Faden unter den vielen Tausenden von Fäden, die den reichen Bilderteppich eines Lebens erschaffen.

Meditation für mehr Entschlusskraft

Diese Meditation hilft dir, dein inneres Wissen aufzubauen:

- Setze dich mit geschlossenen Augen in die einfache Haltung und konzentriere dich auf den Punkt des Dritten Auges.
- Bringe die Hände in der Gebetshaltung vor der Brust zusammen und schiebe dann die linke Hand nach oben, bis die gesamte Handfläche höher ist als die rechte. Die rechte Handfläche schmiegt sich gleich unter dem Handgelenk an die linke Hand an.
- Beim Einatmen denke „Sat“ und beim Ausatmen „Nam.“
- Atme so tief und langsam, wie möglich. Mache das drei Minuten lang.

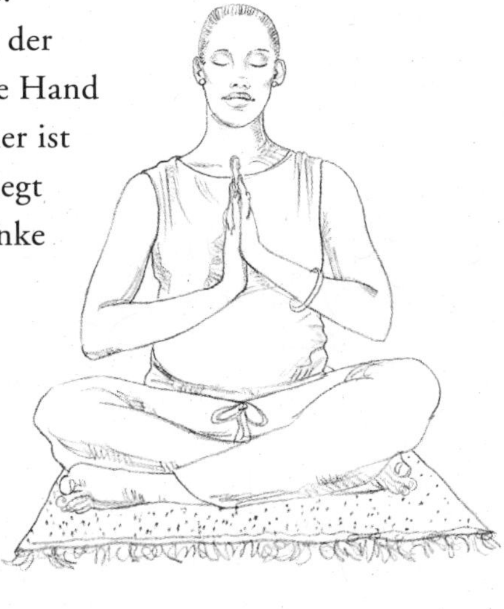

Entscheidungen treffen

DAS ZWEITE TRIMESTER

Glaube, dass du ein Wunder bist,
einfach weil du eine Frau bist.

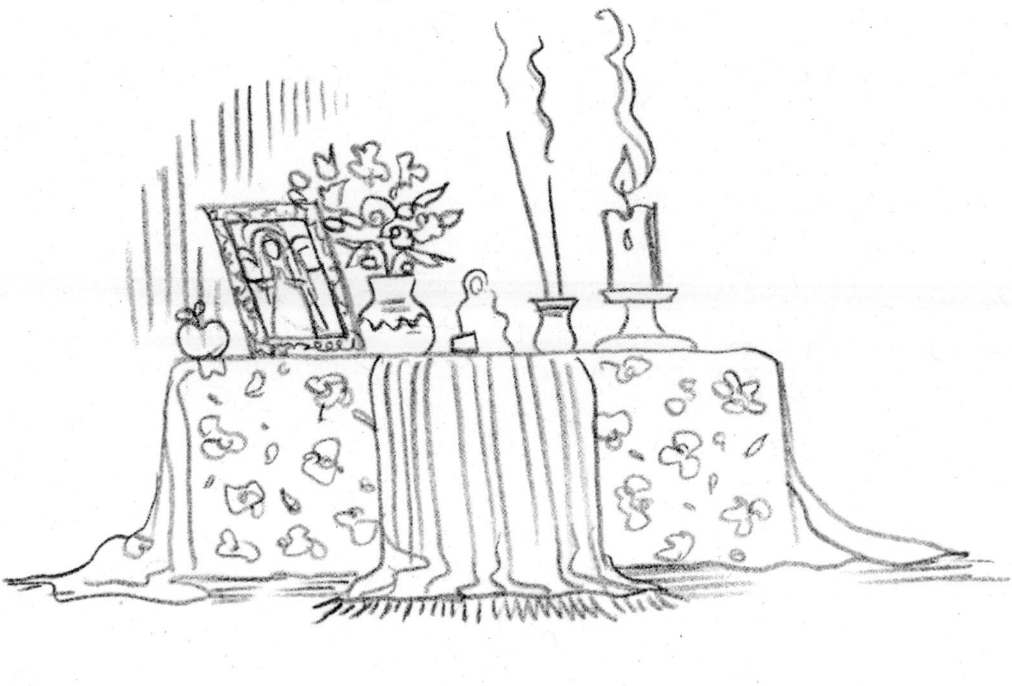

Eine Seele kommt an

In der alten Tradition, nach der ich lebe, gibt es ein besonderes Fest in der Schwangerschaft zu Ehren der Seele, die am 120. Tag nach der Empfängnis eingeht. Das entspricht dem vierten Schwangerschaftsmonat, also einem guten Monat nach Beginn des zweiten Trimesters. Bis zum Ende des ersten Trimesters ist der Fötus, der die Seele trägt, noch nicht vollständig gestärkt; bis zu diesem Zeitpunkt ereignen sich auch die meisten Fehlgeburten. Bis zu diesem Datum bleibt die eingehende Seele noch völlig unberührt von weltlichen Einflüssen, ist ihre Existenz nur reines Strahlen.

Wenn die Seele in den Körper eindringt, beginnt das Unterbewusstsein eines Babys, eine Vielzahl von Botschaften zu entwickeln und aufzunehmen, so wie ein trockener Schwamm Wasser aufnimmt. Zu dieser Zeit hat die morgendliche Übelkeit meist schon nachgelassen und wir finden uns im Leben wieder gut zurecht. Wir sind in ruhigeren Gewässern angelangt.

Bei uns werden die Feierlichkeiten zu diesem Tag vom Vater der ankommenden Seele organisiert, mithilfe von Freunden und der Familie der Mutter; die werdende Mutter selbst muss nichts tun. Da werden feine Gerichte zubereitet, Blumen arrangiert, Kerzen angezündet. Die Gemeinschaft wird zusammengerufen und alle bringen Geschenke mit, um die neue Mutter zu ehren. Manche singen, manche tragen schöne Gedichte oder Geschichten vor – oder was immer sie meinen, dass es der werdenden Mutter gefallen könnte – und dazu wird reichlich gutes Essen serviert. Alle beten für ihr körperliches und geistiges Wohlbefinden, auf dass sie stark sei und diese Eigenschaften durch sich selbst an das Kind weitergeben möge.

Es ist eines der schönsten Feste, die wir feiern, und ich kann dir nur empfehlen, es zu übernehmen in der Form und dem Kontext, wie es für dich, dein Leben und deinen Glauben stimmig ist. Eine unserer Schülerinnen, Fabienne, hat genau das getan. Ihre Erfahrung schildert sie hier:

„Die ersten drei Schwangerschaftsmonate waren für mich sehr technisch-medizinisch geprägt. Eine Kontrolle folgte der nächsten. Diese technische Seite hatte mich und meine Schwangerschaft voll im Griff. Also beschlossen wir, am 120. Tag eine Party zu veranstalten. Wir wollten eine neue Zeit einläuten, eine Zeit, in der ich mich der Erfahrung der Schwangerschaft einfach hingeben und sie genießen könnte. Wir wollten uns von der Schulmedizin etwas wegbewegen und das Wunder der Schöpfung feiern.

Das hat mir so viel Kraft gegeben. Zum Fest hatte ich ein wunderschönes orangefarbenes Kleid aus Tibet an, überall gab es frisches Essen und Blumenschmuck und mittendrin saß ich auf meinem ‚Thron' – ok, es war eine Ottomane –, und ich war umgeben von weichen Kissen und Weihrauchduft. Ein Freund spielte Harmonium, ein indisches Tasteninstrument, und sang dazu. Ich konnte regelrecht spüren, wie sich mein bisheriger Fokus verschob, weg von der bangen Frage, was in der Schwangerschaft alles schiefgehen könnte, hin zu dem Punkt, an dem ich die große Kraft der Schöpfung erfahren und wertschätzen konnte.

Wir haben die Gästeliste sehr klein gehalten. Die Festgesellschaft bestand nur aus denjenigen Freunden und Familienmitgliedern, die sich auf das einlassen konnten, was wir vorhatten, und die keinen wertenden Blick auf das Geschehen hatten. Wir wollten uns nicht unwohl und beobachtet fühlen und wir wollten mit Sicherheit auch nicht, dass sich jemand anders so fühlt.

Wir hatten unsere Gäste gebeten, keine Geschenke zu kaufen – getan haben sie es trotzdem –, sondern nur gute Wünsche für das Baby mitzubringen. Wir aßen, lachten und redeten und dann machten wir die Adi-Shakti-Meditation, ein wunderschönes yogisches Gebet für die weibliche Energie, die die Welt erschafft. Das machten wir 33 Minuten lang, eine yogische Zeitspanne, die für

Vollendung steht. Es hinterließ in uns allen ein Gefühl innerer Zugewandtheit und den Eindruck, der Seele ein herzliches Willkommen bereitet zu haben.

Ich glaube, für meinen Mann war es genial. Zum ersten Mal hatte er das Gefühl, auf eine sinnvolle Art und Weise an dem Geschehen teilhaben zu können. Er schrieb sogar ein Lied für unser Baby mit dem Titel ‚*Welcome to this world*'. Er spielt es jetzt jeden Tag. Der Text geht so:

Welcome to this world	Willkommen auf dieser Welt,
Whether you're ready or not	ob du bereit bist oder nicht.
Welcome to this world	Willkommen auf dieser Welt.
Come give it all that you got	Komm, gib alles, was du hast.
Welcome to this world	Willkommen auf dieser Welt.
Before you know it	Bevor du dich versiehst,
you'll be singing right back to me	singst du genau das zu mir –
Welcome to this world	Willkommen auf dieser Welt.

Unser Sohn wird vermutlich schon mit diesem Lied auf den Lippen zur Welt kommen! Die Melodie ist so unschuldig und schön, ich glaube, beim Fest blieb kein Auge trocken. Ich denke auch, dass es meinem Mann beim Übergang geholfen hat, mich nicht mehr nur als seine Frau, sondern auch als Mutter seines Kindes zu sehen.

Gurmukh rief noch an jenem Abend an und sprach mit meinem Mann. Mir gab sie den ‚Befehl', am nächsten Tag vollständig auszuruhen, und ihn beauftragte sie, dafür Sorge zu tragen, dass es auch wirklich passiert. So viel Energie würde jetzt in das Kind hineinfließen, erklärte sie, dass ich nichts weiter tun müsse, als nur dazusitzen und zu schauen, wie sich die Rose entfaltet.

Also nahm ich mir am nächsten Tag frei und verbrachte einen entspannten Tag im Bett, später nahm ich noch ein schönes Bad und abends hatte ich ein wunderbares Dinner mit meinem Liebsten. Ich fühlte mich zum ersten Mal richtig schwanger. Zum ersten Mal konzentrierten wir uns nicht mehr auf alles, was schiefgehen könnte, sondern auf alles, was gut gelaufen ist, nicht nur in Bezug auf die Schwangerschaft, sondern auf unser Leben. Wir zehren jetzt noch davon."

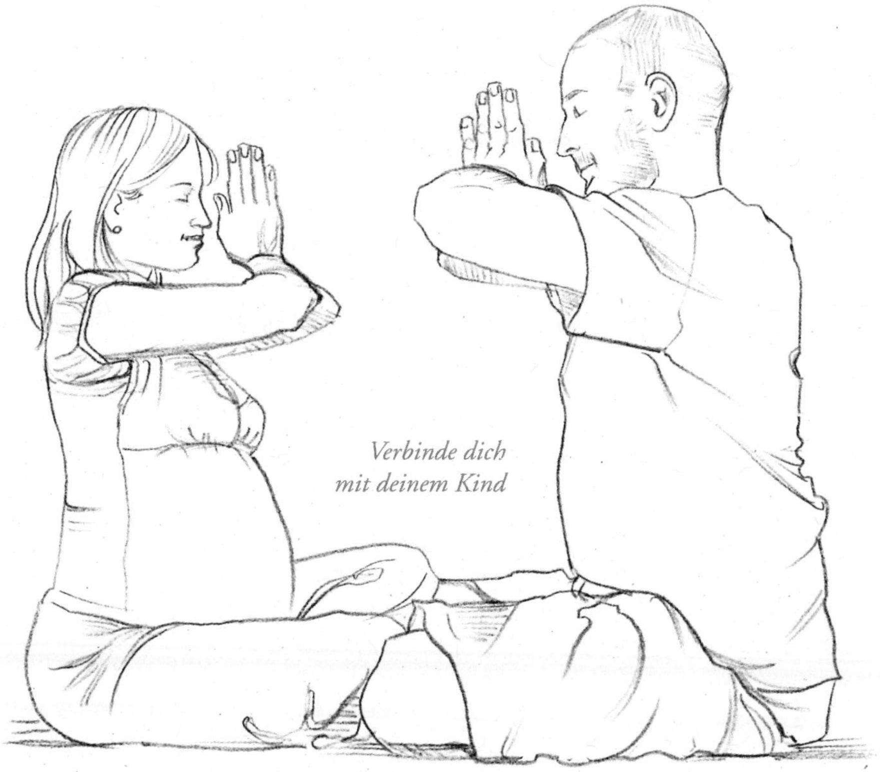

Verbinde dich mit deinem Kind

In dieser Phase kannst du dich mental mit deinem Kind verbinden. Genieße diese Meditation gemeinsam mit deinem Partner und deinem Freundeskreis, um das Herzchakra, das Zentrum des Mitgefühls, zu öffnen:

- Setz dich in die einfache Haltung.
- Presse die Handflächen vor der Nase zusammen; halte dabei die Arme waagerecht ausgestreckt, die Ellenbogen sind parallel zum Boden und die Spitzen der Mittelfinger auf Stirnhöhe.
- Schließe die Augen und konzentriere dich auf den Punkt des Dritten Auges.
- Atme tief und gleichmäßig; beginne mit drei Minuten und arbeite dich vor bis zu elf Minuten.
- Recke und strecke dich zum Abschluss zwei Minuten lang ganz sanft, so wie es sich für dich gut anfühlt.

Sich hegen und pflegen

In dem Garten meiner Kindheit stand einst eine schöne große, alte Ulme. Der Baumstamm gabelte sich in zwei Richtungen auf, sodass es aussah, als würde sie zwei mächtige Arme gen Himmel strecken. Immer im Frühling, wenn der Schnee geschmolzen war und die Sonnenstunden zahlreicher wurden, bauten sich Rotkehlchen ein Nest genau in der Mitte dieser Gabelung. Als die Eier ausgebrütet und die Küken geschlüpft waren, wurde die Ulme zu dem Ort, von dem aus sie losflogen und von der Welt empfangen wurden.

Für dieses Nest und das daraus entstehende Leben war es entscheidend, dass die Ulme gesund war und den Vögeln einen guten Unterschlupf und ausreichend Schutz bieten konnte. Ihre Wurzeln nahmen das Wasser und die Nährstoffe aus dem Boden auf, ihre Zweige streckten sich der Sonne entgegen und die grünen Blätter waren von Lichtstrahlen durchwirkt.

Das Wohlergehen der Familie – und auch der Gesellschaft insgesamt – hängt von uns Frauen ab, davon, dass wir gesund werden oder bleiben, so wie diese Ulme, die auch das Leben der Vögel beschützte. Also, hege und pflege dich, nähre dich gut. Frauenkörper unterscheiden sich von denen der Männer darin, dass die Energie der Erde durch ihre Körper hinauf und nach innen steigt. Unsere weibliche Energie ist eine „aufnehmende Energie", auch Zentripetalkraft genannt. Ich habe gehört, dass Navajo-Frauen so große, schwere Röcke tragen, weil durch den Kreis, den der Rock auf dem Boden bildet, der Zugang zu dieser Erdenergie noch erhöht wird.

Die zentripetale Energie ist die Erdungskraft, die die Frau zum Zentrum ihres Haushalts macht. Wenn sie ihr Leben zum Besseren ändert, profitiert ihre Familie davon, denn sie bringt ein neues Maß an Bewusstsein und Klarheit in ihr Heim.

Gute Ernährung ist eine der wichtigsten Säulen einer gesunden Schwangerschaft. Wir wissen, dass dieser Zustand neue Anforderungen an den Körper stellt – denn es passiert jetzt viel mehr in ihm. Zum Glück ist gute Ernährung in unseren Breitengraden kein schwieriges Thema.

Der Reihe nach:

- Versuche alles, um Junk Food, weißen Zucker und Fast Food von deinem Speiseplan zu verbannen. Bei uns gilt scheinbar die Devise: je schneller, desto besser – gib mehr, hab mehr, sei mehr. Und das gilt auch für unsere Auswahl an Speisen. Du willst ein schnelles Essen? Iss einen Apfel, wenn möglich aus biologischem Anbau – den kannst du sogar in seiner natürlichen Verpackung essen! Es ist übrigens besser, das Obst zu essen, statt es als Saft oder Smoothie zu trinken.
- Unterstütze deinen Körper mit Lebensmitteln, die voller Prana, Lebensenergie, sind, also frisch und lebendig und möglichst bio. Trinke viel reines Wasser – selbst wenn du alle fünf Minuten zur Toilette rennen musst, achte darauf, immer genügend Wasser zu trinken.
- Sollten deine Hände und Füße geschwollen sein, achte zunächst einmal darauf, was du isst. Jodiertes Tafelsalz ist hier oftmals der Übeltäter. Auch wenn du selbst zum Kochen kaum Salz benutzt: Gehst du oft auswärts essen? Isst du Fertiggerichte? Salz, Salz, Salz! Salz dient als Geschmacksverstärker und wird häufiger verwendet, als wir es uns überhaupt vorstellen können – nämlich fast überall.
- Iss Salatgurken und Wassermelone; so nimmst du immer ausreichend Flüssigkeit auf.
- Wenn du fliegen musst, bedenke, dass die Luft im Flugzeug stark dehydrierend wirkt. Nimm eine große, verschließbare Tüte mit Gurkenscheiben mit. Du kannst sie während eines Schläfchens am Tag, nachts zum Schlafengehen oder eben im Flugzeug auf die Augen legen. Sie beruhigen und befeuchten die empfindliche Haut um die Augen und – sie passen auch noch perfekt!

Bio-Lebensmittel und Lebensmittel, die nicht genetisch verändert wurden, sind das Beste für dich und dein Kind. Frisches Obst und Gemüse steckt voller Prana, Lebenskraft, und wenn du diese Lebensmittel isst, nimmst du dieselbe Qualität und Energie auf; genau das, was du brauchst, um dich und dein Baby zu stärken. Fülle deinen Kühlschrank mit frischen, lebendigen Lebensmitteln. Wenn du dann die Kühlschranktür öffnest und dir von den Regalen eine farbenfrohe Vielfalt entgegenleuchtet, wird es sich wie ein Segen anfühlen.

In den meisten Fällen ist es am besten, im Verhältnis mehr Gemüse als Obst zu essen. Ein Verlangen nach zu viel Süßem kann ein Hinweis darauf sein, dass es dir an Eiweiß mangelt. In der Regel benötigt man in der Schwangerschaft rund 60 Gramm pro Tag. Proteinpulver, zum Beispiel in einen Smoothie gemischt, liefert bis zu 25 Gramm und schmeckt dabei köstlich. Mungbohnen mit Reis ist die leckerste und am leichtesten zu verdauende Proteinkombi der Welt. Um dich gut und stark zu fühlen, kannst du dieses Gericht im Grunde jeden Tag essen. Hier ist das Rezept:

Mungbohnen mit Reis

Zutaten:

4 Liter Wasser
1 Tasse Mungbohnen
2 Tassen Basmatireis
60 g gehackte Ingwerwurzel
1 bis 2 Zwiebeln, gehackt
½ Knolle Knoblauch, gehackt
2 bis 8 Tassen Gemüse
2 EL Ghee oder Öl
½ Tl zerquetschte rote Chilis
2 Tl Kurkuma
1 El gemahlener Koriander
½ Tl schwarzer Pfeffer
2 Tl Currypulver
½ Tl gemahlener Kreuzkümmel
2 Tl Meersalz, oder mehr nach Geschmack

Zubereitung

Setze Wasser in einem 6-Liter-Topf zum Kochen auf. Wasche und spüle die Bohnen gründlich aus. Gib sie dann ins Wasser und lass sie köcheln, bis sie anfangen, sich zu spalten; das dauert ungefähr dreißig Minuten.

In der Zwischenzeit die anderen Zutaten zubereiten. Den Reis in der gleichen Art und Weise wie die Bohnen waschen. Ingwer, Zwiebeln und Knoblauch schälen und hacken. Reis zu den Bohnen geben.

Schneide die anderen Zutaten in der genannten Reihenfolge und füge sie der Mischung hinzu.

Öl oder Ghee in einer kleinen Pfanne bei mittlerer Hitze erhitzen, alle Gewürze dazugeben und dreißig Sekunden unter Rühren anrösten. Füge die gerösteten Gewürze nun der Bohnenmischung hinzu.

Wenn der Reis anfängt aufzubrechen, reduziere auf mittlere Hitze und rühre gelegentlich um. Lass alles ohne Deckel weiterkochen, bis die Zutaten sehr gar und die Konsistenz ein bisschen breiig ist.

Füge nach Belieben Meersalz oder Sojasoße hinzu.

Die gesamte Zubereitungszeit beträgt ungefähr anderthalb Stunden, einschließlich gelegentlichem Umrühren. Du kannst das Ganze auch in einen Schmortopf geben, um es über Nacht zu kochen.

Wenn du Vegetarierin bist, dann gib das jetzt nicht auf, weil du schwanger bist. Sehr viele Frauen greifen wieder zum Steak, nachdem sie es jahrelang nicht getan haben, weil sie glauben, dass dies der einzige Weg sei, um an ausreichend Eiweiß zu kommen. Vegetarische Burger, Proteinpulver, Bohnen und Reis, Mandeln und andere Nüsse sowie Brokkoli liefern mehr verwertbares Protein als Fleisch!

Von der Wissenschaft wird zunehmend kolportiert, was die Yogis schon seit Jahrtausenden wissen: Der Grundstein für ein Leben in guter Gesundheit wird zum großen Teil bereits im Mutterleib gelegt. Karies oder sogar Prostatakrebs sind nur zwei der Krankheiten, bei denen ein Zusammenhang zu der Zeit in der Gebärmutter besteht. Die Chinesen glauben seit Jahrhunderten daran, dass nicht nur die Gesundheit, sondern auch der Charakter eines Menschen im Mutterleib geformt wird. Sie wissen, dass bestimmte Lebensmittel und Kräuter die körperliche Gesundheit und das emotionale Wohlbefinden beeinflussen können. Spezielle Chi-Stärkungsmittel sollen zum Beispiel das Herzchakra öffnen und bewirken, dass solche Qualitäten wie Liebe, Freundlichkeit, Sanftmut und Mitgefühl beim Individuum vorherrschen. Der Duanwood Reishi-Pilz ist das wohl begehrteste Chi-Stärkungsmittel für Chinesinnen während der Schwangerschaft. Reishi reguliert das Immunsystem, um Krankheiten abzuwehren, aber es heißt auch, dass die sogenannten „Reishi-Babys" insgesamt ruhiger und gesünder sind und einfach ein besonderes Charisma ausstrahlen. Wenn du dich für chinesische Kräuter interessierest, empfehle ich Ron Teeguardens Buch „Chinese Tonic Herbs" (leider nicht auf Deutsch erhältlich; Anm. d. Verlags).

Einige Mütter gehen das Thema Essen in der Schwangerschaft von der Warte aus an, dass sie nicht zu viel zunehmen wollen. Wenn du frische, vollwertige Kost, möglichst aus biologischem Anbau, und viel Salat isst statt dem verarbeiteten Zeug, das die meisten Supermarktregale füllt, wirst du keine überflüssigen Pfunde zunehmen. Triff deine Entscheidungen auch für das Leben deines Kindes. Wenn dir deine Gewichtszunahme zu hoch erscheint, versuche, die Hauptmahlzeit am Nachmittag einzunehmen, und iss am Abend nichts mehr außer Obst und Gemüse. So machen wir es in unserer Familie, und es hat sich seit Jahren bewährt. Beobachte genau, wie groß der Anteil von Brot und Milchprodukten wie Hartkäse und Butter in deiner Ernährung ist, insbesondere wenn du unter Verstopfung und/oder Hämorrhoiden und Sodbrennen leidest. Es gibt inzwischen viele gute pflanzliche Alternativen zu Milchprodukten.

Das erinnert mich an Lila, eine Schülerin, die schon zwei Minuten nach der ersten Übung völlig fertig war. „Lila“, fragte ich, „was ist los?“

„Ach“, antwortete sie, „ich hatte die letzten zwei Tage totalen Heißhunger auf Marshmallows, und ich habe tatsächlich auch nichts anderes gegessen.“ Sie fing an zu weinen. „Alle sagen doch immer, in der Schwangerschaft dürfe man seinem Verlangen ruhig nachgeben! Ich war einfach total heiß auf Marshmallows.“

Vielleicht spielte es vor vierzig Jahren keine Rolle, was wir aßen, weil das Essen nicht annähernd so viel Müll und Chemie enthielt wie heute. Das Lebenstempo war damals ganz anders als heute – mit unseren Handys, dem Internet, vernetzten Gadgets und Signaltönen überall. Wenn ich all diese industriell verarbeiteten Snacks sehe, die die Leute ihren Kindern mitgeben, wundere ich mich nicht, dass bei so vielen ADS (Aufmerksamkeitsdefizitstörung) diagnostiziert wird. Die Gleichung geht so: Kinder + Zucker + Computer = Wahnsinn. Es ist sehr wichtig, auf deine Ernährung zu achten, denn das ist letztlich auch die Nahrung deines Babys. Ohrenschmerzen, Infekte der Bronchien und Asthma weisen häufig auf ein geschwächtes Immunsystem hin. Wenn du gesunde Gewohnheiten entwickelst, während dein Baby im Bauch ist, hilft dir das, um diese auch für den Rest deines Lebens beizubehalten – und das gilt auch für dein Baby! Was ein Kind isst, wenn es auf der Welt ist, ist so ziemlich dasselbe wie das, was die Mutter während Schwangerschaft und Stillzeit wählt.

Du wirst sehen, falls du es nicht schon längst weißt: Wenn du Kinder hast, ist es, als hättest du Spione in deinem eigenen Haus – jedes Verhalten wird registriert und irgendwo aufgezeichnet! Kinder kopieren alles, was du machst. Garantiert. Nutze diese Zeit, um ein neues Essverhalten einzuführen – zum Wohl deines Kindes und zu deinem eigenen.

Wir haben eine tolle Schülerin, sie ist Geburtshelferin und Säuglingsschwester und sie war bereits Mutter von zwei Kindern, als sie begann, regelmäßig am Mittwoch an unserer Frauen-Yogastunde teilzunehmen. Nach dem Unterricht kam sie einmal auf mich zu und sagte, sie habe beschlossen, Vegetarierin zu werden, und ihre Familie habe zugestimmt mitzuziehen. Nach nun fast einem Jahr blüht ihre Familie förmlich auf – sie sieht strahlend aus und berichtet, dass die ganze Familie so ruhig und gesund ist wie nie zuvor. Sie kam wieder in den Unterricht, aber diesmal zum Schwangerenyoga! „Ich bin froh, diesmal als Vegetarierin dabei zu sein“, berichtete sie. Sie hat kürzlich ein schönes Kind zu Hause zur Welt gebracht. Eine befreundete Kinderärztin eilte zu Beginn der Wehen zu ihr, aber sie haben es nicht ins Krankenhaus geschafft – so schnell ging es!

Finde heraus, was im Essen steckt. Milch zum Beispiel wurde immer als ein solch gutes und gesundes Lebensmittel angepriesen, aber da ist heutzutage so viel in Milchprodukten enthalten – Hormone, Antibiotika, die Kühen verabreicht werden, Anabolika, um nur einiges zu nennen. Wenn du Milch trinkst, dann nimm Biomilch. Wenn ihr jetzt als Eltern nicht achtsam seid, kann es sein, dass ihr einige üble Überraschungen erleben werdet. Du musst jetzt die Verantwortung übernehmen. Die gute Nachricht ist: Wenn Mama sich gesünder ernährt, tut das irgendwann auch Papa und letztlich auch die ganze Familie. Bei einer Diskussion in meinem Workshop für werdende Eltern sagte ich, dass die Eltern sich sogar mal überlegen sollten, ob sie ihren Kindern wirklich ein „Happy Meal“ (ein Angebot der Schnellrestaurantkette McDonald's, zu dem neben dem Essen meist auch ein Spielzeug gehört; Anm. d. Ü.) kaufen wollen. Denk mal darüber nach: McDonald's verführt Familien dazu, Produkte zu essen, die vollgepackt sind mit Steroiden, Hormonen und Konservierungsmitteln, und hat dann ein Haus für krebskranke Kinder. Was ist falsch an diesem Bild?

Ich bin seit 35 Jahren Vegetarierin und esse weder Fleisch noch Fisch noch Eier. Mit 54 Jahren wurde ich Veganerin, was bedeutet, dass ich jetzt auch keine Milchprodukte mehr zu mir nehme. Jetzt fragst du dich vielleicht, woher ich mein Protein bekomme. Brokkoli ist nur ein Beispiel: Er liefert mehr verwertbares Eiweiß als Fleisch. Unserer Tradition zufolge essen wir nichts, was vor uns wegläuft, schwimmt oder fliegt. Oder wie meine Tochter oft sagt: „Wie kann man etwas essen, das eine Mutter hat und Augen wie ich?“ In unserem Glauben sind inzwischen drei Generationen vegetarischer Kinder großgezogen worden, und ich bin überzeugt, dass wir einige der glücklichsten und gesündesten Kinder der Welt haben.

Dein Engagement für deine Kinder wird sich auszahlen, wird dich „healthy, happy and holy" machen – gesund, glücklich und heilig. Wäre es nicht schön, nicht nur während der Schwangerschaft, sondern für alle Zeiten eine bessere Gesundheit zu genießen? Siehst du, welchen Segen Kinder bringen? Die Gelegenheit für weitreichende Veränderungen in deinem Leben!

Baumhaltung: Übung für Ausgleich, Stärke und Fokus

Sei ein Baum und erlebe es, groß und majestätisch zu sein und fest zu stehen!

- Stell dich gerade hin und verteile das Gewicht gleichmäßig auf beide Füße; die Wirbelsäule ist aufrecht, als würdest du an einer unsichtbaren Schnur zur Decke gezogen. Du kannst neben einer Wand beginnen, um das Gleichgewicht zu halten.
- Bringe die Hände in Gebetshaltung vor der Brust zusammen. Hebe dann einen Fuß an und platziere ihn – je nachdem, wie du die Balance halten kannst – am Knöchel, am Knie oder am inneren Oberschenkel des anderen Beins.
- Schaue sanft nach unten und konzentriere dich auf einen Punkt etwa einen Meter vor dir auf dem Boden. Wenn du eine gute Balance gefunden hast, hebe die Arme zum Himmel; die Arme sind dabei parallel und die Handflächen zeigen nach innen.
- Mach das zwei Minuten lang auf jeder Seite und atme dabei lang und tief. Atme aus deinem Bauch – dem Zuhause deines Babys – heraus aus und ein.

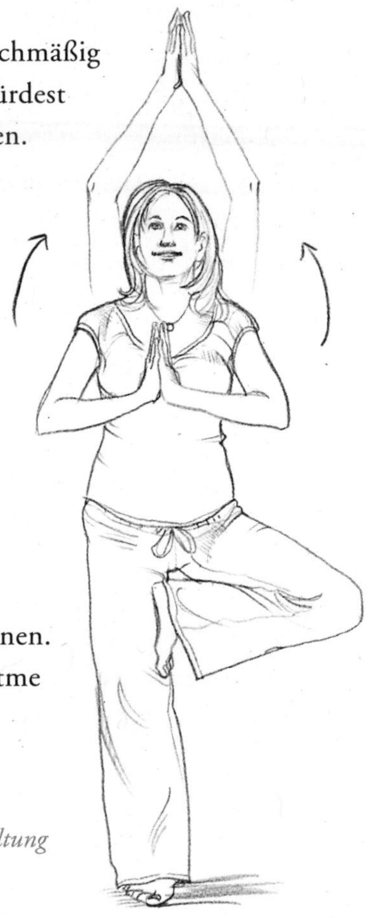

Baumhaltung

Glaub an Wunder

Glaub an ein Wunder. Mehr noch, glaube daran, dass du das Wunder *bist*, einfach weil du eine Frau bist! Im Englischen heißt es „woman" – in unserer Tradition bedeutet das *wo* in diesem Wort „unbeschreiblich großartig" und *man* heißt „Geist" oder „Sein". Zusammengesetzt bedeutet dies, dass das Wesen einer Frau so großartig ist, dass Worte nicht reichen, es zu beschreiben.

Wenn wir nur einmal innehalten und hinhören, erkennen wir, dass überall um uns herum Erstaunliches geschieht. Einer Frau im Yogakurs wurde gesagt, dass sie ihr Baby nicht austragen könne wegen einer Zyste in ihrer Gebärmutter. Die Mutter lehnte es ab, diese Diagnose anzunehmen, die sie als Todesurteil für ihr Baby bezeichnete. Sie begann mit einer täglichen Praxis aus Yoga, Gehen, vierzigtägiger Meditation, Gebet und Visualisierung der Auflösung dieser Zyste. Sie ernährte sich zudem vegan und achtete auf die Zufuhr von genügend pflanzlichem Protein. Bei ihrem nächsten Ultraschall konnte der Arzt keine Spur von der Zyste mehr finden. Im errechneten Zeitraum hat sie dann eine schöne Tochter zur Welt gebracht.

Einer anderen Schülerin wurde gesagt, dass sie aufgrund ihrer Beckenstruktur nicht vaginal entbinden könne, doch sie wollte unbedingt eine natürliche Geburt haben. Sie begann wie eine Wilde bergauf und bergab zu wandern, und jedes Mal, wenn ich in die Gesichter in meiner Yogastunde blickte, war ihres darunter. Sie meditierte, betete und aß frische und vollwertige Kost. Als die Wehen kamen, lag das Baby in einer guten Position und kam ohne Zwischenfälle durch den Geburtskanal.

Ich verspreche nicht, dass du, wenn du Yoga praktizierst und zu meditieren beginnst, damit vor allen Herausforderungen des Lebens gefeit bist, aber ich sage dir, wie Shakespeare schon schrieb: „Es gibt mehr Ding' im Himmel und auf Erden, als eure Schulweisheit sich träumt."

Eine Rocksängerin, die ich früher unterrichtete, erzählte mir eine Geschichte, die passiert war, als sie mit ihrer Band in einem Bus durch Kanada getourt war. Eines Nachts kamen sie auf der Autobahn an einem Unfall vorbei. Sie war die Einzige, die wach war. „Halt den Bus an!", rief sie dem Fahrer zu und rannte zu der Stelle, an der sich ein Auto überschlagen hatte. Dieses dünne, kleine Rockerin rettete tatsächlich drei Menschen das Leben, indem sie das Auto, in dem sie feststeckten, anhob und sie daraufhin herausgezogen werden konnten. Am nächsten Tag konnte dieselbe Frau nicht einmal mehr die Stoßstange anheben. Man fragt sich, wer oder was diese Person in ihr war, die da rauskam und das Auto anhob? Wir alle haben diese unendlich starke Identität in uns. Es ist dieses Unendliche, Grenzenlose, Allmächtige, das in solchen Notsituationen da ist, noch vor dem Gedanken „Nein, nicht möglich". Da dem Verstand keine Zeit bleibt, in die Erfahrung einzusteigen, handeln wir ohne diesen Gedanken. Wenn sie nur ein bisschen gezögert hätte und sich gesagt hätte: „Moment mal, was mache ich hier eigentlich? Das geht gar nicht, es ist doch viel zu schwer", dann hätte sie es nicht geschafft.

Jede und jeder von uns hat die Fähigkeit, direkt zur Quelle zu gelangen und dabei an den Gedanken einfach vorbeizuziehen. Wenn du dich zum Grübeln verleiten lässt, denkst du oft „Das ist zu schmerzhaft", „Ich kann es nicht", „Ich bin zu müde" und tausend andere Dinge.

Vor nicht allzu langer Zeit fiel ein Mann in meinem Kurs in Ohnmacht wegen des Themas, über das ich in der Stunde referierte. In Anlehnung an das Buch „Ernährung für ein neues Jahrtausend" beschrieb ich den Ablauf einer Tierschlachtung zur kommerziellen Fleischgewinnung. Ich fange jetzt nicht wieder von vegetarischer Ernährung an, dennoch weiß ich schon von ein paar Dingen, die berücksichtigt werden sollten, wenn es um die Wahl unseres Essens geht. Die Beschreibung des Schlachthauses war so drastisch und anschaulich, dass er ohnmächtig wurde. Ich sprang direkt von meinem Lehrerpodest, als ich ihn wanken sah, eilte zu ihm und half ihm, wieder zu Bewusstsein zu kommen. Hätte ich nun gedacht: „Oh Gott, Hilfe, was soll ich bloß tun? Ich bin doch keine Ärztin!", hätte ich überhaupt nicht helfen können. Das ist deine Herausforderung: die Person zu sein, die du bist, bevor du von Gedanken gestoppt wirst, die dir sagen, was du nicht bist.

In diesem Land werden wir mit zu vielen Informationen bedacht. Wir sind beim Arzt und er sagt den kleinen Satz: „Hm, das Baby scheint mir etwas groß zu sein", und schon geraten wir in Panik. „Sie haben etwas wenig Fruchtwasser" – Panik. „Bei der Anatomie Ihres Beckens könnten Sie in den Wehen Schwierigkeiten bekommen" – Panik. „Dieses Baby könnte in Steißlage sein" – Panik. Manchmal sind die Probleme echt. Oft genug jedoch stellt sich so manches Problem im Lauf der Zeit als überhaupt nicht problematisch heraus, ist hingegen nur vorübergehend und geht wieder vorbei. Schwangerschaft und Geburt mögen in der heutigen Medizin fast wie eine rein technische Erfahrung erscheinen, doch das sind sie mitnichten. Das Wunder dieser Erfahrung ist doch, dass dieses kleine Wesen uns so nah ist wie nichts anderes und man es doch nicht sehen kann. Wir haben kein Fenster nach innen oder einen Beutel wie ein Känguru. Wenn du etwas nicht sehen oder berühren kannst, hast du die Möglichkeit, auf einer anderen Ebene eine tiefe Verbindung aufzubauen. Wir sind es so gewohnt, in den Spiegel zu schauen, aber du wirst niemals wissen, was in dir vorgeht, wenn du weiter im Außen schaust. Geburt passiert von innen heraus. Yoga und Meditation kann das goldene Band sein, das euch beide in diesem tiefen Wunder, das wir Schöpfung nennen, miteinander verbindet.

Meditation zum Glücklichsein

Diese Übung heißt „Lächelnder Buddha"-Kriya. Die Geschichte besagt, dass ein Brahmane Siddhartha halb verhungert und in einem desolaten Zustand vorgefunden hat; nach vierzig Fastentagen war dieser nicht einmal mehr in der Lage zu laufen. Der Brahmane pflegte ihn wieder gesund, und als

Siddhartha endlich wieder zu lächeln begann, brachte ihm der Brahmane diese Kriya bei. Siddhartha wurde später zum Buddha, der die Erleuchtung unter dem Bodhibaum erlangte!

- Setz dich in die einfache Haltung, beuge die Ringfinger und die kleinen Finger und drücke sie mit den Daumen nach unten Richtung Handflächen, während die anderen beiden Finger gerade nach oben zeigen.
- Hebe deine Arme so an, dass die Ellenbogen etwas nach hinten gedrückt werden und ein Winkel von 30 Grad zwischen Oberarm und Unterarm entsteht, wobei die Unterarme parallel zueinander bleiben. Die Handflächen zeigen nach vorne.
- Schließe die Augen und konzentriere dich sehr stark auf den Punkt des Dritten Auges.
- Singe im Geiste „Sa-Ta-Na-Ma". Der Ton „Sa" steht für das Unendliche, „Ta" steht für das Leben, „Na" steht für das Vergehende, „Ma" drückt Licht und Regeneration aus.
- Übe das elf Minuten lang. Atme dann einmal tief ein, atme aus, balle die Hände ein paar Mal zur Faust und entspanne. Du wirst lächeln!

Glücklichsein

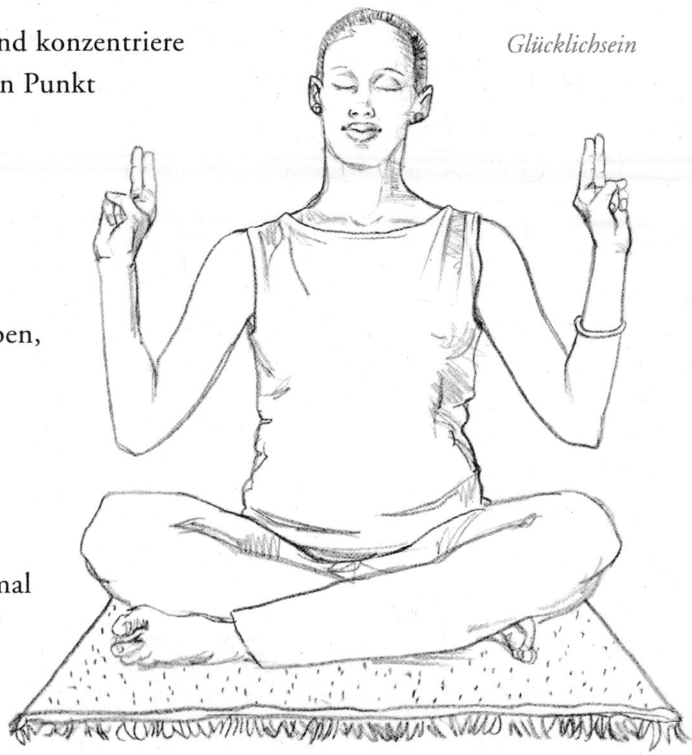

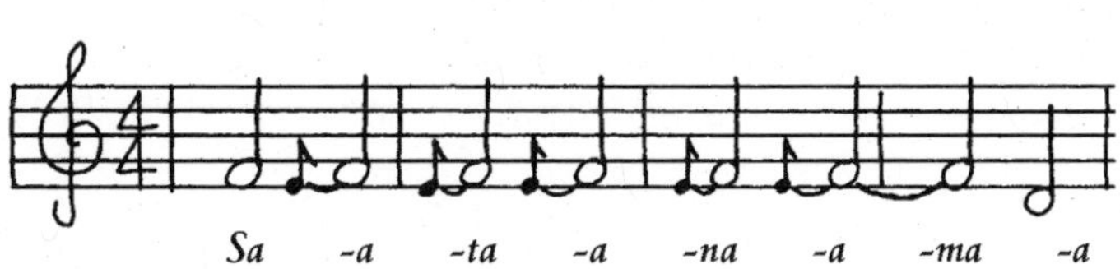

In der Freude schwelgen

„Was ein Kind im Mutterleib lernt,
kann nicht auf der Welt gelernt werden."
Yogi Bhajan

Candace kommt in die Yogastunde, im achten Monat schwanger trägt sie ein knappes pinkfarbenes Strech-Oberteil, darunter prangt der nackte Bauch; über und über bemalt mit Henna-Motiven sieht er aus wie eine im All explodierende Supernova. Sie trägt Perlenarmbänder an ihren Handgelenken, die bei jeder Bewegung klirren und klimpern, und wenn die Musik angeht und wir tanzen, flattert sie geradezu und kann gar nicht mehr aufhören zu lachen. Könnte doch jede von uns so loslassen und frei sein wie sie! Candace ist die Ekstase in Person.

Wer hat gesagt, dass eine Schwangerschaft immer so ernst sein muss? Das Tempo deiner Gedanken entspricht dem Tempo deines physischen Lebens. Schaffe einen Raum, der langsamer ist – und fröhlicher! Tanzen, Hüpfen und Lachen sind gut für das Lymphsystem, und auch dein Baby sollte geschaukelt, massiert und gestreichelt werden, aus eben jenen Gründen und auch weil es die Entwicklung des Gehirns anregt. Dies gilt unabhängig davon, ob sie sich im Mutterleib befinden oder nicht. Babys lieben es zu tanzen, egal ob in- oder außerhalb von dir.

Jetzt ist es an der Zeit, deine Schwangerschaft zu feiern. Zieh an, was du willst und worin du dich schön fühlst – denn du bist schön. So viele tragen aus Gewohnheit immer nur schwarz, weil es mondän aussieht oder schlank macht oder einfach nur ein bestimmter Stil ist.

Ehre deinen Körper und rege deine Gesundheit mit der Kraft der Farben an: Yogis wissen seit jeher, dass jedem der acht Chakren oder Energiezentren im Körper eine entsprechende Farbe zugeordnet ist und dass die Farbe dabei hilft, diese Energie zu aktivieren. Hier ist eine kurze Zusammenfassung, um dir den Einstieg zu erleichtern:

- Das erste Chakra heißt Wurzelchakra. Es befindet sich an der Basis des Steißbeins und steht für Lebensenergie, Sexualität und Stärke. Seine Farbe ist Rot.
- Das zweite Chakra ist mit dem Eisprung verbunden und befindet sich auf Höhe der Gebärmutter, da, wo jetzt dein Baby lebt. Seine Farbe ist Orange.
- Das dritte Chakra befindet sich im Solarplexus und steht für Emotionen. Gelb ist seine Farbe.
- Das vierte Chakra ist das Herzzentrum und hat die Kraft der Heilung und des Wohlstands. Seine Farbe ist Grün.
- Das fünfte Chakra steht für Kommunikation und die Fähigkeit, die Wahrheit auszusprechen. Es befindet sich auf Höhe des Halses und seine Farbe ist Blau.
- Das sechste Chakra ist der Punkt des Dritten Auges und die Kraft des verborgenen Wissens und der Intuition, unseres meditativen Geistes. Seine Farbe ist Indigoblau.
- Das siebte Chakra befindet sich an der Krone des Kopfes und steht für Spiritualität, das Gottesbewusstsein in uns. Violett ist seine Farbe.
- Das achte Chakra ist dein Schutzschild, das Magnetfeld, das von jedem Lebewesen erzeugt wird. Seine Farbe ist Weiß, was die Vereinigung aller Farben des Spektrums darstellt.

Nach welcher Farbe ist dir heute zumute? Zieht es dich zu Grün hin? Violett? Vielleicht zu Orange, obwohl du nie gedacht hast, jemals diese Farbe zu tragen? Vielleicht will dir ja dein Baby etwas sagen ... Hab Vertrauen in dich und mach es einfach!

In einem Gedicht, das ich im Unterricht gern ab und zu vorlese, heißt es: „Vertreibe das Wort ‚Kampf' aus deinem Wortschatz. Alles, was du ab jetzt tust, soll feierlich und auf geheiligte Art und Weise geschehen. Du bist diejenige, auf die du gewartet hast."

Ein wichtiger Aspekt davon, deinen Körper kennenzulernen, ist deine eigene Sinnlichkeit zu spüren, diese Kraft zu spüren, die ein Baby wachsen lässt, und die Kraft in dir zu spüren, die dieses Kind heraus und in deine Arme bringt. Das ist gelebte Anmut. Je mehr wir die ganze Pracht und den Zauber unseres Frauseins spüren können, desto besser werden wir uns selbst kennenlernen. Dann wirst du auch mitten im Einkaufszentrum problemlos in die Baumhaltung gehen können, einfach weil dir danach ist! Je mehr diese Herrlichkeit im Inneren erspürt und erfahren wird, desto weniger Platz bleibt automatisch für die Angst.

Wenn du ein freudvolles Leben führst, gibst du dies deinem Kind weiter. Kinder lernen deine wahren Werte, indem sie sie fühlen, dazu muss kein einziges Wort fallen.

Sei achtsam bei der Wahl deiner Worte und Gedanken, denn das Baby nimmt all deine Schwingungen auf. Es ist ratsam, jetzt nicht unbedingt Horrorgeschichten zu lesen oder Bücher oder Zeitschriften, die im Grunde wie Junk-Food für den Verstand sind. Frage dich: „Würde ich das meinem Kind vorlesen?" Vielleicht gibt es sogar etwas Selbstgeschriebenes, was du noch nie jemandem vorgelesen hast? Hol dir ein paar richtig altmodische Bücher mit Geschichten, Poesie, klassische Literatur, also geistig erhebende Bücher. Lies einige deiner Lieblingsbücher noch einmal. Du kannst auch laut lesen, wenn du willst. Das wird dir später bei den Gutenachtgeschichten für die Kinder helfen – dann hast du schon ein paar gute im Kopf! Noch besser, deine Kinder werden sie bereits kennen.

Wähle auch Fernsehsendungen, Serien und Filme mit Bedacht aus – lustig, romantisch und fröhlich. Nichts Gewalttätiges! Die Leute denken immer, ich mache Witze, wenn ich ihnen sage, sie sollen ein Kissen über den Bauch legen, um den Ton für das Baby etwas zu dämpfen – besonders während der Filmvorschauen im Kino, wo der Sound immer besonders laut aufgedreht wird. All diese Geräusche gehen direkt durch deinen Bauch hindurch, und die Babyohren hören es sehr wohl.

Wenn du denkst, ich übertreibe hier etwas, dann empfehle ich, mal einen Blick in das Buch „Die Botschaft des Wassers" des japanischen Wissenschaftlers Masaru Emoto zu werfen. Emoto fotografierte Wasserkristalle, während sie unterschiedlicher Musik ausgesetzt wurden bzw. während sie angebetet wurden oder besprochen wurden. Wenn Wörter wie „Ich liebe dich" gesprochen oder schöne Musik gespielt wurden, bildeten sich schöne, schneeflockenartige Kristalle, doch wenn das Wasser Heavy-Metal-Musik und hasserfüllten Worten ausgesetzt war, zerbrachen sie in zackige, hässliche Fragmente. Was bedeutet das nun im Umkehrschluss für unseren Körper, der zu 70 Prozent aus Wasser besteht? Denk mal darüber nach. Alles, was du jetzt tust, tust du auch im Namen deines Kindes.

Freudentanz

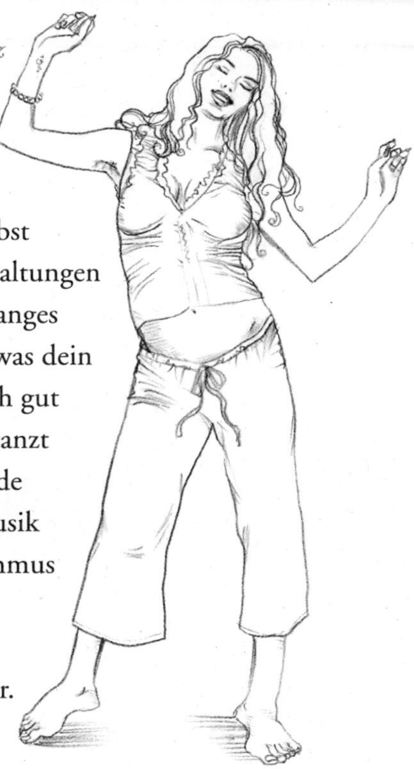

Freudentanz

All das Dehnen, Drehen und Schaukeln, die du selbst schon im Mutterleib vollführt hast, sind genau die Haltungen und Übungen, mit denen du deinen Körper für ein langes und gesundes Leben geschmeidig hältst. Also mach, was dein Baby auch macht – beweg dich so, wie es sich für dich gut anfühlt. Lass keinen Tag vergehen, an dem du nicht tanzt Dreh die Musik auf und tanze, tanze, tanze. Spiele jede Musik, die dir gefällt. Du bist die DJane. Lass die Musik erhebend sein und mit einem starken, schönen Rhythmus oder ganz ursprünglich oder folkloristisch, etwas, das Freude in dir hervorruft. Ich liebe die Beatles.

Schwing deine Hüften elf Minuten lang oder länger. Lass nicht einen Teil deines Körpers unbewegt!

Dein wichtigster Job

„Wie schön ist es doch, nichts zu tun und sich danach auszuruhen.“
Spanisches Sprichwort

Ich frage im Yogakurs: „Wer von euch fühlt sich:
Schön?
Dick?
Glücklich?
Müde?
Sinnlich?
Krank?
Sexy?
Voller Energie?“

Wenn ich „dick“ sage, gehen viele Hände in die Luft, denn der einzige Richtwert, den wir anscheinend vor allem beim ersten Kind haben, ist, dass wir dick werden. Aber du wirst nicht dick, du wirst groß, und zwar in einer unglaublich *richtigen* Art und Weise.

Das erste Trimester ist eine Herausforderung, denn dein ganzes Selbst muss neu definiert werden: „Ich“ war immer eins, und nun ist „ich“ plötzlich zwei. Im zweiten Trimester beginnt das, was ich die „Popple-Zeit“ nenne. Als meine

Tochter klein war, gab es diese Puppen namens Popples. Zunächst war dieses Ding nur ein großer, flauschiger Fellball. Wenn man eine am Ball befestigte Lasche nach hinten zog, poppte ein knuddeliger Bär daraus hervor und entfaltete sich zu voller Teddybärgröße; die Lasche diente ihm nun als Haube. Sobald man einer Frau die Schwangerschaft eindeutig ansieht, sagen wir immer, dass sie den „Popple" gemacht hat; denn es passiert buchstäblich über Nacht. Eines Morgens wachst du auf, schaust in den Spiegel und dir wird klar, dass von jetzt an die ganze Welt weiß, dass du schwanger bist.

Auch das letzte Trimester fordert dich, einfach weil das Baby so groß ist und du so was von bereit bist, ihn oder sie – oder sie beide – endlich in deinen Armen zu halten.

Die Herausforderung des zweiten Trimesters besteht vor allem darin, deinen Körper beim Wachsen zu beobachten und dieses Wachstum als wichtige Arbeit zu respektieren. Das Kind in deinem gesunden Körper wachsen und gedeihen zu lassen ist momentan der wichtigste Job, den du hast, wichtiger als jegliche beruflichen Ziele und Pläne. Das ist keineswegs altmodisch: Ich sage ja nicht, dass deine Karriere nicht wichtig wäre. Ich sage, du solltest dein Muttersein als eine Rolle ansehen, die für unsere menschliche Gesellschaft von zentraler und äußerst notwendiger Bedeutung ist. Du hast dich dafür entschieden, ein Kind zu bekommen, und widme ihm nun – während dieser neun Monate deines Lebens – deine größtmögliche Aufmerksamkeit.

Man ist ja nicht ewig schwanger. Es sind nur neun Monate unseres Lebens. Insbesondere das erste Kind genießt noch diese Aufmerksamkeit. Danach richtest du deine Aufmerksamkeit genauso auf die Kinder, die schon „draußen" sind. Versuche trotzdem, jeden Tag etwas Zeit für dich und das Kind „drinnen" zu finden.

„Duty performed is God lived" lautet ein Sprichwort, was so viel heißt wie: „Wer seine Pflicht erfüllt, der Gott gefällt." Wenn du dafür offen bist, kann das Hegen und Pflegen deines schwangeren Körpers gar zu einer spirituellen Erfahrung werden. Als ich mit Wa schwanger war, stand ich jeden Morgen in aller Herrgottsfrühe auf und begann mein Sadhana – eine lange Morgenmeditation. Ich machte dies zur Priorität in meinem Leben.

Manchmal wollen wir uns beweisen, wozu wir trotz Schwangerschaft noch alles imstande sind, nach dem Motto: „Ich bin vielleicht schwanger, doch sonst bin ich genauso wie immer. Ich werde nichts auslassen! Ich bin Superwoman!“ Vielleicht ist das Angst, vielleicht die Angst, die so hart erkämpfte Gleichberechtigung in der Gesellschaft zu verlieren, oder die Angst, von der Berufsleiter ein paar Stufen hinabzurutschen oder seinen bisherigen Status zu verlieren. Ich habe Verständnis für all diese Bedenken, doch bitte lasst uns dabei nicht das Wunder des Mutterseins abwerten.

Andere Frauen befürchten wiederum, dass die Vertrautheit und Intimität zu ihrem Partner leidet und dieser bald nur noch anderen Frauen hinterherschaut. Wenn wir unsere wahre Natur als Frauen leben würden, müssten wir niemals diese Angst haben, denn das Wesen einer Frau würde niemals ihre Schwester verraten, selbst dann nicht, wenn sie diese nicht persönlich kennt. Wir müssen zu unserer ursprünglichen Essenz zurückkehren, um diese Welt zu heilen und eine ganz neue Art von Menschen hervorzubringen. Lerne, mehr zu sein, nicht mehr zu tun.

Ganz egal, welchen Beruf du ausübst, ideal wäre es, wenn du einige Monate vor der Entbindung aufhören könntest, damit du dich voll auf das Baby konzentrieren kannst. Das ist natürlich nicht immer möglich. Doch könntest du vielleicht langsamer machen, Stunden reduzieren, Nickerchen machen oder einfach mal im Büro die Füße hochlegen? Du wirst dich wundern, wie sehr sich dein Wertesystem verschiebt, wenn das Kleine erst mal auf der Welt ist. Die Sicht einer Mutter ist um einiges größer und weitreichender als das, was wir jetzt sehen, während das Baby noch im Bauch ist. Du wirst die Zeit, die du dir jetzt nimmst, niemals bereuen, bestätigt auch Julie, die vor vierzehn Jahren erstmals schwanger mit einem Sohn zum Pränatal-Yoga kam. „Dadurch, dass ich mir erlaubte, einige Gänge herunterzuschalten, kam ich in den Genuss, eine Verbindung zu meinem Baby aufbauen zu können. Da war genug Zeit und Raum, um mich richtig auf mein Kind einzustimmen“, sagt sie. „Die Schwangerschaft ist wie ein Wechsel zwischen Training und Entspannung. Du musst an deiner körperlichen und geistigen Kraft arbeiten – doch solltest du dich dabei auch in weiche Watte packen!“

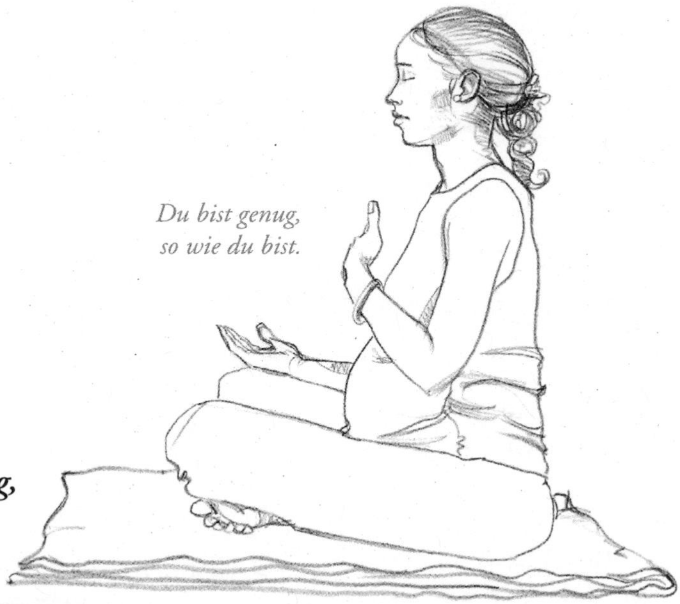

Die „Ich bin genug, so wie ich bin"-Meditation

- Setz dich in die einfache Haltung und lege den rechten Arm entspannt auf dem rechten Knie ab. • Hebe nun die linke Hand circa 15 Zentimeter vor der Brust auf die Höhe deines Herzzentrums. Die Handflächen schauen in Richtung deiner Brust.
- Sage nun auf Englisch „I am" und bringe dabei die Hand näher zu deinem Herzen, bis auf ca. 10 Zentimeter.
- Rücke beim zweiten „I am" die Hand circa 30 Zentimeter von der Brust weg. Atme ein und bringe die Hand zurück in die ursprüngliche Position. Mit jeder Bewegung deiner Hand erweiterst du dein Selbst über alle Begrenzungen hinweg, die du deinem Körper auferlegt hast.
- Fahre in diesem Zyklus elf Minuten lang fort. Du kannst auch zunächst mit fünf Minuten starten, wenn du willst.
- Stell dir dabei vor, dass deine Hand das „kleine Ich" darstellt, wenn sie sich nah an deinem Herzen befindet. Wenn die Hand am weitesten von dir entfernt ist, symbolisiert sie das große, sich ewig ausbreitende, unbegrenzte Selbst. In dieser Meditation ist es so, als würde sich das „kleine Ich", das begrenzte Selbst, immer wieder vereinen mit dem „großen Ich", dem unendlichen Selbst. Du wirst erleben, wie großartig, stark und unermesslich du wirklich bist.

Kniebeugen für die Ausdauer

Im viktorianischen Zeitalter galt die passive Rückenlage als einzig akzeptable Position, wenn frau ihr Kind wie eine Lady zur Welt bringen wollte. Seit Anbeginn der Zeit jedoch sind die Frauen zum Gebären in die Hocke gegangen. Stammesgeburten – das kann dir jeder Anthropologe bestätigen – werden fast immer mithilfe einer besonderen Art von Geburtshocker durchgeführt, auf Knien oder in der Hocke. Ich glaube auch, dass es kein Zufall ist, dass diese Frauen oftmals erheblich kürzere Wehen haben als wir. Eine Entbindung kann schon in wenigen Minuten vorbei sein, wenn die Mutter dabei in Hockstellung ist, schreibt die Forscherin Judith Goldsmith in ihrem Buch „Childbirth Wisdom from the World's oldest Societies" (Titel leider nicht auf Deutsch erhältlich; Anm. d. Verlags).

Es geht hier nicht darum, ob du tatsächlich im Hocken entbinden kannst oder nicht. Es geht vielmehr darum, diese Bewegung während der gesamten Schwangerschaft zu üben, denn das Hocken macht dich stark.

Die Vorteile sind zahlreich:

- Weder die Hohlvenen (Vena cava) noch die Hauptschlagader (Aorta), die jeweils durch die Körpermitte verlaufenden Hauptbahnen der Blutversorgung, werden komprimiert.
- Hocken mobilisiert die gesamte Beckenregion und weitet sie um bis zu 25 Prozent.

- Während der Wehen führt das Hocken bei minimaler Muskelbelastung zu maximalem Druck innerhalb des Beckens und schafft zudem den perfekten Ausgangswinkel für das Baby. Hier arbeitet die Schwerkraft für dich, nicht gegen dich.
- In der Hockposition bekommt das Kind die gesamte Zeit über eine optimale Sauerstoffzufuhr und der Dammbereich bleibt entspannt, was die Gefahr eines Dammrisses verringert.

Auch wenn die Hocke möglicherweise nicht die Position ist, nach der dein Körper unter den Wehen verlangt, ist es dennoch sehr wichtig, sie zu trainieren – es sei denn, man hat dir für die letzten sechs Wochen Bettruhe verordnet oder dein Baby befindet sich in der Beckenendlage. Durch das wiederholte Hocken vermittelst du deinem Kind, das es in der perfekten Position ist. Doch Achtung, wenn du das tust und dein Kind sich in der Steißlage befindet – insbesondere während der letzten sechs Wochen –, dann ist das wie eine Art Falschmeldung, und die ungünstige Lage könnte sogar noch gefestigt werden.

Kniebeugen stärken und lockern nicht nur deine Beinmuskeln, auch die Rücken- und Hüftmuskulatur wird gekräftigt und in Form gebracht. Das Hocken entlastet die Bandscheiben, was Rückenschmerzen lindert und die Ausscheidung erstaunlich erleichtert. Ich ermutige jede Mutter, täglich 15 Kniebeugen zu machen, da so das Becken ausgerichtet, die Beine gestärkt und einfach alle bei der Geburt beteiligten Muskeln trainiert werden. Kurz gesagt: Kniebeugen können dich nur gesünder und stärker machen.

Wundere dich nicht, wenn du zunächst Mühe hast. Die meisten von uns haben diese ursprüngliche Fertigkeit des Hockens verloren. Weil wir die ganze Zeit auf Stühlen sitzen, schwächen wir den Rücken und schmälern die dem Rückgrat innewohnende Energie. Die natürliche Krümmung am Ende der Wirbelsäule wird abgeflacht, und durch die im 90-Grad-Winkel abgeknickten Knie wird die Blutzirkulation in Unterschenkeln und Füßen gehemmt. Die Gesundheit der gesamten westlichen Welt würde sich dramatisch verbessern, wenn wir öfter mal in die Hocke gehen würden. Also, ermuntere auch deine Familie und Freunde dazu!

Die Übung ist anspruchsvoll, aber sie lohnt sich! Du musst sowohl die körperliche Kraft als auch den Mut haben, um dem Arzt/der Ärztin oder der Hebamme auch unter Wehen noch sagen zu können: „Ich weiß, was ich will, ich weiß, was ich tue, und ich fühle mich stark."

Georgia, eine Schülerin, die zum ersten Mal schwanger war, kam drei Mal pro Woche treu zum Yoga, doch jedes Mal, wenn ihr eine Übung oder Meditation zu lange dauerte, stöhnte und klagte sie. Eines Tages war etwas anders: „Gerade als ich in der Stunde wieder darüber jammerte, 15 Kniebeugen machen zu müssen, erschien mir plötzlich das Bild einer meiner afrikanischen Schwestern, wie sie an einem kalten Morgen im Busch hockte und ein Kind entband und wie sie danach mit dem Kind im Arm zurück ins Dorf lief. Habe ich es wirklich so schwer? Seitdem mache ich diese Übung nicht nur, sondern ich nehme sie an als eine Angelegenheit des Stolzes und der gemeinsamen Geschichte. Ihre Stärke fließt in meinem Blut."

Die Ausdauer stärken

Mit Yoga bauen wir unsere Ausdauer für die Wehen auf. Gehe durch das Unbehagen hindurch. Wenn du aufhören musst, höre auf. Übertreibe es nicht mit der Anstrengung. Höre gut in dich hinein und versuche den Unterschied zu erkennen zwischen „Dehnen und Kräftigen" auf der einen und „Überstrapazieren" auf der anderen Seite. Dann beginne von vorne. Bleib dran. Renn nicht davon, atme dich da hindurch. Später, wenn die Kontraktionen kommen, musst du dann auch nicht weglaufen, weil du nicht weißt, was du tun sollst. Gehe insgesamt 15 Mal in die Hocke. Achte gut auf eine korrekte Ausführung, der gesamte Fuß bleibt beim Hocken auf dem Boden.

- Stelle die Füße parallel zueinander und hüftbreit auseinander; die Hände sind in der Gebetshaltung vor der Brust. Die Augenlider sind nicht vollständig geschlossen, um noch ein gutes Gleichgewicht zu gewährleisten.

Mit der Hocke die Ausdauer stärken

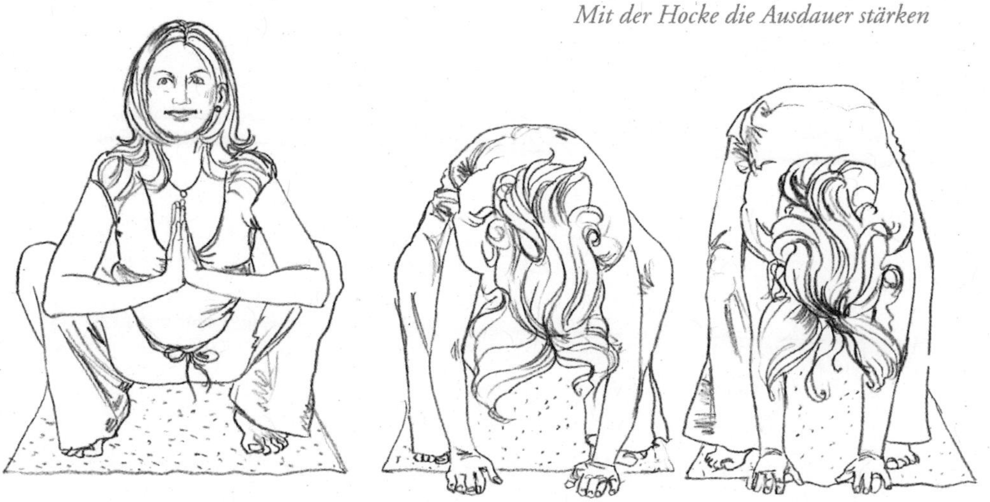

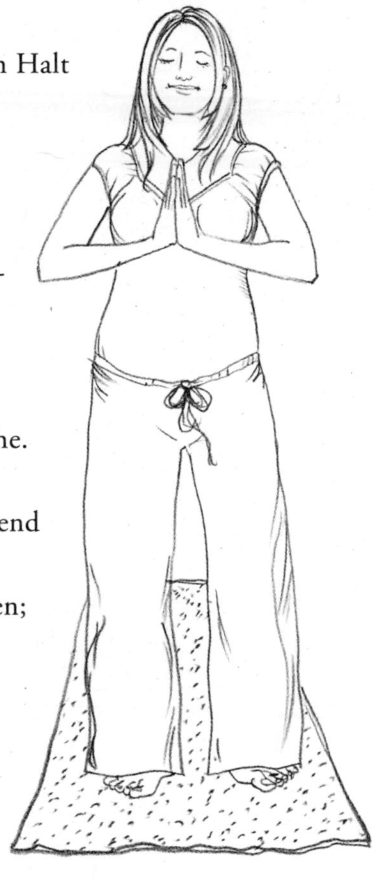

- Sollten sich deine Fersen beim Hinuntergehen vom Boden abheben, lege einfach für einen guten Halt eine doppelt gefaltete Decke unter die Fersen.
- Wenn du ganz unten in der Hocke sitzt, kippe dich ein wenig nach vorn, stütze die Hände auf dem Boden ab und drücke das Gesäß nach oben. Rolle dann langsam Wirbel für Wirbel den Oberkörper nach oben, den Kopf hebst du zuletzt an.
- Schwinge nun die Arme über den Kopf, bringe die Handflächen dort wie zum Gebet zusammen und bringe sie dann wieder herunter auf Herzhöhe.
- Wiederhole das und versuche den Po jedes Mal so nah wie möglich zum Boden zu bringen, während die Fußsohlen komplett auf dem Boden bleiben.
- Drücke dich immer mithilfe der Hände nach oben; benutze dazu nicht nur die Beine, denn das übt zu viel Druck auf die Gebärmutter aus.
- Atme auf „Sat" ein, während du die Arme über deinen Kopf schwingst, und atme auf „Nam" aus, wenn du die Hände zum Boden bringst.

Die Kraft der Berührung

Bei manchen Menschen weiß ich noch ganz genau, wie sich ihre Berührung angefühlt hat. Geht dir das auch so? Ich erinnere mich da an so einige Menschen, an meine Mutter etwa, meinen Vater und sogar an unseren Pfarrer, dem ich als kleines Mädchen immer in der Kirche begegnet war. Meine intensivste Erinnerung an diesen wunderbaren Mann ist daran, wie er immer meine kleinen Händchen sanft anhob und sie mit seinen sehr großen, weichen Händen ganz umschloss. Nach über 50 Jahren kann ich immer noch fühlen, wie die Wärme seiner Seele durch seine Hände hindurch strahlte.

Das ist die Kraft der Berührung. Denk nur an all das intuitive Wissen und die Emotionen, welche in Sekundenbruchteilen über unsere Haut vermittelt werden können. Die Haut ist das größte Organ unseres Körpers, doch meist verschwenden wir kaum einen Gedanken an sie. Alles, was durch unsere Poren eindringt, wird vom Körper aufgenommen, und obwohl die meisten von uns sehr darauf achten, keine mit Chemie überladene Nahrung zu sich zu nehmen, schmieren wir uns dennoch ohne zu zögern unsere Haut viel zu oft mit Cremes und Lotionen zu, die etwa Mineralöle und andere fragwürdige Stoffe beinhalten.

Sei bei deiner Hautpflege während der Schwangerschaft am besten genauso gesundheitsbewusst und ganzheitlich wie bei deiner Ernährung. Natürlich hilft die Ernährung an sich auch schon dabei, die sich verändernde Haut zu unterstützen.

- Der chinesischen Medizin zufolge können wir Krampfadern mildern, indem wir weniger Süßigkeiten essen, welche als „Yin"-Nahrungsmittel bezeichnet werden.
- Himbeerblättertee, manchmal unter dem Label „Schwangerschaftstee" im Reformhaus erhältlich, kräftigt die Gebärmutter. Bereite dir eine ordentliche Menge zu, vielleicht zwei Liter oder mehr auf einmal, und bewahre den Tee im Kühlschrank auf. Trinke jeden Tag viel davon; er schmeckt gut. Fülle dir eine Flasche davon ab, wenn du unterwegs bist. Man kann nicht zu viel davon trinken. Wenn du nur vollwertige Dinge an deine Haut und in deinen Mund lässt, wirst du irgendwann vermutlich feststellen, dass dies noch weitere Vorteile hat – nämlich zum Beispiel eine weichere, strahlende und geschmeidigere Haut!

Reines Mandelöl ist einer der besten Feuchtigkeitsspender überhaupt. Im Bioladen ist es in vielen verschiedenen Düften oder mit neutralem Aroma erhältlich. Bevor du unter die Dusche oder in die Badewanne gehst, kannst du deinen gesamten Körper damit massieren. Bauch, Oberschenkel und Hüften – die Stellen, an denen sich gerne Dehnungsstreifen ansammeln – reibst du idealerweise mit Schlehenblütenöl ein (ich mag das von der Dr. Hauschka-Hautpflegelinie) oder mit der sehr reichhaltigen Sheabutter der afrikanischen Sheanuss.

Halte die Hautpflege vor allem simpel. Überleg dir, ob du Deodorants für die Achselhöhlen verwenden willst. Sie verstopfen die Poren und verhindern den Abtransport von Giftstoffen aus dem Körper. Beim Schwitzen wie beim Lachen kommt es zu diversen Freisetzungen, die ganz natürlich sind und den Körper gesund halten.

Nimm stattdessen lieber einen Tupfer eines süß duftenden Lavendelöls – das ist ein natürliches antibakterielles Mittel und ist unter Aromatherapeuten nicht nur bekannt dafür, gut zu riechen, sondern auch Gefühle der Entspannung und des allgemeinen Wohlbefindens zu erzeugen. Oder man greift zu einem natürlichen Deodorant aus dem Reformhaus, welches frei von Sulfaten und Aluminium ist. Gewöhne dir an, die Inhaltsstoffe auf den Etiketten zu studieren. Mach es zu einer Lebenseinstellung für dich und deine Familie.

Egal, für welche Pflegeprodukte du dich entscheidest, das Wichtigste ist, dass du die wundersame Kraft der Berührung einsetzt, um dich mit den Veränderungen in deinem Körper und mit deinem Baby vertraut zu machen. Reibe, streichle, öle weiter deinen Bauch. Es ist ein andauerndes Gespräch, denn die Hände haben ihre eigene Sprache. Deine Berührung kann sagen: „Wie geht es dir? Wir lieben dich!“ oder „Komm her, lass mich dich berühren, lass mich dich halten“.

Dein Bauch wird bald verschwunden sein, aber die Kommunikation, die du jetzt mit deinem Kind entwickelst, wird dein ganzes Leben lang bleiben.

Das Rezept für strahlende Haut

In Russland nutzen schwangere Mamas kaltes Wasser, um das Wachstum ihrer Babys anzuregen und ihre eigenen Ängste abzubauen. Jene Frauen, die in einem so kalten Klima aufgewachsen sind, zerbrechen im Winter die Eisdecke, um danach in ihren Bikinis im eiskalten Wasser abzutauchen und sich zum Schluss wieder auf den Schnee zu hieven – mit einem Lächeln im Gesicht! So weit musst du Gott sei Dank nicht gehen, um einen ähnlichen Effekt zu erzielen!

Verreibe Mandelöl in den Händen und massiere dich damit von Kopf bis Fuß. Deinen Bauch reibst du mit Schlehenblütenöl ein. Dann gehst du unter die kalte Dusche. Ja, genau, ich sagte eine kalte Dusche! Es mag anfangs hart sein, aber glaub mir, du wirst es lieben und dich innerlich tatsächlich wärmer fühlen! Die kalte Dusche öffnet deine Kapillargefäße. Wenn du kalt duschst, strömt Blut nach außen in die Peripherie, um den Körper vor den plötzlichen Auswirkungen der Kälte zu schützen und die Körpertemperatur auszugleichen. Massiere deinen Bauch unter dem kalten Wasser, bis er warm wird. Auf diese Weise erreichst du eine zusätzliche Blutversorgung dieses Bereichs und du gibst, wie die alten Weisen des Yoga sagen, deinem Baby eine ordentliche Portion Mumm mit, woraus sie große Kraft ziehen. Komm dann wieder raus, wickele dich in ein großes warmes Handtuch und rubble dich zügig trocken. Et voilà! Leuchtende, weiche Haut, ein klarer Kopf und ein glückliches Baby.

Du kannst auch mit warmem Wasser beginnen und dann auf kalt umstellen, wenn das alles Neuland für dich ist; es hängt natürlich auch davon ab, wo du lebst und welche Jahreszeit gerade ist. Am besten machst du diese Zeremonie am Morgen, denn danach bist du auf jeden Fall wach!

Warme, duftende Bäder sind ideal für den Abend. Du kannst dem Badewasser Aromen und Mandelöl hinzugeben, auf Schaumbäder sollte man hingegen lieber verzichten, da sie den Säureschutzmantel der Haut angreifen. Verwende nur natürliche Seifenprodukte anstatt der handelsüblichen Seifen mit ihren aggressiven Chemikalien und benutze sie dann nur unter den Achseln und im Intimbereich, um eben den Säureschutzmantel zu erhalten. Schrubbe alles gut mit einer Naturborstenbürste oder einem Luffaschwamm ab, um alte Hautschüppchen loszuwerden und neue, weiche Haut freizulegen! Und vergiss die Gurkenscheiben nicht; lege sie dir auf die Augen, während du in der Wanne liegst! Jetzt noch ein paar Kerzen anzünden und schöne Musik anmachen. Dein Baby ist im Wasser, du bist im Wasser – alles ist perfekt.

Eine gesunde Umgebung schaffen

Es ist kaum vorstellbar, wie ahnungslos und quasi im Tiefschlaf man in unserer Kultur beim Thema Schadstoffe in der Umwelt noch vor Kurzem gewesen ist. In den 40er-Jahren des letzten Jahrhunderts war ich noch ein kleines Kind, doch ich erinnere mich gut, wie Lastwagen durch die Ortschaften rollten und im Einsatz gegen Mücken überall das tödliche Insektengift DDT versprühten. Alle Kinder aus der Nachbarschaft liefen den Lastwagen buchstäblich hinterher, eingehüllt von einer großen schwarzen Wolke. Es roch nicht so gut, aber wir fanden es toll, in solch einer dicken Wolke zu stehen. Unsere Eltern kamen nicht einmal auf die Idee, dass sie uns davon lieber abhalten sollten. Wenn ich heute darüber nachdenke, schüttelt es mich.

In der westlichen Welt haben wir den Luxus, unsere unmittelbare Umgebung verbessern zu können, wenn wir wollen. Fang damit an, ein Zuhause aufzubauen, in dem es bewusster und umsichtiger zugeht, denn was in deinen Körper gelangt, gelangt auch in den Körper deines Babys. Biologische Reinigungsmittel wirken gut und schonen dabei nicht nur die Umwelt, sondern auch unsere Hände, die Kleidung der Kinder und die Böden, auf denen sie bald herumkrabbeln werden, um nur einige Beispiele zu nennen. Man kann diese Mittel anstelle der Industriereiniger kaufen, zu denen man sonst im Supermarkt immer so selbstverständlich greift.

Fest installierte Wasserfilter an den Wasserleitungen können viele der Chemikalien und Medikamentenrückstände im Leitungswasser reduzieren oder gar beseitigen. Wie viele von uns kaufen sich extra ihr gesundes Mineralwasser, aber denken sich nichts dabei, wenn sie ausgiebig duschen oder baden. Die Wahrheit ist, dass beim Duschen mehr Wasser vom Körper über die Haut aufgenommen wird, als wenn man ein Glas Wasser trinkt. Scheue dich nicht, dein gefiltertes Wasser ins Krankenhaus mitzubringen, um dein Neugeborenes darin zu baden. Nimm nach dem Bad Kleidung und Decken aus weichen Naturfasern, anstelle von Synthetik; das gilt besonders für Unterwäsche.

Du kannst dein Kind nicht in eine völlig sterile Blase packen, und das willst du sicherlich auch gar nicht. Was ich mit diesen Informationen anregen möchte, ist, einfach einmal alles infrage zu stellen, was du bisher für selbstverständlich gehalten hast. In jedem Bereich deines Lebens und dem Leben deiner Familie gibt es mehr Wahlmöglichkeiten, als du dir vorstellen kannst. Die gute Nachricht ist doch, dass es eigentlich zu allem eine gesunde Alternative gibt.

Du musst dich jetzt nicht komplett verausgaben oder alles, was du bisher getan hast, radikal verändern, um ein gesundes Zuhause zu schaffen. Auch brauchst du nicht mehr Geld. Das, was du hast, reicht, um es möglich zu machen. Lass deine Umgebung einfach und sauber sein und bring etwas Ordnung hinein, wenn dies noch nicht geschehen ist. Ordnung ist wichtig, allein schon deshalb, weil du, sobald das Kind da ist, keine Zeit mehr hast, nach Dingen zu suchen!

Mach es wie die Asiaten, zieh die Schuhe aus, wenn du die Wohnung betrittst. Das hilft nicht nur, alles sauber zu halten, sondern hält auch mögliche Gesundheitsschädlinge oder Blei und Pestizide, die sich an den Schuhsohlen festsetzen können, fern. Farben, schöne Designs und weiche, haptisch ansprechende Materialien, an denen Babys Freude haben, wirken auf jeden anregend und helfen dabei, ein Zuhause voller guter Energien zu schaffen. Besorge dir, falls du es noch nicht getan hast, ein paar Pflanzen, Blumen und Kunstwerke, die du gern betrachtest – nimm einfach alles, was dich an dieses Wunder der Schöpfung erinnert, das hier gerade geschieht.

Die Energie in Fluss bringen

Wenn du in deinem Zuhause einen neuen Energiefluss erzeugen willst, beginne zunächst damit, mehr Energie durch deinen eigenen Körper kreisen zu lassen.

- Stütze dich mit ausgestreckten Armen und flachen Handflächen an einer Wand ab.
- Bringe dein Gewicht auf die Fußballen und spanne die Muskeln um Knöchel, Waden und Knie, Oberschenkel und Gesäß an.
- Lass wieder los und senke sanft und langsam die Füße wieder auf den Boden ab, sodass die ganze Fußsohle den Boden berührt. Mache das 26 Mal und steigere dich auf 45, wenn du kannst. Sobald die Energie fließt, werden deine Beine brennen! Garantiert!

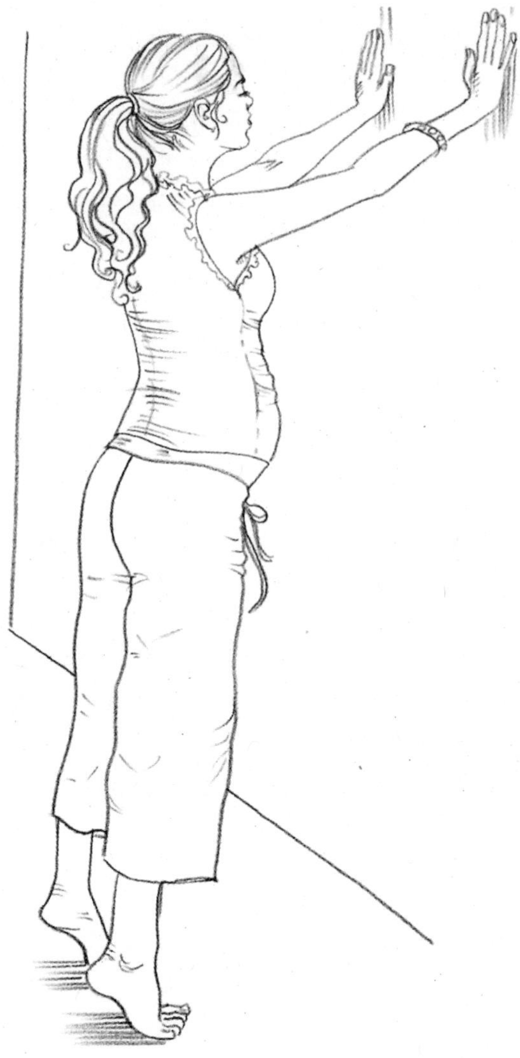

Energie im Fluss

Intimität mit deinem Partner

Wie sieht es aus mit Sex in der Schwangerschaft? Sandra war eine meiner Schülerinnen, und als ihr Bauch anfing zu wachsen, konnte sie sich einfach nicht mehr vorstellen, Sex zu haben. „Ich bin richtig sauer auf meinen Mann, weil er mit mir schlafen will", sagte sie zu mir. „Ich fühle mich so voll bis zum Anschlag. Da ist kein Platz für Sex. Am liebsten würde ich ihn anschreien: ‚Verstehst du nicht, was hier mit mir passiert? Zeig etwas Respekt!'" Andere Frauen wiederum fühlen sich supersexy, wie Fruchtbarkeitsgöttinnen, und haben mehr denn je Lust darauf, sich mit ihrem Partner zu vereinen.

Zu diesem Thema gibt es ungefähr so viele Meinungen wie es Menschen auf der Erde gibt. In der Tradition, nach der wir leben, wird zum Beispiel vom Sex nach dem 120. Tag abgeraten, weil sich dann das Unterbewusstsein des Babys bildet und die sexuellen Schwingungen zu intensiv sind. Medizinisch gesehen gibt es bei einer normalen, komplikationslosen Schwangerschaft jedoch keinen Grund, der gegen Sex spräche. Das Liebeshormon Oxytocin, das während des sexuellen Orgasmus freigesetzt wird, ist dasselbe, welches auch die Wehen in Gang bringt – ein guter Hinweis, den du dir für das Ende deiner Schwangerschaft merken solltest!

Was in dieser Zeit wichtig ist, ist, eure Definition von „Liebe machen" zu erweitern. Beim Liebesspiel geht es um Verbindung und Aufmerksamkeit sowie um das Berühren und gegenseitige Geben, ob man dann noch Geschlechtsverkehr hat oder nicht.

So oft benutzen wir vor der Schwangerschaft Geschlechtsverkehr wie eine Art Drehbuch für Intimität und Liebe. Jetzt, da eine neue Person – euer Baby – hinzugefügt wurde, kannst du langsamere und neu definierte Wege einschlagen, die dir sowohl ein Gefühl der Nähe als auch der Zufriedenheit bieten.

An die Väter: Wenn ihr euch ausgeschlossen und in der Kälte stehen gelassen fühlt, empfehle ich euch, wirklich körperlich zu werden – treibt kräftig Sport, geht wandern, schwimmt, übt Yoga, geht jeden Tag acht Kilometer mit eurer Frau spazieren. Es wird helfen, das Feuer zu beruhigen!

Die Verbindung zu deinem Partner ist ein wichtiges Element während deiner Schwangerschaft. Hast du schon einmal bemerkt, dass es eine ganze Branche gibt, bei der es sich nur um Babys dreht? Zeitschriften, Spielzeug, Kleidung, Möbel, alles für das Baby. Babys sind ja auch so süß – wer kann dem schon widerstehen, sie in den Mittelpunkt von allem stellen zu wollen? Aber es gibt etwas Größeres, an das man sich inmitten dieser Babyproduktwelt erinnern kann: Du bekommst nicht nur ein Kind, sondern auch eine Familie. Es spielt keine Rolle, ob es sich dabei um das traditionelle Modell eines verheirateten Paares, um ein schwules Paar oder eine alleinerziehende Mutter handelt, die ihr Kind in einer Gemeinschaft von Freunden aufzieht. Das Wichtigste ist die Liebe, die ihr füreinander habt, und dass ihr diese in Ehren haltet.

Tiefere Intimität mit deinem Partner erfahren

Wahre Intimität ist eingebettet in ein Umfeld des Vertrauens und des Respekts. Legt euch heute Abend zusammen hin, schaut euch dabei an und erzählt euch abwechselnd fünf Dinge, für die ihr euch jeweils dankbar seid. Die Beispiele können groß oder klein sein. Unterbrecht euch dabei nicht. Hört euch von Herzen zu. Ihr könnt dabei wirklich überrascht werden; ich bin es immer bei meinem Mann. Hört hin und nehmt diese Gabe der Dankbarkeit voneinander an. Wohin das Herz führt, dahin folgt alles andere.

Macht das jeden Tag und schaut, was passiert!

Die Geburt nochmals überdenken

Es ist das Vorrecht der Frau, ihre Meinung zu ändern.

Wir Menschen sind schon irgendwie lustig. Wir alle neigen dazu, Dinge so zu sehen, als wären sie endgültig, unabänderlich, quasi in Stein gemeißelt, während doch in Wirklichkeit alles, ja sogar der Boden unter unseren Füßen, sich stetig wandelt und neu ausrichtet. Mit deiner näher kommenden Entbindung ist es genau dasselbe. Eine meiner Schülerinnen war in der vierzigsten Schwangerschaftswoche, ihr Geburtstermin fiel auf den Montag der folgenden Woche. Am Donnerstag kam sie zur Yogastunde und verkündete, dass sie an diesem Morgen den Arzt gewechselt hatte! „Bei dem, bei dem ich bisher war, hatte ich einfach kein gutes Gefühl", erklärte sie. „Bei diesem neuen Arzt fühle ich mich viel besser aufgehoben." Ich sage in meinen Yogakursen immer, dass es nie zu spät sei, den Arzt zu wechseln, und das hat sie sich zu Herzen genommen.

In den Vereinigten Staaten tauchen wir langsam aus etwas auf, was man als eine „Opfer- Ära" bezeichnen könnte. In dieser Opferrolle konnte man immer sagen: „Es ging nicht anders!" oder „Was hätte ich denn machen sollen?" oder „Es war alles die Schuld von diesem Arzt!" Das gilt jetzt nicht mehr. Es liegt in unserer Verantwortung, ganz bewusst auf jene Dinge zu achten, die Auswirkungen auf unser Leben haben. Fange jetzt, da du dich rund um das Thema Geburt schlaugemacht hast, an, das Gehörte und Gesagte für dich auszuwerten.

Zu wem hast du Vertrauen und bei wem hast du das Gefühl, dass er oder sie dich gut durch den Prozess leiten könnte? Was (von dem Gehörten) kommt für dich nicht infrage? Mach eine gründliche Bestandsaufnahme deiner sozialen Beziehungen. Wer kann bei der Entbindung wirklich für dich und das Baby da sein und wer nicht? Es geht nicht darum, jemanden zu verurteilen. Das wäre sinnlos – die Menschen sind einfach da, wo sie in Bezug auf ihre emotionale, seelische und intellektuelle Entwicklung im Augenblick stehen. Akzeptanz und Anerkennung dessen wird dich friedlich stimmen und dir dabei helfen loszulassen. Jetzt ist die Zeit, dir deine Intentionen darüber klarzumachen, wie du entbinden willst und wie du leben willst.

Wenn du bereits eine Entscheidung getroffen hast, dir nun aber bang wird, dann könnte das eventuell ein kleiner Weckruf sein mit der Botschaft, doch noch einmal andere Optionen anzuschauen. Rund um Geburt und Entbindung gibt es eine ganze Welt zu entdecken. Wenn du dein Kind zu Hause bekommen möchtest, informiere dich, was es dazu braucht. Suche nach Hebammen, die professionell Hausgeburten durchführen, und befrage sie zum Thema. Auch wenn es Hausgeburten schon seit Menschengedenken gibt, erleben sie hierzulande gerade ein großes Revival. Nimm deinen Partner mit zum Hebammengespräch; so kann er sehen, dass es keine Spinnerei von dir ist und dass du das Thema verantwortungsvoll angehst. Zeig ihm, dass du reichlich Kenntnisse darüber hast und er sich auf dich verlassen kann. So wird er erst gar nicht in die Versuchung kommen, angestrengt nach Gegenargumenten zu suchen oder deine Entscheidung im Nachhinein anzuzweifeln. Wisse, was für dich und dein Baby richtig ist, und er wird dem vertrauen. Gib ihm *Gründe*, dem zu vertrauen.

Schaue dir einmal ganz gewissenhaft an, welche Fähigkeiten, welche Ängste und Stärken du hast und womit du dich wohlfühlst. Wissen befindet sich nicht nur im Kopf. Ist da eine kleine Stimme in dir, die auch die Möglichkeit in Betracht ziehen möchte, das Kind im Wasser zur Welt zu bringen? Schau dir das genau an. Fühlst du dich wohl bei deinem Arzt/deiner Ärztin? Magst du ihn oder sie instinktiv oder nur so lala? Ich sag dir, guck dir die Hände deines Arztes an. Fühlt es sich gut an, wenn er oder sie dich berührt, hat er oder sie sanfte Hände? Diese Hände holen dein Baby. Schau ihm oder ihr in die Augen. Wie geht es dir dann? Habt ihr, du und dein Arzt/deine Ärztin, eine ähnliche Weltanschauung? Wird er oder sie dich ermutigen, hinunterzugreifen und dein Baby selbst herauszuholen? Begnüge dich nicht mit einem Arzt oder einer Hebamme, wenn du nicht wirklich mit ihnen auf einer Wellenlänge bist. Es gibt so viele wunderbare, talentierte, weise und fürsorgliche Geburtshelfer und Hebammen. Such einfach weiter, bis du jemanden findest, der oder die deine erste Wahl für die Entbindung sein wird. *Du musst niemandem Rechenschaft über deine Gefühle ablegen.*

Sehr hilfreich bei der Orientierung rund ums Thema Geburt sind auch Geburtsvorbereitungskurse. Such dir am besten einen externen Kurs, also keinen von dem Krankenhaus, an dem du entbinden willst. Warum? Du solltest auch mal andere Standpunkte gehört haben. Auch hier rate ich dir, die Kursleiterin vorab kennenzulernen und zu schauen, ob sie dir geben kann, was du brauchst, und ob es sich gut anfühlt, in ihrer Nähe zu sein. Wenn dein Partner und du euch einig darüber seid, auf welche Art und Weise diese Seele auf die Welt kommen soll, dann gibt es auch keinen Grund für späte Reue nach dem Motto: „Ach, hätte ich doch lieber dieses oder jenes getan!" Ihr werdet in der Lage sein, loszulassen und die Erfahrung die sein zu lassen, die sie ist.

Bereite die Bühne für die Geburt mit den besten Absichten und mit größtmöglicher Sorgfalt vor. Bei deiner nächsten inneren Einkehr oder deinem nächsten Gebet kannst du dir fest vornehmen, die ganze Zeit über aufmerksam zu bleiben und einen unverstellten Blick darauf zu haben, was dir bevorsteht. Das ist etwas ganz anderes, als wenn man die Geburt „kontrollieren" will. Für Wahes Geburt habe ich auf meine Intentionen gesetzt, und dennoch konnte ich nicht wissen, wie es sich letztlich entwickeln würde. Es geschah zu Hause, wie ich es beabsichtigt hatte, doch die Erfahrung selbst war weitaus größer und großartiger, als ich es mir jemals hätte vorstellen können.

Mein errechneter Geburtstermin war der 2. Februar, und ich konnte weder ein Geburtshaus noch eine Hebamme finden, bei denen ich mich wohlfühlte. Ich hatte einige kennengelernt, und alle schüchterten mich irgendwie ein, so wie vor vielen Jahren jener Arzt bei meiner ersten Schwangerschaft. Immer mal wieder hatte ich von einer Hebamme namens Shelley Girard gehört, und irgendwann trafen mein Mann und ich sie endlich. Sie war perfekt. Sie hatte den schwarzen Gürtel in Karate, war Laienhebamme und hatte den ganzen politischen Wirbel bezüglich der Hebammen bis hin zur gesetzlichen Zulassung von Hausgeburten durchlebt. Auch in schwierigen Zeiten hat sie sich nicht unterkriegen lassen, weil sie fest an die Hausgeburt glaubte, und ihre ruhige, entschlossene Art überträgt sich auch auf andere. Ich wusste, sie war diejenige, die meiner Entbindung beiwohnen sollte, und mein Mann sah es genauso.

Wir freuten uns richtig auf die vorgeburtlichen Termine bei ihr. Statt zu einem Fünf-Minuten-Check in irgendeinen Untersuchungsraum gingen wir zu ihr nach Hause. Sie untersuchte mich gründlich und stellte detaillierte Fragen. Wir sprachen über Gott und die Welt – manchmal waren wir zwei Stunden dort und unterhielten uns einfach nur. Mein Mann freute sich immer, mitkommen zu können, und wenn das kein gutes Zeichen ist, weiß ich auch nicht! Shelley ist einfach so ein lieber Mensch, und sie hat ein umfassendes Bild davon, wer diese Seelen sind, die da auf die Welt kommen.

Ich war ziemlich fixiert auf den 20. Februar als „mein Termin", also bereiteten wir die Wohnung vor und machten alles fertig. In jenen Tagen kochten wir die Tücher, die wir für die Entbindung brauchten, noch eigenhändig aus. Heute kann man sich Sets mit allen nötigen Utensilien online bestellen, aber damals mussten wir die ganze Arbeit noch selbst erledigen.

An diesem Morgen beschlossen mein Mann und ich, von unserem Haus zum fünf Kilometer entfernten Bodhi Tree zu laufen. Das Bodhi Tree ist eine tolle esoterische Buchhandlung, die in Los Angeles sehr bekannt ist. Es war ein guter Tag für einen Spaziergang, und wir waren in ausgelassener Stimmung. Ich ging in die Abteilung für Astrologiebücher, um herauszufinden, wo ihr Mond stehen würde, falls sie doch später geboren würde, denn ich spürte absolut keine Veränderung zu sonst. Der Mond regiert die Emotionen, und als ich in dem Buch nachschaute, stellte ich fest, dass der Mond dann im Widder stehen würde, einem Feuerzeichen. Ich weiß noch, wie alles in mir sagte, dass sie das nicht ist. Ihr Mond würde im Zeichen Fische stehen, weil es dieser Seele viel mehr entspricht.

Plötzlich musste ich auf die Toilette. Ich fühlte mich, als wäre ich ins Weltall gebeamt worden, etwas hatte sich verändert! Wir gingen zurück nach Hause – irgendwie haben wir es geschafft. Ich weiß noch, dass ich mehrmals anhalten und mich auf meinen Mann stützen musste. Als wir dann zu Hause waren, erinnere ich mich nur noch, wie ich stundenlang im Wohnzimmer im Schaukelstuhl gesessen habe, den wir extra für meine Schwangerschaft gekauft hatten, und die ganze Zeit nur hin- und herschaukelte, hin und her.

Schon die ganze Woche über waren Freunde zu uns gekommen, um uns alles Gute zu wünschen, weil wir in den vierzig Tagen nach der Geburt niemanden außerhalb der Familie treffen wollten. Ich erinnere mich, wie ein befreundetes Paar vorbeikam, als ich auf dem Stuhl schaukelte, und ich nicht in der Lage war, ein Gespräch zu führen. Ich war auf dem Weg nach ganz tief innen. Es ist schon komisch, aber wenn ich ein Bild von meiner Schwangerschaft vor meinem inneren Auge habe, dann ist es das, wie ich an diesem Nachmittag in diesem Stuhl sitze und ich in meinem Gesicht diesen leicht glasigen und zufriedenen Ausdruck habe.

Am Abend gingen wir zu Bett. Gegen vier Uhr morgens wachte ich auf, weil ich Kontraktionen fühlte. Das sind die Wehen! Es war mir völlig klar, auch wenn die Fruchtblase offenbar noch nicht geplatzt war. Wie Shelley uns empfohlen hatte, standen wir auf und liefen herum. Ursprünglich hatte ich mir vorgenommen, die ersten Kleider des Kindes, ein blaues, gelbes und weißes Tuch der göttlichen Mutter, der Adi Shakti, und sein erstes Deckchen unter die heiligen Schriften am Altar des Ashrams zu legen, damit es alle Segnungen erhalten würde. Allerdings war unser Tempel acht Häuserblocks entfernt – ein Detail, dem ich bei der Planung nicht allzu viel Aufmerksamkeit geschenkt hatte. Aber ich hatte eine Mission und die war, diese Kleider zum Altar zu bringen, bevor das Baby auf der Welt sein würde. Gegen halb fünf Uhr morgens lief ich also mit der Hilfe meines Mannes den ganzen Weg zum Ashram. Ich schlang meine Arme ihn, während er sich nur in gebückter Haltung vorwärtsbewegen konnte, mit den Armen auf seinen Knien abgestützt. Das ist eigentlich genial, denn zum einen fühlt man sich so total unterstützt und zum anderen können die Wehen dabei in einen guten Rhythmus kommen.

Irgendwie haben wir es auch wieder zurück nach Hause geschafft. An den Rückweg erinnere ich mich schon kaum mehr, weil die Wehen da schon ziemlich heftig waren. Als wir zu Hause ankamen, traf gleichzeitig Hari Nam ein, eine Freundin von mir, die als Geburtshelferin arbeitet. Ich hatte sie schon seit Tagen nicht mehr angerufen oder mit ihr gesprochen. „Ich hatte da so ein Gefühl", sagte sie zu mir.

Shelley kam um halb sechs im Haus an. Bei der Untersuchung stellte sie fest, dass der Muttermund um sechs Zentimeter geöffnet war, was bedeutete, dass noch etwas Zeit blieb. Also ging sie mit meinem Mann Gurushabd in die Küche und unterhielt sich dort leise mit ihm. Da kam dann dieser Moment, an dem ich mich so richtig allein gelassen fühlte. Ich dachte, mein Gott, wo *sind* denn alle? Keiner macht was! Ich kriege hier ein Kind und die machen Kaffeeklatsch! Dann überfiel mich quasi eine Erkenntnis. Bei dem hier, jetzt, in dieser Erfahrung geht es nur um mich und mein Kind, um unsere Beziehung zueinander, nicht mehr und nicht weniger. Ich erkannte mit einem Mal, dass Shelley dich deine Geburt besitzen lässt. Sie gibt dir Raum, sie gibt dir die Möglichkeit, ganz tief in dich zu gehen. Dieser Moment hat mir die allermeiste Kraft gegeben, denn ich musste *mich* finden.

Dann war es an der Zeit für eine weitere Untersuchung. Als Shelley ihre Hand wegnahm, fühlte ich, dass ich pressen musste. Ich habe einfach angefangen zu pressen. Keine Ahnung, wie lang ich das gemacht habe. Ich war der Welt so entrückt. Ich kann weder sagen, dass ich Schmerzen hatte, noch dass es qualvoll war. An was ich mich erinnern kann, ist dieser Feuerring, dieser lichterloh brennende Ring, der eins bedeutet: Du weißt, dass die Geburt jetzt passiert. Er ist wie der Reifen, der im Zirkus in Flammen steht. Du musst da hindurch und es gibt kein Zurück. Du weißt, wenn sich die Krone des Kindes zeigt, hast du es fast geschafft, dann bist du gleich drüben. Das ist, was bleibt, dieser Eindruck lässt alle anderen verblassen. Nach achtzehn Jahren kann ich es noch immer spüren. Doch jede Geburt ist anders, und weder dieses Buch noch meine Yogakurse basieren auf meiner Geburtserfahrung. Dies war eine Geburt von vielen.

Diese Geburt war ein Geschenk Gottes, doch in meinem Schoß kann ich ebenso die Härte einer langen Geburt spüren, allein deshalb, weil ich seit Jahrzehnten von so vielen Frauen umgeben bin, die lange Geburten durchgemacht haben. Deren Erfahrungen spüre ich auch in mir.

Wahe Guru Kaur kam früh um 6.30 Uhr auf die Welt. Ich erinnere mich nur, wie ich sie gehalten habe. Sie suchte direkt nach meiner Brust. Wir haben

Yogi Bhajan in Holland angerufen, und er war direkt dran, als hätte er gewusst, dass wir anrufen würden. Ich sagte: „Sir, wir haben gerade ein wunderschönes kleines Mädchen bekommen. Es wäre uns eine Ehre, einen Namen für sie zu erhalten." Dann herrschte eine große Stille, es schien eine Ewigkeit zu dauern, so als würde er die Galaxie bereisen, um den Namen wiederzufinden, der die ganze Zeit da für sie geschrieben stand. Ich kann heute noch die Entfernung spüren, die er zurücklegte. Er kam zurück und sagte: „Wahe Guru Kaur", was so viel bedeutet wie: wunderschöne Prinzessin von Gottes unbeschreiblicher Herrlichkeit.

Shelley und Hari Nam räumten alles auf, bezogen das Bett frisch, wuschen mich und Wa und ließen dann mich und Gurushabd bei unserem Baby liegen. Um neun Uhr waren sie verschwunden. Am nächsten Morgen begab ich mich in den Schneidersitz, legte sie darauf und machte mein Sadhana. Die Schönheit dieses sanften Morgens lässt sich nicht in Worte fassen.

Der Tag von Wahes Geburt war der erhabenste Tag in meinem ganzen Leben. Nichts kommt an die Geburt deines Kindes heran. Nicht deine Hochzeit, nicht dein „erstes Mal". Es ist der Moment, in dem du zur Mutter wirst, der Moment, wenn der Übergang passiert. Du bringst diese Seele aus dir hervor, und dann liegt sie in deinen Armen. Das ist mit nichts zu vergleichen.

Meditation zur Stärkung der Intuition

Stärke deine Intuition, indem du dich in die einfache Haltung begibst und die Augen schließt.

- Bewege die Arme, als würdest du im Wasser kraulen. Strecke erst den einen, dann den anderen Arm aus und mache konstante, große, kreisende Bewegungen. Die Ellenbogen ziehen die Arme hoch über die Schultern.
- Stell dir vor, du schwimmst im weiten Meer, als es plötzlich dunkel wird und ein Sturm aufzieht. Du kannst das Ufer nicht sehen, also lass dich von deiner Intuition leiten, um zurück an Land zu finden. Visualisiere, wie du diese Richtung einschlägst, und schwimme nun kraftvoll, damit die Bewegungen ganz natürlich in Einklang zu deinem Atem kommen.
- Mach das elfeinhalb Minuten lang. Du kannst auch mit fünf Minuten beginnen und dich hocharbeiten. Wenn du willst, leg Musik mit einem guten Rhythmus auf. Ja, es ist harte Arbeit, aber es ist jeden Kraulschlag wert. Bleib dran!

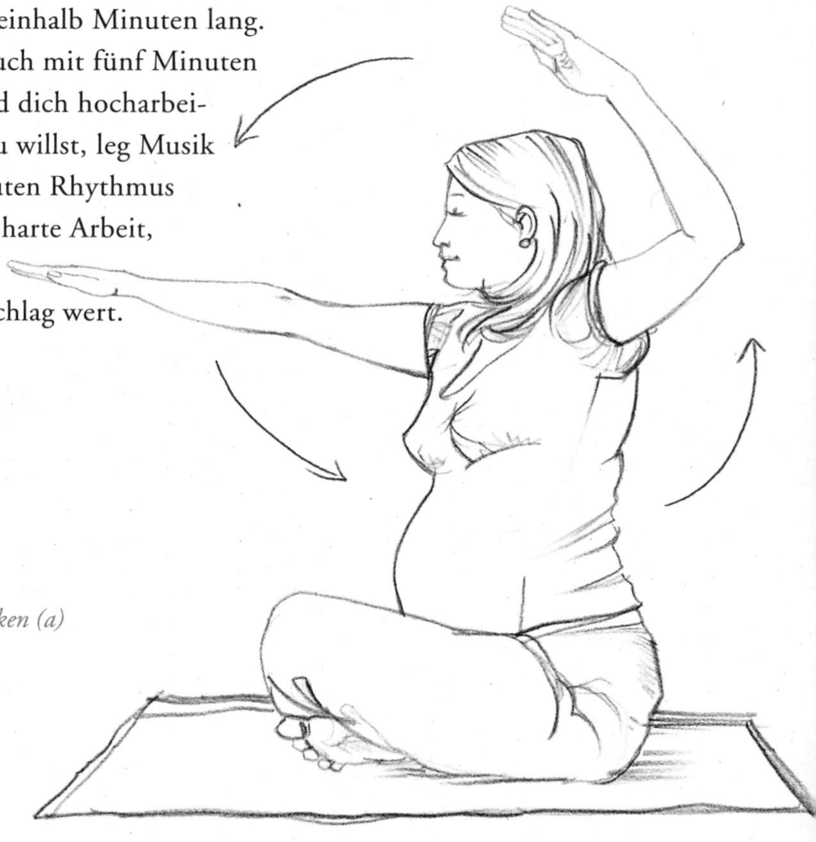

Die Intuition stärken (a)

Die Intuition stärken (b)

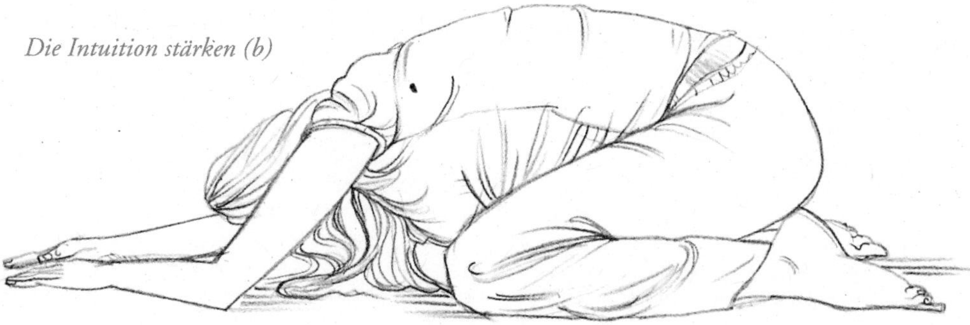

- Dann begib dich in die Haltung des Kindes, gehe auf die Knie (mit den Beinen auseinander; das lässt Platz für deinen Bauch! Anm. d. Ü.) und lege die Stirn auf dem Boden ab. Der Po ruht idealerweise auf den Fersen und die Wirbelsäule ist entspannt. Wenn die Haltung des Kindes bei dir nicht (mehr) funktioniert, dann beuge einfach den Kopf etwas nach vorne oder lege dich auf die Seite oder den Rücken – einfach so, wie du dich am wohlsten fühlst. Du bist nun sicher an Land! Fühle die Dankbarkeit darüber in jeder Zelle. Bleibe bis zu sieben Minuten in dieser Haltung.
- Atme tief ein und bewege deine Wirbelsäule, um sie zu lockern. Komm ganz langsam wieder nach oben und entspanne.

Die Hausgeburt

„Home is where the heart is."

Eine Hausgeburt kann eine wundervolle Erfahrung sein, davon zeugt auch die Geschichte, die Elizabeth, eine meiner Schülerinnen, mir erzählt hat; und das ist auch der Grund, warum ich Frauen dazu ermutige, diese Option ernsthaft in Betracht zu ziehen.

Elizabeth war, wie die Mehrheit der schwangeren Frauen, bei guter Gesundheit, hatte keine Vorgeschichte, durch die ihre Schwangerschaft als Risikoschwangerschaft hätte eingestuft werden können, und sie hatte keinerlei körperliche Beeinträchtigungen, die eine natürliche vaginale Geburt hätten erschweren können. Ich werde Elizabeth in ihren eigenen Worten über ihre Entscheidungen und ihre Erfahrungen berichten lassen, so wie sie es mir erzählt hat:

„Eine Freundin von mir hatte ihr Kind zu Hause bekommen und manchmal erzählte sie davon. Da begann von Mal zu Mal der Gedanke in mir Form anzunehmen, dass das vielleicht auch etwas für mich wäre – für *mich*, einer studierten Frau mit einer soliden beruflichen Karriere! Das war doch eigentlich nur etwas für Hippies oder für Frauen in Dritte-Welt-Ländern, die keine andere Wahl haben. Dass ich zu dieser Zeit regelmäßig zum Yoga ging, war dabei auch ein entscheidender Faktor, denn es trug dazu bei, mein Herz für mich als Frau zu öffnen und auch mit meinem Ungeborenen in einen inneren Dialog zu gehen.

Ich liebe Recherchearbeit! Als klar war, dass ich schwanger bin, habe ich eigentlich direkt losrecherchiert. Schon bald stellte ich fest, dass die meisten Beiträge zum Thema Schwangerschaft ziemlich einseitig und fast ausschließlich auf die Schulmedizin ausgerichtet waren. Meist ging es nur darum, welche Tests anstehen und welche Eingriffe vorgenommen werden können. Die Phasen der Wehen wurden wissenschaftlich erklärt, doch in keinem der Texte wurde jemals dieser ganz andere, emotionale und spirituelle Aspekt einer Geburt angesprochen. Bei der Diskussion darum, was eine Geburt in emotionaler Hinsicht alles bedeuten kann, scheint es eine riesige Lücke zu geben.

Ich versuchte für mich herauszubekommen, ob ich bei der Option Krankenhaus bleiben sollte. Ich hatte einen wirklich wunderbaren und entspannten Arzt gefunden, der sagte, ich könne die Entbindung nach meinen Vorstellungen arrangieren. Mein Mann und ich besichtigten das Krankhaus. Es war wirklich eine Option, auch weil wir den Arzt so sehr mochten. Nach unserer kleinen Tour durchs Haus hatte ich also das Gefühl: Gott sei Dank gibt es Krankenhäuser und all diese unglaublichen Technologien, die unserer Gesellschaft zur Verfügung stehen. Sollte es Komplikationen geben, dann wäre ich hier auf jeden Fall in guten Händen.

Zur gleichen Zeit stand ich in regem Kontakt mit einem Dienstleister für Hausgeburten. Irgendwie dachte ich, dass – wenn es für mich eine risikoarme Schwangerschaft geben konnte – mein Zuhause wahrscheinlich der sicherste Ort für mich und mein Kind war, eben dort, wo ich in meiner gewohnten Umgebung bin und mich am wohlsten fühle. Die ganze Zeit, während ich darüber nachdachte, wo und wie ich entbinden wollte, war da immer dieser eine Gedanke an jenen Übergang in die letzte Phase der Wehen, bei dem am häufigsten eingegriffen wird. Ich habe viel zu den möglichen Interventionen gelesen und auch mit anderen Frauen darüber gesprochen. Ich vergleiche es gern mit dem Wandern; man biegt um eine Ecke und sieht plötzlich den Berggipfel und er sieht so nah aus, doch in Wirklichkeit sind es dann noch mal zehn Kilometer, bis man endlich da ist. Diese letzten zehn Kilometer sind der Killer. Du weißt, es gibt kein Zurück mehr, doch dein Körper sagt: ‚Spinnst du? Ich kann nicht mehr!' Ich merkte, wie sich genau an diesem Punkt immer wieder die Angst bei mir einschlich. Und wenn ich dann darüber nachdachte, diese

Erfahrung vielleicht in meinen eigenen vier Wänden zu machen, dann war der Schrecken plötzlich nicht mehr ganz so groß.

Hinzu kommt noch, dass ich schon, als wir von unserer Krankenhausbesichtigung zurückkamen, das Gefühl hatte, selbst krank zu sein bei all den Keimen und dem Zeugs, das da so herumfliegt. Auf der Säuglingsstation sah ich, wie eine Krankenschwester ein Neugeborenes wusch, und mir wurde plötzlich klar, dass das für sie absolute Routine war. Sie hat es bestimmt gut gemacht, doch mir kam es eher vor, als würde sie eine Kartoffel schrubben. Es brachte mich ehrlich zum Weinen.

Meiner Familie gingen meine Hausgeburtspläne völlig gegen den Strich. Meine Schwiegermutter, meine Schwägerin, meine Mutter – sie alle erklärten mich für verrückt. Es war beängstigend. Beim Thema Geburt denken die Leute scheinbar immer erst einmal an ein riesiges Drama, bei dem alles viel zu schnell passiert, als dass man bei aufkommenden Problemen noch rechtzeitig Hilfe bekommen könnte.

Also betrieb ich erneut zu diesem Thema meine Nachforschungen. Nachdem ich diese Informationen ausgewertet hatte, war ich für mich selbst restlos davon überzeugt, eine logische und nachvollziehbare Entscheidung getroffen zu haben. Somit konnte ich die Angst überwinden, die in unserer heutigen Gesellschaft so präsent ist, und mich endlich damit befassen, was ich in spiritueller Hinsicht für diese Entbindung brauchte.

Eine gute Hebamme wird dir sagen, dass du gesundheitlich dafür in einem guten Zustand sein musst, sonst nimmt sie dich gar nicht an. Meine oberste Priorität war nun also, in Topform zu kommen.

Ich joggte schon seit einer geraumen Zeit, doch über sechs Kilometer bin ich nie hinausgekommen. Ich befand, dass eine Geburt im Grunde wie ein Marathonlauf ist. Ich muss da rausgehen und zum allerersten Mal 42 Kilometer laufen, ohne die Option des Aufgebens. Ich überlegte, was mir dabei helfen könnte, dies zu schaffen. Am offensichtlichsten war der körperliche Aspekt. Ich könnte meinen Körper fit machen, doch ich spürte auch, dass ich, um dies zu verwirklichen, meine spirituellen und emotionalen Kräfte wie nie zuvor mobilisieren müsste. Die Wehen wären dann das Rennen: Am großen Tag würden alle Leute zuschauen, wie ich die Ziellinie überquere.

Ich erstellte einen Sportplan und baute mir dafür ein Diagramm mit zwei Spalten: Über der einen Spalte stand ‚angestrebtes Maß' und die andere Überschrift lautete ‚versprochenes Maß'. Also wenn ich mich jetzt zum Beispiel an einem Donnerstag ziemlich müde und übelgelaunt fühlte, schaute ich auf mein Diagramm und erinnerte mich daran, zumindest die versprochene Menge einzuhalten. Ich machte Yoga, ging schwimmen oder ging in den Bergen spazieren. Das waren tolle Erfahrungen, denn so gelangte ich beim Thema Sport nach und nach von einem leistungs- und wettbewerbsorientierten Ansatz zu einem eher meditativen Ansatz. Ich wusste auch, dass ich, wenn ich den Marathon wirklich laufen wollte, viel von meinem Kontrollzwang aufgeben müsste. Wenn ich nicht auch an meiner so konditionierten Persönlichkeit arbeite, werde ich nicht im Moment gegenwärtig sein können. Gern lief ich in den frühen Morgenstunden und freute mich, den Mond und die Sonne gleichzeitig am Himmel zu sehen.

Mir kam in den Sinn, meine eigene Realität zu erschaffen. Was ich damit meine? Die Entbindung zu visualisieren und zu erfühlen. Während einer meiner morgendlichen Spaziergänge sprach ich sowohl mit mir selbst als auch mit meiner kleinen Tochter darüber. Die Worte flogen mir quasi zu, und ich hielt das Gespräch darüber am Laufen, wie ich meine Geburt erschaffen wollte. Es wurde zu meinem Mantra.

Die ideale Länge der Wehen war auch so eine Frage. Ich wusste nicht, wie lang oder kurz sie sein sollten. Ich dachte, wenn sie kurz sind, sind sie vielleicht zu heftig; dann wiederum, wenn sie lang dauern, werde ich vielleicht müde und habe am Ende nicht genug Energie, das Kind ohne medizinisches Eingreifen auf die Welt zu bringen. Also dachte ich mir, ich könnte doch auch einfach darum bitten, dass diese Geburt genau so lang dauern sollte, wie es gut sein würde. Ich stellte mir auch vor, dass es für die Menschen, die bei dem Erlebnis dabei wären, eine transformierende Erfahrung sein würde, und eine freudige und erdende und liebevolle Erfahrung noch dazu – wie in einer Blase puren Erlebens. Und genau so ist es gekommen. Meine zuvor erschaffene Realität wurde real. Das war so ermächtigend. Es war das erste Mal, dass ich diese Dinge von einem durch und durch weiblichen und spirituellen Ansatz anging.

Mein errechneter Geburtstermin war den Ärzten zufolge der 27., dem Ultraschall zufolge sah es nach dem 17. aus. Aber ein Datum poppte in meinem Kopf auf, groß und bunt wie eine Werbetafel: dass ich mein Kind am 20. August zur Welt bringen würde. Es ist lustig, dass ich die ganze Woche vor ihrer Geburt zwar noch wusste, welcher Monat es war, doch überhaupt nicht mehr an so etwas wie Geburtsdaten gedacht habe. Wenn man hochschwanger ist, schaltet sich das Gehirn irgendwie auf Stand-by. Ich habe die Verbindung mit dem Datum erst im Nachhinein erkannt. Ich prüfte es noch einmal nach, und na klar, sie ist am 20. geboren. Es war eines der machtvollsten Dinge, die mir in meinem Leben passiert sind.

Ich denke nicht so sehr an den Tag, an dem meine Tochter geboren wurde, sondern eher an eine Geburtswoche. Am Montagmorgen fühlte ich mich irgendwie anders. Ich wusste nur, irgendetwas hat sich verändert. Wir gingen frühstücken und ich konnte mich nicht auf das Gespräch konzentrieren. Ich ging auf die Toilette und hatte das Gefühl, das Kind gleich hier in der Toilettenkabine zu kriegen. Es schien so unmittelbar bevorzustehen. An dem Tag hatte ich einen Termin bei meiner Hebamme, die ich alle 14 Tage sah. Ich erzählte ihr von dem Gefühl, das ich an diesem Morgen gehabt hatte, und sie fragte: ‚Soll ich es mal überprüfen?' Sofort sagten mein Mann und ich unisono: ‚Nein.' Wir waren zu diesem Zeitpunkt schon so weit weg von diesem Geburtstermin-Spielchen; zu wissen, ob es nun an diesem oder dem nächsten Tag oder wann immer passiert, machte für mich wirklich keinen Unterschied.

An diesem Abend gingen wir mit ein paar Freunden zum Essen aus. Es war Sommer, ich war braungebrannt und ich war riesig, eingehüllt in ein großes weißes Kleid aus weich fließendem Stoff. Wir saßen an einem Tisch draußen auf der Terrasse des Restaurants. Mit einem Mal überraschte mich eine so starke Kontraktion, dass ich nicht einmal mehr sprechen konnte. Ich stand auf und ging zur Toilette, ich musste kurz allein sein. Ich fürchtete, jemand würde mir eine Frage stellen und ich könnte nicht antworten. Bei der Verabschiedung sagte unser Freund: ‚Vielleicht bekommst du ja heute Nacht das Kind!' In meinem Inneren kam eine Stimme auf, die ganz zuversichtlich sagte: ‚Nein, nicht heute Nacht, aber bald.'

Am nächsten Morgen wachte ich mit dem unerklärlichen Drang auf, alle unerledigten Dinge sofort erledigen zu müssen. Ich rief meinen Schwager an und sagte: ‚Ich sollte doch etwas für dich schreiben, oder? Ich mache es am besten jetzt gleich.' Dann musste ich plötzlich unbedingt meinen Nacken richten lassen – wenn man seine Bedürfnisse gut spüren kann, gibt es nichts Mächtigeres. Also rief ich meine Chiropraktikerin an und sagte: ‚Sie müssen mir heute noch meinen Nacken korrigieren.' Nachdem das geschehen war, spürte ich sofort diese Energie durch mich hindurchfließen. Die Chiropraktikerin sagte zu mir: ‚Jetzt dauert es nicht mehr lang.' Sie ist selbst Mutter und hat mich die gesamte Schwangerschaft hindurch behandelt. Später kam noch meine Familie vorbei, wir aßen gemeinsam zu Abend und sie blieben noch eine ganze Weile. Ich erinnere mich, dass ich die Treppe hinunter zu unserem Schlafzimmer ging und dachte: Moment mal, irgendwie bin ich viel runder als noch vor ein paar Stunden. Erschöpft legte ich mich aufs Bett und fiel in einen tiefen Schlaf.

Um halb drei wurde ich von einer heftigen Kontraktion geweckt. Ich finde es noch wichtig zu erwähnen, dass meine Freundin, die mir zum ersten Mal von der Hausgeburt erzählt hatte, mir diesen Rat gab: Es liegt ganz an dir, wie du deine Gefühle bezeichnen möchtest. Während meiner Spaziergänge habe ich mir eingeschärft, lieber von starken *Empfindungen* zu sprechen anstatt von Schmerzen. Als mir die Weisheitszähne gezogen wurden, das war schmerzhaft. Das hier war eher wie ein richtig hartes Work-out, auf das ich allerdings durch mein ganzes Training eine angemessene Antwort hatte. Dieses Bild half mir da durch. Als ich aufstand, lief mir ein kleines Rinnsal die Beine hinunter, und im ersten Moment dachte ich, ich hätte mich eingenässt! Vielleicht hatte ich dringend auf Toilette gemusst und bin deswegen aufgewacht? Ich ging ins Bad und war sicher, ich hätte Stuhlgang, doch nichts. Dann ging ich wieder ins Bett und schlief sofort wieder ein. Doch das Ganze wiederholte sich jede Stunde. Ich war schon in den Wehen, aber mein Gehirn hat das nicht einmal registriert. Ich stand um halb sieben auf und rief meine Mutter an und sagte: ‚Heute könnte es losgehen.' Sie sagte so einen typischen Besorgte-Mutter-Spruch, wie: ‚Oh Schatz, hast du Angst? Hast du sehr schlimme Schmerzen?'

Und sofort setzte die Angst bei mir ein. Ich merkte, dass ich so etwas jetzt nicht hören wollte, und beendete rasch das Gespräch. So sehr ich sie auch liebe, hier konnte sie mir wirklich nicht helfen.

Ich zündete eine Kerze an und fing an, hin und her zu laufen. Es war alles irre intensiv. Ich konzentrierte mich auf das Kerzenlicht, und plötzlich war da dieser unwiderstehliche Drang, alle Frauen anzubeten. Und das tat ich. Ich setzte mich hin und betete zu allen Frauen, die jemals geboren hatten, dass sie kommen, mir helfen und bei mir sein sollten und mich in diesem Moment unterstützen. Und ich schwöre, der Raum füllte sich mit Frauen. Erst eine, dann noch eine, und plötzlich fühlte es sich an wie in einem überfüllten Raum.

Ich war zu der Frau geworden, die ich bei meinen Visualisierungen auf den langen Spaziergängen kreiert hatte. Die Person, die so selbstbewusst ihr Kind zur Welt brachte, war da, ich musste nur noch in sie eingehen. Als ich das tat, ließ ich die Angst hinter mir. Ich konnte meinem Körper dabei zusehen, wie er seine Arbeit machte. Ich wusste genau, was ich brauchte. Ich sagte meinem Mann, ich brauche Musik, also legte er welche auf. Eigentlich hatte ich zwischen den Wehen noch Kekse backen wollen, weil ich dachte, das Ganze würde sich eine Weile hinziehen. Ha! Ja, klar. Ich hatte mir einen Umhang herausgelegt, den ich bei der Geburt anziehen wollte, doch nein, der passte jetzt nicht und auch das andere Kleid stimmte nicht. Nichts fühlte sich richtig an. Plötzlich hatte ich überhaupt keine Klamotten mehr an. ‚Bist du dir sicher?', fragte mein Mann noch. ‚Ja, lass mich einfach nackt sein!', sagte ich. So direkt und konzentriert war ich. Wenn ich daran zurückdenke, wünsche ich mir fast, ich könnte immer so sein!

Drei Frauen aus meiner Familie kamen hinzu, und wieder war mir völlig klar, wie ich es gern haben wollte: ‚Du stehst hier, du da drüben!' Natürlich habe ich in dem Moment nicht mehr sehr deutlich gesprochen. Alles war so intensiv, dass mir nicht viel Luft zum Unterhalten blieb. Doch meine Familie kam herein und fügte sich gleich ein in die Energie und den Flow dieser Situation – natürlich erst nachdem sie über den Schock hinweggekommen waren, mich splitterfasernackt zu sehen! Normalerweise gehöre ich zu den Leuten, die ungern andere um Hilfe bitten, doch mir war klar, dass ich all diese Hilfe brauchen würde, und ich war sehr dankbar dafür. Es war einfach so schön und so überwältigend.

Um halb elf kam die Assistentin der Hebamme, und mein Muttermund war bereits acht Zentimeter geöffnet. Ich wusste genau, in welcher Haltung ich sein wollte, auf jeden Fall im Stehen, wie auch immer sich das gestalten würde. Als ich mich für die Untersuchung hinlegen musste, fühlte ich mich extrem unwohl. Ich weiß noch, wie ich dachte: ‚Bitte beeil dich damit! Diese Position geht gar nicht.' Darüber musste ich auch in Bezug auf das Krankenhaus noch einmal nachdenken: Ich kann mir vorstellen, dass, wenn du erst einmal an den Wehenschreiber angeschlossen bist und von allen möglichen Schläuchen und Gurten behindert wirst, die einem routinemäßig angelegt werden, es dann ganz schön schwer werden kann, noch die ideale Position für dich und deinen Körper zu finden.

Schweißtropfen rannen mir über den dicken Bauch, und ich sah diese Wellen kommen und gehen, und fast war es, als sei ich selbst nicht mal dabei; ein anderes Selbst, ein anderes Bewusstsein hatte sich eingeschaltet. Ich fühlte diese Kraft in mir. Ich kann es kaum beschreiben, außer dass ich das Gefühl hatte, wirklich und wahrhaftig im Moment zu sein. Als die Hebamme selbst ankam, war es schon Zeit zum Pressen. Die Assistentin ging hinauf, um etwas Öl für eine Dammmassage zu holen, doch dazu sollte es nicht mehr kommen, denn nach zwei Stößen war es vorbei. Um elf Uhr fünfundvierzig wurde meine Tochter geboren. Ich hatte einen Spiegel und konnte das Ganze sogar sehen. Mir fehlen die Worte, um zu beschreiben, was es bedeutet, das zu erleben. Für mich ist es wie ein Geschenk.

Ich musste noch etwas genäht werden, und diese paar Stiche waren eigentlich das Gemeinste – als würde man heftig gezwickt werden. Hey, *das* war schmerzhaft! Ich stand dann auf und ging duschen – völlig erschöpft. Man braucht eine Weile, um sich zu erholen. Aber ich werde niemals das Gefühl vergessen, als meine Tochter sich zum ersten Mal an mir festklammerte. Es war überwältigend, fast wie ein Wunder.

Was ich wirklich aus dieser Erfahrung mitgenommen habe, ist, dass es da noch eine ganz andere Ebene der Kommunikation und Information gibt, die durch mich hindurch und aus mir herausströmt und auf die ich vertrauen kann. Das ist das Geschenk der Mutterschaft und der Geburt. Ich erzähle den Leuten immer, dass ich quasi auf tiefster genetischer Ebene verändert wurde durch diesen Prozess und dadurch, dass ich mich dafür geöffnet habe.

Meditation für Commitment

Diese Meditation hält deine Wirbelsäule stark, damit du genug Rückgrat und Energie hast, um deine Ziele zu erreichen.

- Setz dich in der einfachen Haltung bequem auf den Boden.
- Umfasse deine Knöchel mit beiden Händen und atme ein.
- Biege die Wirbelsäule nach vorne und hebe den Brustkorb an.
- Beuge beim Ausatmen die Wirbelsäule nach hinten und halte den Kopf dabei gerade, er sollte nicht mit der Bewegung mitgehen.
- Wiederhole dies 108 Mal; das dauert ungefähr drei Minuten. Spannungen werden hierbei gelöst und Energien entlang der Wirbelsäule freigesetzt. Jeder Wirbel wird hier zum Leben erweckt. Durch diese Übung wirst du dich ruhiger und kraftvoller fühlen, bereit, alles in Angriff zu nehmen.

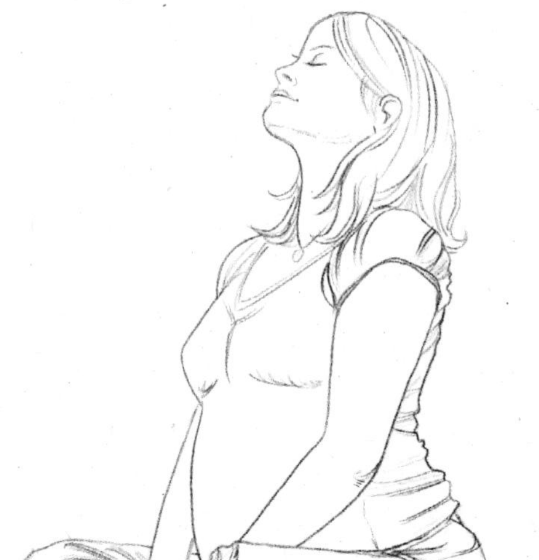

Commitment (a)

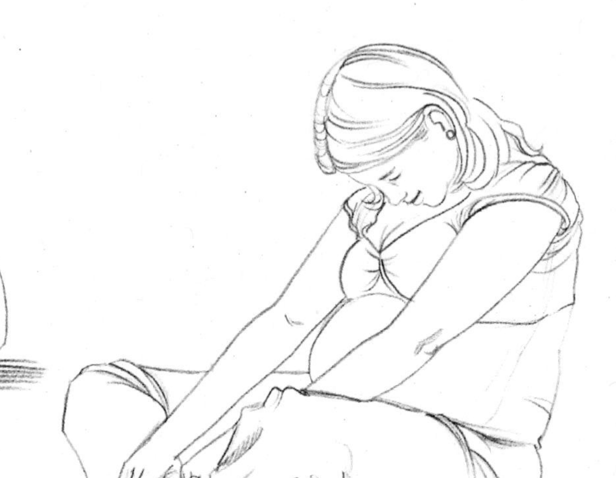

Commitment (b)

Geburt im Krankenhaus

Die meisten Frauen in den USA (und Europa) bekommen ihre Kinder im Krankenhaus, und das ist gut so, insbesondere wenn es gesundheitliche Bedenken gibt oder wenn es bei früheren Geburten Komplikationen gab, die einen erneuten medizinischen Eingriff wahrscheinlicher machen. Es ist ein echter Segen, dass uns hierzulande die besten lebensrettenden Technologien aller Zeiten zur Verfügung stehen. Dafür kann man wirklich dankbar sein, und wer sich das bewusst macht, der kann auch Ängste und Sorgen in Bezug auf die eigene Sicherheit oder die des Kindes in die richtige Perspektive rücken.

Und gleichzeitig möchte ich dich dafür sensibilisieren, dass deine Entbindung so einzigartig und persönlich sein kann, wie du es dir wünschst, auch in einem professionellen, schulmedizinischen Rahmen.

Es gibt ganz viele Auswahlmöglichkeiten, derer du dir vielleicht gar nicht bewusst warst. Wenn du dich zum Beispiel im warmen Wasser wohler fühlst, darfst du für die Geburt auch in einer Badewanne oder Dusche bleiben. Du kannst den Kopf deines Kindes berühren, wenn er auftaucht, und sogar nach unten greifen und es herausziehen! Du darfst dein Baby die ganze Zeit bei dir behalten, anstatt es gleich nach der Geburt auf die Säuglingsstation zu verabschieden. Ich kann das nur wärmstens empfehlen, da es die Bindung zwischen dir und deinem Kind stärkt und der Schock des Übergangs in diese Welt so ein wenig gemildert wird.

Bitte verstehe vor allem eins: Das medizinische Personal ist dafür da, dich bei der Arbeit zu unterstützen. Kein Arzt kann ein Kind durch den Geburtskanal bringen. Allein du machst das.

Ärzte fangen die Babys auf; du bringst das Baby auf die Welt! Mach dir klar, wer assistiert und wer die eigentliche Arbeit macht.

Die Erfahrung meiner Schülerin Ann, die ihre Tochter im Krankenhaus entbunden hat, ist ein Beispiel, von dem wir alle lernen können. „Schwanger zu werden war ein harter Kampf", sagt Ann, die im Alter von 43 Jahren mit ihrer Tochter schwanger wurde. Sechs Jahre vor dieser erfolgreichen Schwangerschaft war sie bereits schwanger gewesen, doch es sollte die erste von zwei Fehlgeburten sein. Später diagnostizierte man bei ihr Endometriose, eine schmerzhafte Entzündung der Gebärmutterschleimhaut. Nachdem sie sich dafür einer Operation unterzogen hatte, hatte sie noch eine Eileiterschwangerschaft, die ebenfalls in einem Abort endete.

„Von daher war klar, dass es zu unserer größten Herausforderung wurde, ein Kind zu bekommen!", sagt sie. „Wir konsultierten dann einen Experten für Eltern, die mit dem Thema Unfruchtbarkeit zu tun haben. Das fand ich schon etwas schräg, dass uns ausgerechnet jemand, der auf *Un*fruchtbarkeit spezialisiert ist, sagen wollte, wie man fruchtbar wird!" Die Behandlungen wirkten – Ann wurde schwanger mit einem kleinen Mädchen. Während der Schwangerschaft arbeitete sie eng mit ihrem Arzt zusammen und besichtigte ausführlich das Krankenhaus, um sich ein Bild davon zu machen, wo sie ihr Kind zur Welt bringen würde, und um zu verstehen, welche Eingriffe eventuell erfolgen könnten. Doch es gibt da ein altes Sprichwort: „Wenn du Gott zum Lachen bringen willst, erzähle ihm deine Pläne!" Nach dem Yoga am Donnerstag, eine Woche vor ihrem errechneten Termin, war Ann wieder bei ihrem Arzt für die wöchentliche Untersuchung. Ihr Arzt war besorgt; der Herzschlag des Kindes wirke ein wenig langsam. „Wir waren völlig fassungslos", erinnert sie sich.

Vor allem im Hinblick auf ihre früheren schwierigen Schwangerschaften und um auf der sicheren Seite zu sein, wurde die Entscheidung getroffen, sie noch in dieser Minute ins Krankenhaus zu bringen und die Wehen einzuleiten.

„Als ich dort ankam, war ich ziemlich verängstigt und besorgt. Eigentlich hatten wir geplant, die Entbindung so natürlich wie möglich zu gestalten, doch wir warfen all unsere Pläne über Bord. Ich war bereit für einen Kaiserschnitt oder für jede andere notwendige Maßnahme, Hauptsache meine Tochter würde gerettet. Es stellte sich dann heraus, dass wir doch eine natürliche Geburt haben konnten", sagt sie. „Ich hatte einen sehr sensiblen und geduldigen Arzt mit einem großen Erfahrungsschatz. Er hielt uns immerzu über alle Möglichkeiten auf dem Laufenden.

Über einen intravenösen Zugang wurde mir sofort synthetisches Oxytocin als Wehenauslöser verabreicht, außerdem Antibiotika, denn man hatte eine bakterielle Infektion bei mir diagnostiziert, die mitunter in der Schwangerschaft vorkommen kann. Es war nicht gerade meine Traumvorstellung, doch ich habe es einfach akzeptiert. Ich dachte: Es ist jetzt das, was es ist. Gegen die Realität anzukämpfen würde bedeuten, all meine Energie in einen sinnlosen Kampf zu stecken. Ich hatte das Gefühl, es liegt jetzt an mir, das hier zum Laufen zu bringen und diese Erfahrung wirklich meine sein zu lassen."

Dennoch, es war Anns erste Geburt. Das, gepaart mit der Angst um ihr Baby und der Überraschung, sich so plötzlich im Krankenhaus wiederzufinden, wirkte sich gegen sie aus. „Ich habe gemerkt, wie mächtig und stark ich im Innersten bin. Ja gut, sie geben dir ein Medikament, das die Wehen anregen soll, doch der Körper selbst ist noch mächtiger und kann die Wirkung wieder außer Kraft setzen. Die Dosis des Wehenmittels wurde ständig erhöht. Dann erreichten die Kontraktionen einen Höhepunkt an Intensität, jedoch nur um danach wieder völlig abzuebben. Um sechs Uhr morgens, nachdem es bereits ungefähr zwölf Stunden lang so hin- und hergegangen war, brachte der Arzt meine Fruchtblase zum Platzen, um den Prozess nochmals voranzutreiben. Also, das war kein Spaß, doch eigentlich war es eher unangenehm als schmerzhaft. Ich rechnete mit einem plötzlichen riesigen Wasserschwall, aber selbst hier dauerte es ungefähr drei Stunden, bis das Wasser ganz herausgelaufen war."

Trotz alledem war Anns Muttermund nur knapp drei Zentimeter geöffnet, und damit noch weit entfernt von den zehn Zentimetern, die das Baby brauchte, um herauszukommen. Der Arzt sagte ihr, dass, wenn er in ein paar Stunden zurückkehre und sich immer noch nichts geändert hätte, man eine OP in Betracht ziehen müsse. „Im Nachhinein, glaube ich, lag es vor allem daran, dass ich mental überhaupt noch nicht bereit für die Wehen war", sagt sie. „Meine Gemütsverfassung während dieser zwölf Stunden war eher so, dass ich gar nicht richtig mitmachte. Vielmehr ließ ich etwas mit mir machen. Ich hatte keine Ahnung, wo die Reise hinging. Es war, als ob alles, was mit mir geschah, nur von außen kam und meine Rolle eigentlich nur aus Warten und gegebenenfalls Folgen bestand. Was sich dann wirklich verschob, waren nicht die Umstände, sondern mein Gemütszustand, und zwar da, als der Arzt Folgendes sagte: „Wenn Sie bis heute Nachmittag nicht weiter vorangekommen sind, müssen wir die OP besprechen." Ich erinnere mich noch, dass, als der Arzt gegangen war, meine Geburtshelferin mit mir ins Badezimmer ging und die Tür fest hinter sich schloss. ‚Hör zu!', sagte sie, ‚jetzt vergisst du mal alles andere und konzentrierst dich allein auf das Endergebnis, nämlich den Moment, wenn du deine kleine Tochter im Arm hälst. Wenn dazu ein Kaiserschnitt nötig ist, machen wir halt einen.'

Als ich ihr so zuhörte, wurde mir klar, ja, ich will sie in meinen Armen halten und ich habe noch nicht alles versucht, um dies zu erreichen."

Ihr Mann hatte inzwischen gehört, was der Arzt gesagt hatte. Als Ann aus dem Badezimmer kam und wieder in Richtung Bett zusteuerte, sagte er zu ihr: „Steh auf, komm! Raus aus dem Bett! Wir rocken das jetzt!"

Mithilfe der Geburtshelferin und ihren Freunden verwandelte Anns Mann das Krankenhauszimmer in ein Geburtsnest. Kerzen waren im Krankenhaus nicht erlaubt, deshalb brachten sie ein paar Klemmlampen mit rosa Glühbirnen und hübschen Schirmen und sorgten so für sanftes Licht und Atmosphäre. „In diesem Moment", erinnert sie sich, „traten alle einen Schritt zurück und der Fokus lag ganz auf uns. Sie überließen uns die Bühne. Und jedem war klar, dass diese Eltern dieses Kind auf die Welt bringen würden."

Mit ihrem Ehemann, der ihren Rücken stützte und sie ermutigte, begann Ann mit langsamen Kniebeugen. Nach einem halben Tag voller medizinisch eingeleiteter Kontraktionen war es eine gewaltige Anstrengung, doch beide hielten durch. Mit einem tragbaren Soundsystem spielten sie ihre Lieblingslieder von Emmylou Harris, Van Morrison und Krishna Das, machten dazu zusammen Yoga und tanzten. Während sie tanzten, beugte Ann die Knie und wiegte sich hin und her, während ihr Ehemann sie stützte. Die Schaukelbewegung half dem Baby sanft, sich ins Becken hinabzubewegen. Die Erdanziehungskraft bringt dein Kind dahin, wo es hin soll – nämlich aus dir heraus. „Irgendwann, nach ungefähr drei Stunden, sagte ich mir, dass ich mein Möglichstes getan hatte. Mir war klar, dass meine Energie fürs Erste verbraucht war. Ich schloss meine Augen zum Gebet und sagte nur: ‚Es liegt nicht mehr in meinen Händen, Gott. Was geschehen wird, wird geschehen.' Ich hatte alles getan, zu dem ich körperlich in der Lage war, und so legte ich mich wieder ins Bett und konzentrierte mich nur darauf zu atmen und gegenwärtig zu sein. Es war, als wäre ich im Meer; eine Welle kam und ich schwamm bis hoch auf den Kamm dieser Welle, und im nächsten Moment kam eine weitere Welle auf mich zu und ich versuchte, auch diese Welle zu überstehen. Als der Arzt zurückkam und mich untersuchte, war der Muttermund auf wundersame Weise schon bei fast sieben Zentimetern. Das war der Moment, an dem ich sagte: ‚Okay, ich bin fix und fertig, her mit den Drogen! Ohne die Worte direkt auszusprechen brachte mir der Arzt auf schonende Art und Weise bei, dass ich den Point of no Return schon längst erreicht hatte; eine Periduralanästhesie (PDA) würde mir jetzt, da es schon ans Pressen ging, nichts mehr nützen. Was er mir dann verabreichte, war eine leichte Betäubung, die den heftigen Empfindungen der letzten Stunde ein wenig die Spitze nahm. Sie hielt nur kurz an, gab mir jedoch die Möglichkeit, mich ungefähr eine Stunde auszuruhen und damit wieder meine Kräfte zu sammeln.

Als der Arzt ‚Daumen hoch' gab und sagte: ‚Es geht los', reckte die Krankenschwester ihre Fäuste in die Luft und rief: ‚Yeah!' Das fühlte sich wunderbar an, so als wären wir ein Team, und alle standen mir bei. Zu diesem Zeitpunkt war es ungefähr sechs Uhr abends, und der Arzt sagte, dass ich um acht das Baby bekommen würde. Da hat er sich ein bisschen vertippt – es dauerte schon noch bis um elf. Ich brauchte auch noch mal eine ganze Weile, um eine brauchbare Position zu finden – ich versuchte es in der Hocke oder liegend auf der Seite, bis meine Geburtshelferin im Schrank des Krankenzimmers eine Geburtsstange hervorkramte, an der ich mich festhalten und sogar fast ein bisschen dranhängen konnte. Das funktionierte gut. Mein Mann stand zu meiner rechten, die Krankenschwester zu meiner linken Seite, die Geburtshelferin stand hinter mir und der Arzt hockte vor mir. Wir mussten richtig ackern. Keine Frage, es war extrem intensiv, aber man kann es da durch schaffen."

Und so brachte Ann nach 28 Stunden ohne die Hilfe einer PDA ihr gesundes und schönes Mädchen namens Halle zur Welt. „Es war eine Erfahrung, die unsere Seelen geprägt hat und die wir niemals vergessen werden", sagt sie.

Ein Baby wird so geboren, wie es geboren werden muss; zu genau der Zeit und an genau dem Ort.

Hüft- und Rücckenscchmerzen mildern

Erinnere dich daran, wie wundersam es ist, eine Frau zu sein. Kein Mann, egal wie stark oder einfühlsam oder reich oder talentiert er auch ist, kann aus seinem Inneren ein Baby hervorbringen.

- Spreize die Beine im Stehen so weit wie möglich auseinander; achte darauf, noch ein sicheres Gleichgewicht zu halten.
- Bilde einen 90-Grad-Winkel mit den Ellenbogen, die Unterarme sind dabei mehr oder weniger parallel zum Boden und zeigen in entspannter Haltung geradeaus von deiner Brust weg.
- Kreise nun die Hüften auf einer Ebene parallel zum Boden in moderatem Tempo. Versuche, einen möglichst großen Kreis hinzubekommen. Lass die Bewegung von der Hüfte aus kommen, nicht von den Knien. Halte die Knie dabei so gerade wie möglich.
- Versuche bis zu drei Minuten nach links und drei Minuten nach rechts zu kreisen.
- Diese Übung öffnet deine Hüften und gibt dir den nötigen Kampfgeist. Den alten Yogis zufolge wendete Moses selbst diese Kriya an, um sein Volk in Ägypten daraufhin zu trainieren, sich niemals als Opfer zu fühlen, sondern ihren eigenen Willen und ihre eigene Stärke zu erfahren.

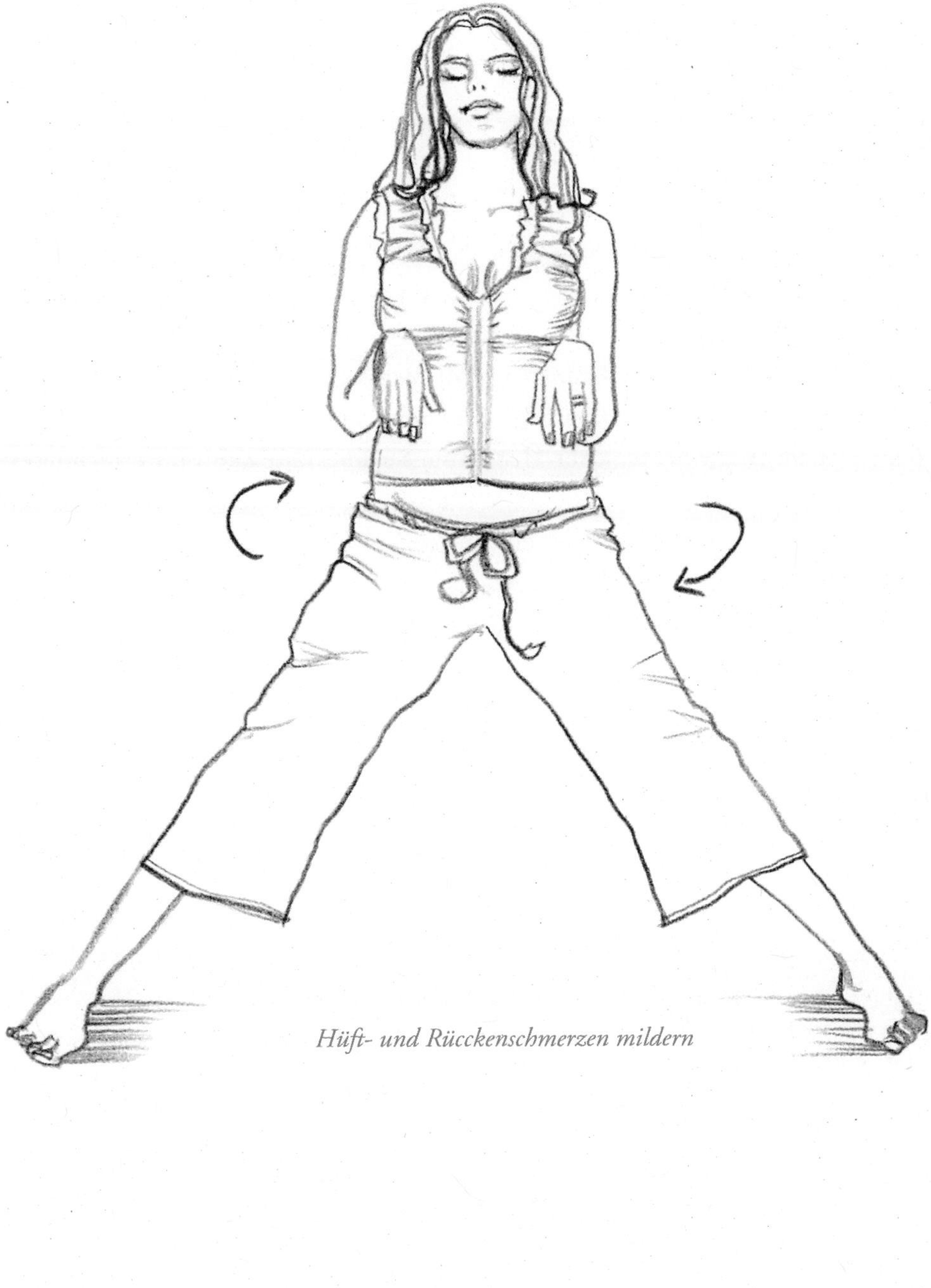

Hüft- und Rücckenschmerzen mildern

Geburt per Kaiserschnitt

Naomi kam das erste Mal zum Yoga. Zu Beginn jeder Yogastunde gehen wir einmal reihum und jede stellt sich vor. Die Frauen erzählen, wo sie entbinden, bei welchem Arzt oder welcher Hebamme sie sind und wann ihr errechneter Geburtstermin ist. Sie erzählen auch, aus welchem Stadtteil sie kommen. Wenn andere in der Nähe wohnen, können sie sich so zu täglichen Spaziergängen treffen oder eine Fahrgemeinschaft zum Yoga gründen. Dies bildet Gemeinschaften und ist für die Mütter eine tolle Möglichkeit, in einer großen Stadt neue Leute kennenzulernen und Freundschaften aufzubauen, die oft über den Yogakurs hinaus Jahre lang andauern. Als Naomi an der Reihe war, verkündete sie, dass sie im zweiten Monat schwanger sei und bereits ihren Termin für den Kaiserschnitt in einem örtlichen Krankenhaus gemacht habe. Ich fragte sie warum und vermutete körperliche Probleme, aufgrund derer eine natürliche Geburt ausgeschlossen wäre.

„Meine Mutter hat mir gesagt, das sei die beste Art und Weise, ein Kind zu kriegen", antwortete sie. „Warum sollte man sich und das Kind einem derartigen Stress aussetzen? Lass es doch einfach holen."

Äußerlich blieb ich cool, aber obwohl ich in meinem Leben wirklich schon so einiges gehört hatte, war ich doch wirklich verblüfft, wie sie über eine große Bauchoperation plauderte, als ginge es um einen Besuch beim Zahnarzt. Über die Zeit hinweg, die Naomi weiter zum Schwangerenyoga kam, erfuhr sie viele Dinge, von denen sie vorher nichts gewusst hatte. Letztendlich war die Geburt ihrer Tochter Raquel eine natürliche Spontangeburt, doch ihre Mutter rief Naomi die gesamte Schwangerschaft hindurch immer wieder aus New York an und sagte: „Das macht doch keinen Sinn!“

Der Sinn ist der: Der angemessene Einsatz von Technologie ist wichtig, sogar lebensnotwendig, aber die Technik sollte sicher nicht dazu benutzt werden, einer zutiefst menschlichen Erfahrung aus dem Weg zu gehen. Ein Kaiserschnitt, *der nicht medizinisch notwendig ist,* nimmt dir die Möglichkeit, dir eine transzendente Erfahrung zu eigen zu machen; stattdessen wirst du zur bloßen Zuschauerin eines Vorgangs, der eher der Medizinindustrie dient als dem Schutz der Gesundheit.

Kaiserschnitte gibt es schon fast so lange, wie es Geburten gibt. Schon in der griechischen Mythologie finden sich Hinweise darauf; Apollo holte Asklepios, den Begründer der religiösen Heilkunde, aus dem Bauch seiner Mutter. Alte chinesische Radierungen scheinen das Verfahren darzustellen, wie es an lebenden Frauen durchgeführt wird. Ich sage „lebend“, denn aus der Römerzeit kennt man das Verfahren als eines, das nur in den schlimmsten Fällen angewendet wurde; es war eine Notfallmaßnahme, um das Kind zu retten, wenn die Mutter bereits tot war oder im Sterben lag. Einigen Historikern zufolge soll der Begriff „Kaiserschnitt“ oder *„Caeserian section“*, wie er im Englischen heißt, daher kommen, dass das römische Recht unter dem Feldherrn Cäsar vorschrieb, dass alle Frauen, die schon todkrank zur Geburt kamen oder hochschwanger starben, aufgeschnitten werden müssten. Der Begriff könnte vom lateinischen Wort *caedere* stammen, was „schneiden“ bedeutet, sowie dem Wort *caesones,* mit dem man Säuglinge bezeichnet, die den Müttern postmortal entnommen wurden. Bis ins 16. Jahrhundert hinein wurde das Verfahren im Englischen als *„Caesarian operation“* bezeichnet; erst nachdem im Jahr 1598 der Arzt Jacques Guillimeau ein Buch über Geburtshilfe veröffentlichte, wurde damit die Bezeichnung *section* populär. Auf jeden Fall war es immer das letzte Mittel der Wahl.

Laut Statistik wird in den Vereinigten Staaten etwa jedes fünfte Kind per Kaiserschnitt geholt, das sind rund 22 Prozent aller Geburten. Weltweit wird der Kaiserschnitt heute als die „fortschrittlichere“ Art der Geburt angesehen. Berichten zufolge lehnen Frauen in Brasilien vaginale Geburten als primitiv ab – das sie als unvorhersehbar gelten und schwierig zu planen sind. Es geht hier um reine Bequemlichkeit. Ärzte können die Entbindungen dann so einplanen, dass sie gut in einen normalen Arbeitstag passen. Die Gerüchte darüber, dass eine natürliche Geburt das Sexleben ruiniere, lassen die Rate ebenfalls in die Höhe schnellen. Die Nationale Krankenversicherungsgesellschaft in Südkorea berichtet, dass 43 Prozent aller dort geborenen Kinder via Kaiserschnitt auf die Welt kommen. Ein hoher Pflegestandard wird da gleichgesetzt mit höheren Preisen, und Kaiserschnitte sind teurer. In diesem Land sind die Kosten mindestens doppelt so hoch wie bei vaginalen Geburten.

Keine Frage: Bei Komplikationen kann ein Kaiserschnitt ein wahrer Segen sein, wenn nicht DIE lebensrettende Maßnahme für Mutter und Kind. Viele Frauen, die in meine Yogakurse kommen, hatten bei ihren früheren Entbindungen einen Kaiserschnitt aus zahlreichen notwendigen Gründen. Manche haben hinterher Schuldgefühle oder das Gefühl, etwas verpasst zu haben. Sie bedauern, dass ihre Babys nicht gleich nach der Geburt bei ihnen bleiben durften, sondern auf die Säuglingsstation gebracht wurden, da Babys normalerweise nicht im Aufwachraum der Chirurgie erlaubt sind. Selbst wenn es so ablaufen sollte, zerbrich dir nicht zu lange den Kopf darüber. Ihr seid weit mehr als nur physisch mit euren Kindern verbunden, die aus euren Körpern heraus entstehen. Nur weil ihr körperlich gerade nicht mit euren Babys zusammen sein könnt, heißt das noch lange nicht, dass ihr sie nicht mental und emotional mit eurem weißen, heilenden Licht umgeben könnt, das ihr auf diese kleine Seele richtet. Dieses Licht wird eure Babys umhüllen und sie begleiten, bis sie wieder in euren Armen liegen. Ihr seid für alle Zeiten miteinander verbunden. Um die ewige Verbindung aufrechtzuerhalten, sollte, wenn möglich, der Vater des Neugeborenen stets bei ihm bleiben.

Das Wichtigste beim Thema Entbindung ist wohl, dass du dir über alle Auswahlmöglichkeiten bewusst bist, die zu dem Moment führen, an dem dein Kind in deinen Armen liegt. Es gibt keine Garantie für gar nichts. Fabienne, deren Geschichte von ihrer Feier am 120. Tag du bereits gelesen hast, war eine der fröhlichsten schwangeren Frauen, die ich je kennengelernt habe. Während der Schwangerschaft machte sie eigentlich alles „richtig" – sie tanzte, sie sang, sie las Gedichte, sie machte jeden Tag Yoga, sie ernährte sich gesund, sie meditierte regelmäßig und vor allem wollte sie eine natürliche Spontangeburt ohne den Einsatz von Medikamenten. Doch unter den Wehen entschieden sie und ihr Mann sich für einen Kaiserschnitt, denn im Verlauf war es zu unvorhergesehenen Komplikationen gekommen. Fabienne und ihr Mann hätten die Situation abwarten können, um zu sehen, ob eine vaginale Geburt doch noch möglich ist, aber beide fühlten sich mit der Option eines Kaiserschnitts wohler und sicherer.

Als ich erfuhr, dass Fabienne einen Kaiserschnitt hatte, war ich zuerst zugegebenermaßen ziemlich durcheinander und wütend auf Gott. „Warum, Gott?", fragte ich. „Was hat ausgerechnet SIE denn nun falsch gemacht? Das ist einfach kein guter Deal. Was soll das?"

Tja, Gott beantwortet alle deine Fragen, du weißt nur nicht, wann, wo oder wie. Später an diesem Tag war ich gerade nach meiner täglichen Schwimmrunde in der Umkleidekabine, als ich einer Frau begegnete, die vor nunmehr elf Jahren einen Yogakurs für Schwangere bei uns mitgemacht hatte. Sie kam zu mir und wir plauderten ein bisschen. Ich fragte sie, wie es ihrem Sohn gehe. „Er fordert mich immer wieder ganz schön heraus. Er ist sehr smart und extrem dickköpfig. Ich hätte es wissen müssen in Anbetracht der Tatsache, wie schwierig schon seine Geburt war. *Von der ersten Minute an war er der Chef seiner Geburt.* Mein jüngster Sohn ist dagegen total entspannt, und du weißt ja, dass er bei der Geburt geradezu aus mir herausgesprungen ist."

Während ich zuhörte, sprach ich innerlich ein kleines Gebet: „Danke Gott, dass du mich wieder daran erinnert hast." Du kannst dir bis zum Sankt Nimmerleinstag den Kopf darüber zerbrechen, was gewesen wäre, wenn – Wenn ich den Arzt gewechselt hätte? Wenn ich zu Hause entbunden hätte? Wenn ich diese Diät-Cola nicht getrunken hätte? Das ist nicht die Wirklichkeit, das ist ein Verhaftetsein in der irrigen Annahme, alles und jeden kontrollieren zu können. Das Einzige, was du mit Sicherheit wissen kannst, ist, dass Kinder so auf die Welt kommen, wie sie auf die Welt kommen sollen. Oder wie meine ehemalige Schülerin es so schön ausdrückte, sie alle die Chefs und Chefinnen ihrer eigenen Geburt sind.

Dieser Brief, in dem mir Jerri, eine liebe Schülerin, von ihren Erfahrungen bei der Geburt ihres zweiten Kindes berichtete, verdeutlicht diesen Punkt auf ganz wunderbare Weise.

Jerri schreibt:

Es ist schon lustig, wie sich die Dinge manchmal entwickeln. Da ich keinen weiteren Kaiserschnitt wollte, habe ich ausschließlich das Gegenteil visualisiert: eine vaginale Geburt. Aber nach acht Stunden im Krankenhaus und angesichts der eigenartigen Konstruktion meines Beckens (ich erspare dir die schmutzigen Details) waren sich meine Hebamme und mein Mann einig, dass ein Kaiserschnitt angebracht sei. Ich rief: „Nein!", und so ließen sie mich noch ein paar weitere Stunden Wehen abarbeiten. Aber mein gutes altes Becken konnte sich einfach nicht über die Gesetze der Physik hinwegsetzen. Und obwohl die ersten 24 Stunden nach dem Kaiserschnitt der absolute Horror waren, kann ich nicht anders, als das zu sehen, was da ist, anstatt das zu sehen, was nicht war oder ist. Ich habe eine wunderschöne Tochter und bin auch jetzt wieder dankbar dafür, dass ich eine der angesehensten und ehrenwertesten Positionen der Welt innehabe: Ich bin Mutter geworden. Egal ob Spontangeburt, Kaiserschnitt oder Adoption, alles, was nach diesem Moment kommt, ist es doch, was dem Wort „Mutter" die wahre Bedeutung verleiht.

Mutter sein. Obwohl ich schon seit vier Jahren Mutter meiner ersten Tochter bin, lerne ich immer noch dazu, was das eigentlich alles beinhaltet. Ich versuche mich jeden Tag daran zu erinnern, dass es darum geht, das anzuerkennen und wertzuschätzen, was ich meinen Kindern mitgeben kann. Die Mutter, die mit dem von Koliken geplagten Baby wunderbar umgehen kann, kann dies möglicherweise nicht so gut mit den Wutanfällen des Kleinkinds. Und die Mutter, der beim müden und jammernden Vorschulkind ziemlich schnell der Geduldsfaden reißt (ich), könnte beim Töpfchentraining die Ruhe in Person sein. Manchmal sind unsere größte Stärke und unsere größte Schwäche doch wie die zwei Seiten einer Medaille. Ich lerne, die Geschenke zu feiern, die ich als Mutter mitbringe. Auch hier gilt es immer wieder zu sehen, was da ist, statt was fehlt. Ich sehe nicht die kleinen falschen Dinge, sondern die Liebe. Da ist eine solche Liebe.

Frohe Mutterschaft,
Jerri

Meditation für Gesundheit von Kopf bis Fuß

Yogis nutzen die folgende Meditation, um gesunde Prozesse in jedem Organ des Körpers anzuregen. Diese Atemübung und Armrotation wirken aktivierend und stimulierend auf alle Organe, einschließlich des Gehirns:

- Setze dich in die einfache Haltung und strecke die Arme zu den Seiten aus, parallel zum Boden und mit durchgedrückten geraden Ellenbogen. Die Handflächen zeigen in Richtung Boden.
- Drücke nun mit den Daumen jeder Hand auf die kleine Mulde unterhalb des kleinen Fingers und schließe darüber die anderen Finger zur Faust. Halte die Ellenbogen gerade, während du die Arme und Fäuste nun in einer rückwärts gerichteten Bewegung kreisen lässt. Der Durchmesser dieses Kreises beträgt ungefähr 45 Zentimeter.
- Atme wie eine Kobra mit zischendem Atem durch die Nase. Mach das drei Minuten lang.

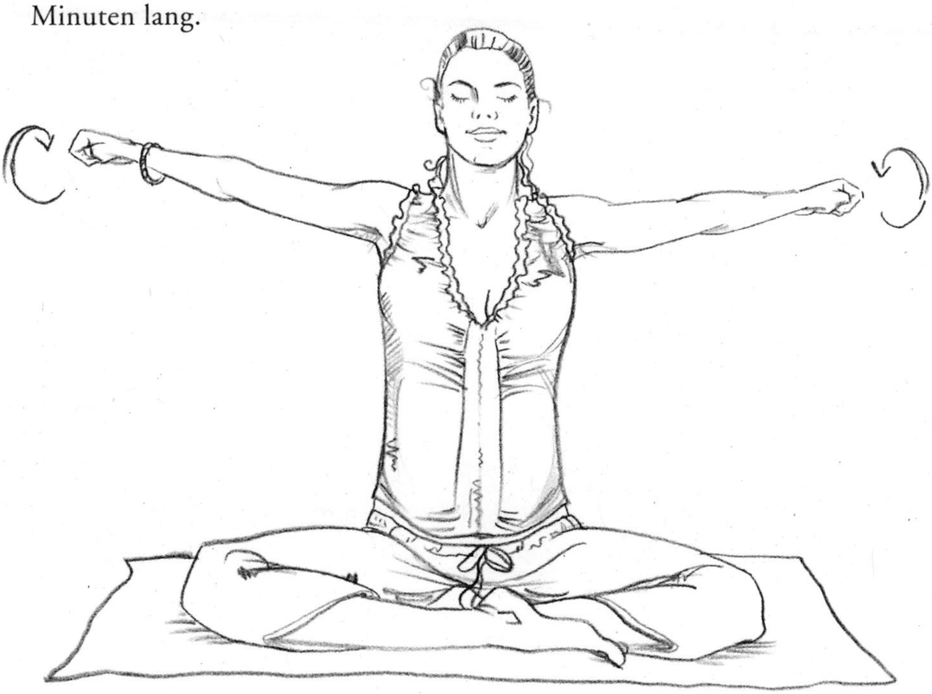

Gesundheit von Kopf bis Fuß

Was man bei einer PDA bedenken sollte

Holly kam in den Yogakurs, als sie im dritten Monat mit ihrem zweiten Kind schwanger war, und sie war überrascht, als sie Geschichten von anderen Frauen aus dem Kurs hörte, die ohne Betäubung entbunden hatten. Bei der Geburt ihres ersten Kindes hatte man Holly gleich nach der Einweisung ins Krankenhaus eine Periduralanästhesie (PDA) gegeben, und sie hatte gedacht, dass dies ein notwendiges Standardverfahren sei. „Man hat mich nicht gefragt, ob ich eine wollte", sagte sie im Kurs, „und ich dachte, wenn sie mir eine PDA geben, wird sie ja wohl nötig sein."

In den letzten fünfzig Jahren ist die Periduralanästhesie zu einem typischen – ich sage absichtlich nicht normalen – Teil der Krankenhauserfahrung geworden. Sobald diese Anästhesie im unteren Teil der Wirbelsäule ins Rückenmark injiziert wird, betäubt sie die Empfindungen vom Rumpf abwärts bis zum Schambein. Bitte verstehe dabei Folgendes: Es klingt zwar erst einmal nach einer guten Sache, doch muss man immer auch Abstriche machen. Wie sagt man doch? Es gibt nichts umsonst!

Die PDA ist ein wahrer Segen für Mütter, die einen Kaiserschnitt brauchen, denn so können sie währenddessen wach und aufmerksam bleiben, und sie haben trotz des großen Eingriffs keinerlei Schmerzen. Meine Kollegin bei den Geburtsvorbereitungskursen, Davi Kaur, meint zudem, dass eine PDA nützlich sein kann für Frauen, die in der Vergangenheit sexuellen Missbrauch erlebt haben und denen es schwerfällt, sich auf die an der Geburt beteiligten

Körperbereiche einzulassen. Die PDA kann Empfindungen blockieren, die für eine Frau, deren Sexualität und Weiblichkeit missbraucht wurde, eventuell überwältigend sein könnten, und ermöglicht ihr damit, das Kind so natürlich wie möglich zu entbinden und von Anfang an eine Bindung zum Kind aufzubauen. Hypnotherapie und Meditation während der Schwangerschaft können ebenfalls dabei helfen, alte Verletzungen zu heilen und loszulassen.

Wenn du mit den Wehen umgehen kannst und der Geburtsverlauf weitestgehend normal ist, solltest du bedenken, dass du vermutlich gar keine PDA brauchst und dass die Risiken einer PDA größer sind als der vorübergehende Nutzen. Sprich deinen Arzt bzw. deine Ärztin am besten schon jetzt darauf an und nicht erst, wenn die Wehen losgehen. Halte Ausschau nach evidenzbasierter Medizin; man sollte dazu wissen, dass es in der Geburtshilfe eine lange Tradition der Medizin gibt, die auf Meinungen basiert. Es ist hilfreich, das zu wissen.

Über folgende Dinge sollte man einmal nachdenken. Eine PDA beeinträchtigt die körpereigene Produktion von für die Geburt relevanten Hormonen und Neurotransmittern und kann damit die Geburt insgesamt verlangsamen. Kommen die Wehen nun seltener, verabreichen die Ärzte synthetisches Oxytocin, quasi als Starthilfe für einen Prozess, den der Körper eigentlich ganz allein bewerkstelligen könnte. Das synthetische Oxytocin hat eine intensivierende Wirkung auf die Kontraktionen. Das heißt, wenn die Wirkung der PDA nachlässt, bist du heftigen Kontraktionen ausgesetzt und hast dabei keine natürlichen, körpereigenen Opiate mehr zur Verfügung, die die Schmerzen lindern können. Dein Körper wird sich davon erholen, ebenso wie von den Rückenschmerzen, die vom Einstich der großen Nadel in die Wirbelsäule herrühren, und von der Belastung der Bänder und Muskeln, die auftreten können, wenn ein Teil deines Körpers, den du nicht fühlen kannst, an Wehenarbeit beteiligt ist.

Was mich jedoch am meisten beschäftigt, ist eine Sache, die nicht in Zahlen ausgedrückt oder sonst wie vermessen werden kann. Eine PDA betäubt Empfindungen, sie kann jedoch auch Emotionen betäuben. Hast du vielleicht selbst schon einmal ein Narkosemittel bekommen? Es gibt dir ein Gefühl der Distanziertheit; man fühlt sich vielmehr wie eine Beobachterin, statt selbst teilzunehmen. Dasselbe passiert, wenn der Mutter und dem Kind während des Geburtsprozesses Betäubungsmittel verabreicht werden. Einige Berichte deuten darauf hin, dass Säuglinge, deren Mütter eine PDA hatten, erst nach längerer Zeit nach der Brust suchen, als Babys deren Mütter keine PDA hatten – was auch irgendwie logisch ist; sie kommen ja bereits mit der Droge im System auf die Welt. Der französische Arzt und Geburtshelfer Michel Odent hat festgestellt, dass die Medikamente den Augenkontakt zwischen Mutter und Kind stören, der für die Bindung von entscheidender Bedeutung ist. Bei einem Experiment mit Schafen stellten Forscher fest, dass Mutterschafe, denen man eine PDA gegeben hatte, völlig desinteressiert an ihren Lämmern waren und sich nicht weiter um sie kümmerten. Ein Blick in die Augen deines neugeborenen Kindes bewirkt, dass dein Körper vom „Liebeshormon" Oxytocin nur so überschwemmt wird. Wenn du von irgendetwas high werden willst, sei lieber high von der unglaublichen, unbeschreiblichen Liebe, die du für dein Kind empfindest und die alle anderen Gefühle verfliegen lässt.

Ich muss an Holly denken und daran, dass sie vom Arzt automatisch eine PDA bekam, als sie ins Krankenhaus kam. Natürlich ist es logisch, dass Mütter, die ihre unermessliche Größe bisher nicht erfahren haben, so etwas haben wollen. Wenn wir nicht wissen, wie wir mit Schmerzen umgehen sollen, laufen wir davor weg. Das Konzept, dass manche Arten von Schmerzen durchaus nützlich sein können, ist unserer Kultur völlig fremd. Wenn du keine Techniken hast, mit normalen Schmerzen oder selbst nur mit unbehaglichen Gefühlen fertigzuwerden, dann denkst du ganz bestimmt, dass etwas nicht stimmt. So vieles ist möglich, wenn du dir jetzt die Zeit nimmst und dir ein paar Hilfsmittel zusammensuchst, mit denen du deinen Körper und die Kraft deines Geistes kennenlernen kannst. Schmerzen können wirklich umgewandelt werden in Empfindungen. Die Geburt ist eine transzendente Erfahrung. Eine Geburt ohne Drogen durchzustehen kann in der Mutter ein neues Gefühl von Stärke und Kraft entfachen, von dem sie nie etwas geahnt hatte, und dieses Gefühl von Power und Selbstwirksamkeit hat auch einen Einfluss darauf, wie wir zukünftige Herausforderungen angehen. Wenn wir uns für unsere Geburtserfahrung verantwortlich fühlen, können wir selbstbewusster in das Leben als Mutter gehen und Entscheidungen treffen, die im besten Interesse unserer Kinder sind, selbst wenn diese Entscheidung dem Rest der Gesellschaft gegen den Strich geht. Finde heraus, wozu Geist und Körper in der Lage sind.

Es wird besser für dein Baby sein und es wird besser für dich sein. Ich weiß es für mich selbst und sehe es Jahr für Jahr bei den neuen Müttern. Nachdem ich selbst in den 1960er Jahren lange Zeit „breit“ gewesen war, betete ich zu Gott, dass meine Tochter nicht so werden würde. Das ist einer der vielen Gründe, warum ich mich für eine ganz natürliche Geburt entschieden habe. Und ich wurde belohnt mit einer klaren, herzlichen, besonnenen jungen Frau, die stark und voller Selbstvertrauen ist.

Alex, eine Schauspielerin, brachte im Krankenhaus ein hübsches kleines Mädchen zur Welt. Die Wehen dauerten lang, es war ihr erstes Kind, und die Ärzte schlugen eine PDA vor. Sie lehnte ab und erfand stattdessen ihr eigenes Schmerzmittel: Mit einer Hand rieb sie den Rücken ihres Mannes, der neben ihr stand, sodass sie auf seine feste Stärke zurückgreifen könnte, und mit der anderen Hand streckte sie sie den Arm gerade aus und machte mit dem Daumen kreisende Bewegungen; eine Übung die wir im Yoga immer machen, um Ängste zu vertreiben und durch alles, was vor uns liegt, hindurchzugehen. Sie schloss die Augen und richtete sie innerlich auf den Punkt zwischen den Augenbrauen, das Dritte Auge, aus. Bei jedem Einatmen wiederholte sie die heilige Silbe „Sat“, bei jedem Ausatmen „Nam“.

Wenn für dich die Zeit kommt, eine PDA in Erwägung zu ziehen, wäge alle potenziellen Vorteile und Risiken gut ab und wende sie an auf deine eigenen Umstände. Wenn du deine Energie dafür einsetzt, ganz präsent zu bleiben, wird alles funktionieren.

Deinen eigenen Raum für die Geburt einnehmen

Kegelübungen können dir dabei helfen, dir den Raum in deinem Körper zu eigen zu machen, aus dem du gebären wirst: Unterbrich beim Wasserlassen den Urinstrahl ungefähr vier bis acht Mal; so kannst du die Muskeln des Geburtskanals isoliert von den Bauchmuskeln und dem Schließmuskel fühlen.

Diese Meditation hilft dir, durch die Angst hindurchzugehen, wenn sie dich zu überwältigen droht:

- Setze dich mit geschlossenen Augen in die einfache Haltung und strecke die Arme seitlich und parallel zum Boden aus.
- Schließe die Hände; jedoch nur so weit, dass die Fingerspitzen an der Basis der Handflächen aufliegen. Die Daumen zeigen nach oben.
- Halte die Wirbelsäule gerade und das Kinn leicht eingezogen.
- Atme ein und beginne deine Hände um deine Handgelenke zu drehen, wobei die Daumen einen ganzen Kreis vollführen, nach oben und hinten und nach unten und wieder nach hinten.
- Bleibe fest und stark bis in die Fingerspitzen und fahre sieben bis acht Minuten lang fort. Atme kraftvoll. Du kannst auch gern mit drei Minuten anfangen. Die Kraft des Furchtlosigkeit wird dich erreichen!

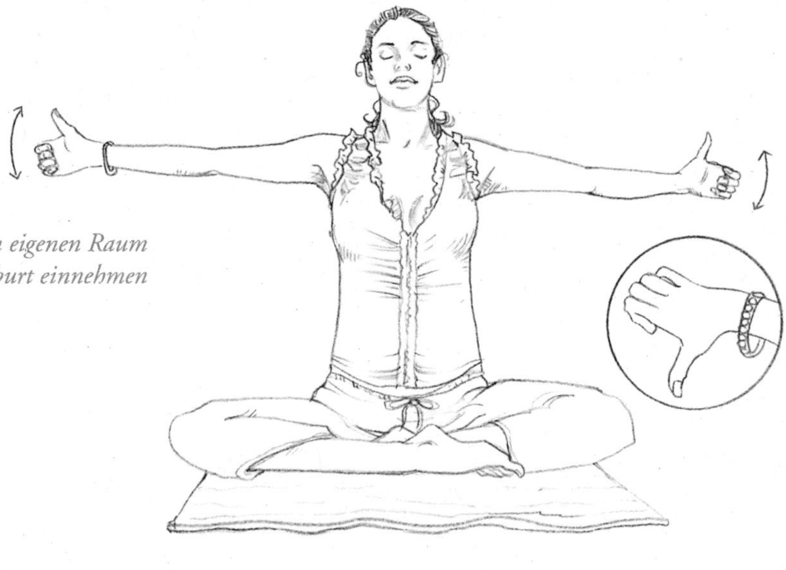

Deinen eigenen Raum für die Geburt einnehmen

Geburt im Wasser

Die griechische Liebesgöttin Aphrodite wurde aus dem Meer geboren. Sie erhob sich aus der Brandung, als sie auf die glatte sandige Küste traf. Dieses Bild erinnert mich immer wieder daran, dass unsere natürliche weibliche Kraft im Grunde wie die Kraft des Wassers ist, nachgiebig und dennoch schonungslos. Die Mutterschaft wird vom Sternzeichen Krebs, einem Wasserzeichen, beherrscht. Sein Herrscherplanet ist der Mond, der die Gezeiten der weiten Meere ebenso steuert wie die Hochs und Tiefs unserer Gefühlslandschaft.

Kein Wunder also, dass dieses weibliche Element des Wassers ein perfektes Medium für die Geburt ist. Das gilt, egal ob du nun in das warme Wasser eines Bades eintauchst; du zur Linderung von Wehen- und Muskelschmerzen lieber den Druck des warmen Duschstrahls auf dem unteren Rücken anwendest; ob du dich der kleinen, aber wachsenden Minderheit von Paaren anschließt, die Geburtswannen verwenden, oder ob du gar zu den Pionierinnen gehören willst, die ihre Babys im Meer zwischen Delfinen zur Welt bringen. Ich wurde unter einem Wasserzeichen geboren, Fische. Allein wenn ich an Wasser denke oder den Klang von Wasser höre, fühle ich mich gut. Hätte ich damals, Mitte der 1980er Jahre, schon gewusst, dass man sein Kind auch im Wasser bekommen kann, ich hätte es sofort getan!

Der schon erwähnte französische Geburtshelfer und Forscher Michel Odent war einer der ersten Befürworter der Wassergeburt und pries sie als die ultimative sanfte Einführung eines Babys in die Welt. Immerhin hat das Baby gerade die letzten neun Monate in einem Meer aus Fruchtwasser verbracht und ist die ganze Zeit über sicher mit der Plazenta verbunden. Es macht also durchaus Sinn, wenn sein erster Kontakt mit der Welt das vertraute Schweben im warmen Wasser ist – im Gegensatz zu kalter Luft. Das Wasser ist unser wichtigstes Element, und nicht nur unser eigener Körper besteht zu über 70 Prozent aus Wasser, sondern auch unser gesamter Planet.

In Russland, wo die Kindersterblichkeit in Krankenhäusern hoch ist und die Krankenhausversorgung als äußerst prekär gilt, gibt es eine Bewegung unter Frauen, die damit begonnen haben, ihre Kinder im Schwarzen Meer zur Welt zu bringen. Bei unseren Paarkursen zeige ich Videos davon, und wie jede und jeder im Raum bin auch ich immer wieder fasziniert von der unglaublichen Schönheit eines Kindes, das die flüssige Welt des Mutterleibs verlässt, um von seiner Mutter in die Arme geschlossen zu werden. Das Erstaunliche ist, dass die Gesichter der Babys, wenn sie in das Wasser eingehen, weder überrascht noch zerknautscht aussehen, sind sie ja doch in der einzigen Landschaft gelandet, die sie je gekannt haben.

Die Vorteile für dich sind genauso groß. Stell dir vor, wie du dich im Wasser völlig schwerelos fühlst, wie deine Haut vom Wasser massiert wird, wie Blut und Flüssigkeiten der Geburt vom Wasser abgewaschen werden.

Das Herz öffnen

Diese Meditation wird dein Herz und dein Bewusstsein öffnen für neue Konzepte, neue Möglichkeiten und für die Freiheit:

- Setze dich in die einfache Haltung, lege deine Hände in Gyan-Mudra und drücke die Zeigefinger auf die Daumen.
- Bewege deine Arme so, als wolltest du im Schmetterlingsstil schwimmen. Ein Schmetterlingsschlag bedeutet, dass beide Arme gestreckt sind und sie gleichzeitig nach hinten in einem vollen Kreis über den Kopf und wieder nach vorne bewegt werden; die hohlen Handflächen ziehen dabei durchs Wasser. Dies öffnet das Herz, die Lunge, das Zwerchfell, das Immun- und das Drüsensystem.
- Atme drei bis fünf Minuten tief und gleichmäßig durch die Nase.

Deine Seele stärken

Stell dir deine Schwangerschaft wie ein Bootcamp, also ein Trainingslager, für deine Seele vor, eine Zeit, in der du dich fit machst für die bevorstehende Herausforderung in Form von Wehen sowie für die Dauer-Herausforderung, nämlich das Muttersein an sich. Der Unterschied zwischen einem militärischen Bootcamp und einem Schwangerschafts-Bootcamp besteht darin, dass du dich bei dem einen auf Widerstand (also Krieg) und beim anderen auf Hingabe (also Liebe) vorbereitest. Wenn du dir eine Geburt wünschst, die jenseits von PDA und Narkose stattfindet, wenn du eine Geburt wünschst, bei der du ganz gegenwärtig sein kannst, dann musst du deinen Körper und Geist wie neu kartieren. Angst haben alle; das ist nicht wirklich originell. Die Frage ist doch, was willst du dagegen tun? Das gilt es herauszufinden.

Eins ist wohl klar: Die Wehen sind eine Herausforderung. Es ist harte Arbeit. In Indien sagen die Leute, dass, während ein Mann mit Schwert und Speer im Freien kämpfe, eine Frau dies im Dunkeln hinter verschlossenen Türen tue.

Ich habe da so eine Vermutung, was uns während der Wehen wirklich im Wege steht: die Tatsache, dass wir zu einem Zeitpunkt schwanger werden, an dem wir bereits über Jahre und Jahrzehnte hinweg unsere geistigen und körperlichen Gewohnheiten entwickelt und gefestigt haben. Was war bisher das Schwierigste, mit dem du jemals konfrontiert warst? Wie hat dein Verstand darauf reagiert? Bist du abgehauen? Hast du geheult? Bist du ausgerastet? Bist du wütend geworden? Alles zusammen? Du musst für dich erforschen, wie dein Verstand auf Herausforderungen im alltäglichen Leben üblicherweise reagiert, *denn eine Geburt ist das Leben unter dem Vergrößerungsglas*. Es ist einfach so.

Ein Kind zu gebären ist, wie den Mount Everest zu besteigen. Zum einen brauchst du einen Führer, dem du vertraust und der den Weg kennt, und zum anderen musst du selbst in guter Verfassung sein. Es gibt da keinen Geheimweg und nicht die Zauberposition, die dich durch die Wehen bringt, denn jede Frau erlebt es anders. Es gibt jedoch einen Zauber, und der liegt in der Fähigkeit einer Frau, sich voll und ganz auf etwas auszurichten. Im altertümlichen Asien sagte man: „Ein konzentrierter Geist kann Stahl durchschneiden." Denk doch nur mal an den Kampfkünstler, der mit einem Handkantenschlag einen ganzen Stapel Backsteine kaputtschlägt. Wenn du nicht daran arbeitest, auch einen solchen Fokus zu entwickeln, dann kann der Verstand leicht die Flucht ergreifen, so wie ein Pferd, das entscheidet, schnellstens zurück in den Stall zu galoppieren.

Wenn man in den Wehen liegt und keine Ahnung von der Weite des eigenen Geistes hat, dann kann man es wirklich mit der Angst zu tun kriegen. Man muss seine Weite, seine Größe, selbst erfahren haben, bevor man darauf zurückgreifen kann, genauso wie ein Tennisspieler erst trainieren muss, bevor er in Wimbledon mitspielen kann. Verlass dich nicht allein auf deinen Verstand, um dich da durchzubringen – es wird nicht reichen. Du kannst ein Kind nicht mit dem Intellekt zur Welt bringen. Entweder bist du das Opfer, die Gefangene deines Verstandes, oder du bist die Herrscherin darüber. Die Herrscherin sein, das ist das Großartige an den Wegen und der Sieg über sie.

Mutter zu werden hat viel von dem, was ein Marathonläufer tut oder eine olympische Eisschnellläuferin, denn das, was sie tun, findet nicht nur auf der körperlichen, sondern auch auf einer mentalen und emotionalen Ebene statt. Wenn du dir vornimmst, diese drei Aspekte deines Wesens in die bestmögliche Verfassung zu bringen, dann wird das deinem Geist Flügel verleihen.

Denk daran: *Nie zuvor warst du stärker als jetzt*. Nie intuitiver, nie flexibler. Unsere Kultur hat in den vergangenen hundert Jahren im technischen Bereich einige gigantische Sprünge gemacht, doch zu oft hat dies dazu geführt, unsere Seele, unseren Verstand und unsere Körper zu schwächen. Früher haben wir

Holz gehackt, wenn wir Brennstoff brauchten, um es im Winter warm zu haben; heute müssen wir nur an einem Rädchen drehen und schon wird es auf wundersame Weise warm, selbst wenn vor der Haustür ein Schneesturm tobt. Mögen unsere Schwangerschaften die Zeit sein für uns, in der wir unsere Kraft wieder zurückholen und uns wieder daran erinnern, wer wir sind: Teil einer langen, goldenen Abstammungslinie von Frauen, die über Jahrtausende hinweg die Kraft hatten, zu überleben und zu gedeihen. Wir sind stark, wir sind Frauen!

Die Definition von Disziplin lautet: „ein Training, das Selbstbeherrschung und Charakter entwickelt". Wende diese Disziplin jetzt an, da du schwanger bist, und sie wird dich durch die Wehen und in die Elternschaft führen. Es ist die Verantwortung und ein Geschenk von uns Eltern, unsere Kinder zu lehren, wie sie mit Selbstdisziplin aufwachsen. Wenn sie das verinnerlicht haben, müssen sie nicht nach Stärke und Lösungen im Außen suchen. Diese Disziplin ist jetzt in dir; du bist Sat Nam, Wahrheit *ist* deine Identität.

Wir müssen flexibel sein, um viel Raum in unseren Gedanken, unseren Körpern und unserem Geist zu schaffen, genau das also, was nötig ist, um ein Baby wachsen zu lassen. Dehne deinen Körper niemals so weit, dass du dich selbst verletzt, aber dehne deinen Geist und deine Seele weiter aus, als du es jemals für möglich gehalten hast, denn genau das fordert die Geburt und dein Leben als Mutter von dir ein. Und diese Dehnung geht bis ins Unendliche.

In den 1960er Jahren, als ich mit dem Yoga anfing, war es total angesagt, Frauen *chicks*, also „Hühner", zu nennen. Ja, wir bezeichneten uns sogar selbst als „Hühner"! Als ich anfing, Kundalini Yoga und Meditation zu lernen, ermahnte unser Lehrer Yogi Bhajan uns immer wieder: „Ihr seid keine Hühner! Ihr seid Adler, ihr könnt fliegen!" Und das tun wir.

Meditation, um verborgene Kräfte freizusetzen

Je furchtloser du bist, desto stärker kann sich dein Potenzial entfalten. Mit dieser Meditation wird das Universum zu deiner Mutter und du zu ihrem Kind. Rufe nach ihr, und sie wird dir zu Hilfe eilen:

- Setze dich in die einfache Haltung, die Hände sind direkt vor deinem Herzen zu einer Schale geformt.
- Schaue in deine Hände, wobei die Augen nur zu einem Zehntel geöffnet sind.
- Atme tief ein und singe ein langes, gleichmäßiges „Maaaaaa“. Das ist der uralte Klang für die schöpferische, nährende Kraft des Universums.
- Höre diesen Klang durch die hohlen Handflächen.
- Fahre elf Minuten lang fort.

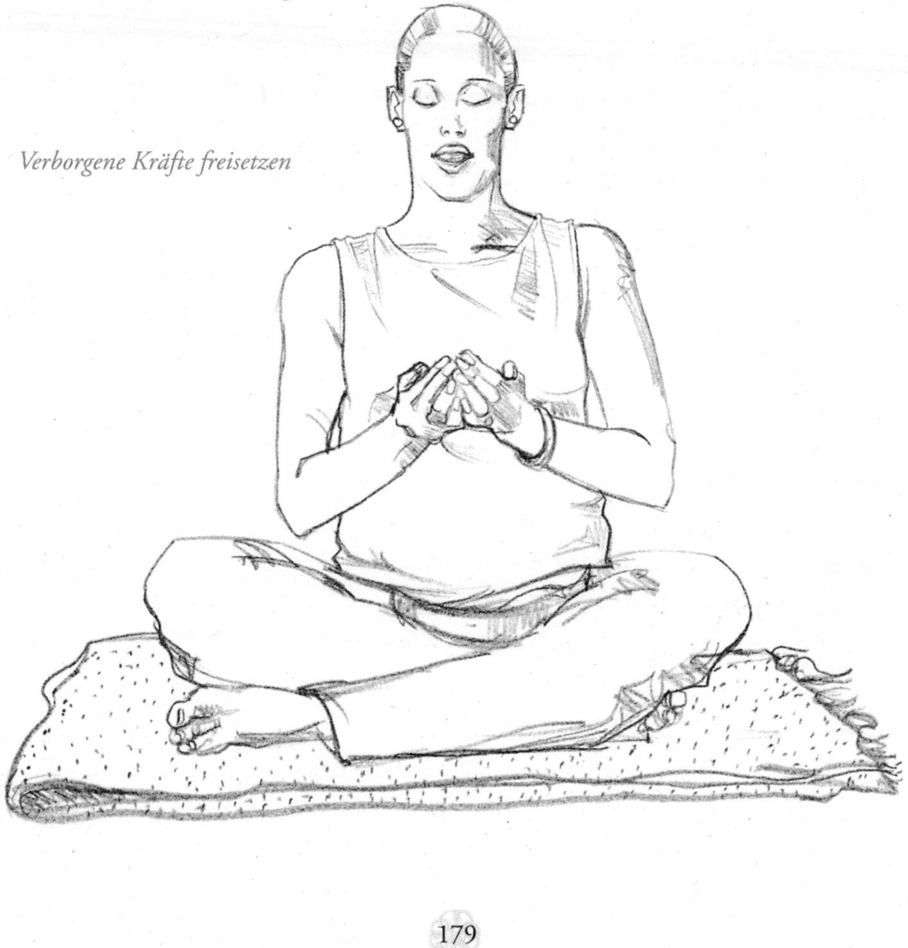

Verborgene Kräfte freisetzen

Von deinen Träumen lernen

„Am Anfang war der Traum!“
John O'Donohue

Du musst einen Traum haben. Hoffnung allein reicht nicht. Wenn du jetzt nicht träumen kannst, sitzt vermutlich irgendwo in dir eine Angst. Diese Angst wirkt wie ein Schleier, der dein Licht, dein Wunder und Mysterium nicht durchscheinen lässt. Auch die Geschichte der kleinen Seele in dir könnte eine Blockade haben, sodass du einfach nicht ermessen kannst, wie sie herauskommen und sich in der Welt manifestieren wird.

Oft sind die Träume, die wir jetzt träumen, wichtig, selbst wenn sich ihre Bedeutung vielleicht viel später offenbart und erst dann alles einen Sinn ergibt. Ich muss an die schöne klassische Geschichte der indischen Königin Maya denken, der Mutter Buddhas. Zwanzig Jahre lang hatte die Königin kein Kind empfangen können. Dann legte sie sich eines Tages hin – es war am siebten Tag des Vollmondfestivals im Mittsommer –, um sich ein wenig auszuruhen, und hatte den seltsamsten aller Träume. Sie träumte, sie wäre in göttliche Gewänder gekleidet und mit himmlischen Düften gesalbt. Ein prächtiger, weißer Elefant stieg von einem Hügel herab, und nachdem er einen weißen Lotus mit seinem silbern schimmernden Rüssel gepflückt hatte, betrat er den goldenen Palast, in dem sie lag, berührte sie auf der rechten Seite und drang auf mysteriöse Weise in ihre Brust ein! Sie wachte auf und erzählte ihrem Ehemann davon, der wiederum die Weisen seines Hofes bat, zu erklären, was der Traum bedeutete. Sie versicherten ihnen, dass der Traum große Freude voraussagte – dass sie einen Sohn haben würden, der entweder ein großer König würde oder alle Macht aufgeben und der weiseste aller Menschen werden würde. Und tatsächlich wurde sie nach so vielen unfruchtbaren Jahren schwanger mit einem Sohn. Sie nannten ihn Siddhartha, „der, dessen Ziel erreicht ist". Später wurde er Millionen Menschen weltweit als der Buddha bekannt.

Manchmal erreichen dich Botschaften und du tust sie einfach ab, indem du vielleicht sagst: „Oh, das habe ich doch gerade in einem Kinofilm oder so gesehen." Hab Vertrauen in diese Botschaften. Du bist jetzt so intuitiv wie nie zuvor. Wie könnte es auch anders sein? Eine Seele aus der anderen Welt lebt gerade in dir. Zwei Seelen in einem Körper! Natürlich musst du auch Ängste durchstehen, die sich ebenfalls in Träumen zeigen. Eine meiner Schülerinnen hatte immer den Traum, dass sie mit ihrem Neugeborenen nach Hause kam und es plötzlich nirgends mehr finden konnte. Im Traum durchsuchte sie das gesamte Haus nach dem Ort, an dem sie ihr Kind verloren haben könnte, nur um zu erkennen, dass es die ganze Zeit über in ihren Armen lag. Ihr Traum drückte die Sorge aus, die wir alle durchmachen, wenn wir zum ersten Mal schwanger werden: „Werde ich für mein Kind sorgen können?" Die Antwort ist ja; alle Antworten liegen direkt vor dir.

Ich hatte meine eigene wundersame Erfahrung mit Träumen. Wie ich bereits erwähnt habe, wollten Gurushabd und ich, nachdem wir 1982 geheiratet hatten, ein Kind haben, doch es war nicht klar, ob es mit der Schwangerschaft überhaupt klappen würde. Ich war in den vergangenen zwanzig Jahren nicht mehr schwanger geworden, obwohl ich nie verhütet hatte. Als wir heirateten, taten wir dies im Bewusstsein, dass Gott uns vermutlich keine Kinder schenken würde, doch dann circa zwei Monate nach unserer Hochzeit, erinnere ich mich, stand ich eines Morgens aufstand, um Sadhana – unser Morgengebet – zu machen.

Mitten in der Meditation erschienen jedes Mal, wenn ich die Augen schloss, direkt vor mir diese komischen kleinen Kerle – Gnome, wie ich später von jemandem erfuhr, der sich in „dieser Welt" auskennt. Ich hatte so etwas noch nie zuvor gesehen – und auch seitdem nicht. Es war, als würden sie über meine Stirn tanzen, und sie lachten und lachten – ich meine, sie lachten so heftig, dass sie umfielen. Sie sahen alle aus wie die Figur des Zwerges „Happy“ aus dem Disney-Film „Schneewittchen und die sieben Zwerge“. Zwischen ihrem hysterischen Gelächter schienen sie mit mir zu reden. Sie erschienen mir so echt und lebendig zu sein, dass ich das Gefühl hatte, ich könne sie berühren, wenn ich die Hand ausstreckte.

Ich konnte zunächst nicht verstehen, was sie mir erzählten, aber schließlich sprachen sie miteinander lauter, bis es fast so war, als würden sie in meine Ohren schreien. „Du wirst am 15. Mai schwanger werden!“, sagten sie mir. Dies ging einige Tage so weiter, jedes Mal, wenn ich mich zum Meditieren hinsetzte. Es war so sonderbar, dass ich beschloss, meinem Mann davon zu erzählen. Er überraschte mich mit den Worten: „Hey, warum glaubst du ihnen nicht einfach, anstatt sie anzuzweifeln?“ Ich sah sie also weiterhin jeden Morgen über meine Stirn tanzen, bis ich schließlich zu ihnen sagte: „Okay, ihr Schlaumeier, wenn ihr so viel wisst, zu welcher Zeit werde ich empfangen?“ Die Antwort kam prompt, als hätten sie nur darauf gewartet, dass ich endlich danach frage. „Um neun Uhr abends“ war alles, was sie sagten, und dann sah ich sie nie wieder. Als sich der 15. Mai näherte, waren wir so was von bereit. Und es war der Tag, an dem ich meine Tochter empfing.

In meinem Yogakurs war eine Frau, die jeden Tag den Strand entlangspazierte, als sie mit ihrem zweiten Kind schwanger war. Während des täglichen Spaziergangs malte sie sich in Gedanken die Geburt aus. Das Bild, das sie sich vorgestellt hatte, erreichte sie schließlich in ihren Träumen. Es war, als ob das Bild, das sie beim Laufen skizziert hatte, in ihrem Traum noch mehr Konsistenz und Farbe bekommen hätte. Und drei Mal darfst du raten: Die Geburt war dann ganz genau so, bis hin zur Farbe der Bettdecken und Vorhänge im Krankenhaus. Deine Tagträume werden auch in der Psyche deines Babys aufgezeichnet, oder auch andersherum, vielleicht zeichnet ja dein Baby sie in deiner Psyche auf.

Der berühmte Psychologe Carl Jung glaubte, dass ein Traum, eine Vision oder ein veränderter Geisteszustand eine „bedeutungsvolle“ Fügung ist, wenn er um ein Ereignis in der Gegenwart, der unmittelbaren Vergangenheit oder

der nahen Zukunft herum auftritt. Ihm zufolge zeige dies, dass es ein „bereits vorhandenes, unmittelbares Wissen im Unbewussten" gibt. Yogis sind zu demselben Schluss gekommen ... etwa fünftausend Jahre vorher.

Manchmal spricht dich ein bestimmtes Gedicht, ein Musikstück oder vielleicht ein Gemälde direkt an. Ein Kunstwerk kann deine Reise in dein Unterbewusstes steuern, wenn es dir gelingt, dich vorurteilsfrei darauf einzulassen. Durch das ewige Beurteilen schafft man es lediglich, jeder Erfahrung die Freude zu nehmen.

Die Wissenschaft kann bestätigen, dass ein Baby im Mutterleib schläft und aufwacht, schläft und wacht. Was hat sie für Träume, sie, die noch geboren werden muss? Vielleicht sind die Träume, die du jetzt hast, nicht allein deine, sondern Visionen aus der Traumzeit, die dein Kind mit dir teilt!

Meditation für angenehme Träume

Es wird gesagt, dass alles zu denjenigen kommt, die diese Kriya praktizieren (das Wort *Kriya* bedeutet „vollendete Handlung").

- Setze dich mit aufgerichteter Wirbelsäule in eine bequeme Position. Rolle die Augen in Richtung des Punktes zwischen den Augenbrauen, dem Dritten Auge.
- Rolle nun deine Zunge in eine V-Form, wobei sich die Zungenspitze knapp außerhalb der Lippen befindet. Atme tief durch die gerollte Zunge ein und durch die Nase aus. Dieses Atemmuster löst Blockaden in deinem Geist, sodass die intuitive Wahrheit zu dir gelangen kann.
- Fahre damit drei bis sieben Minuten lang fort.

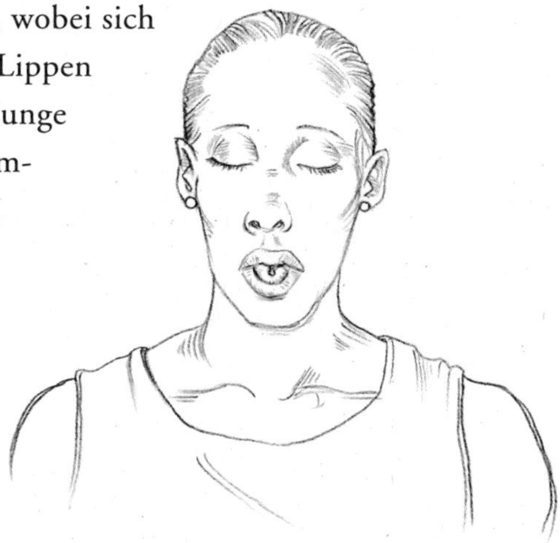

Für angenehme Träume

DAS DRITTE TRIMESTER

Hab Vertrauen
in den größeren Raum, der uns alle erschaffen hat;
das ist es, was dein Kind weiter,
hinunter und in deine Arme bringt.

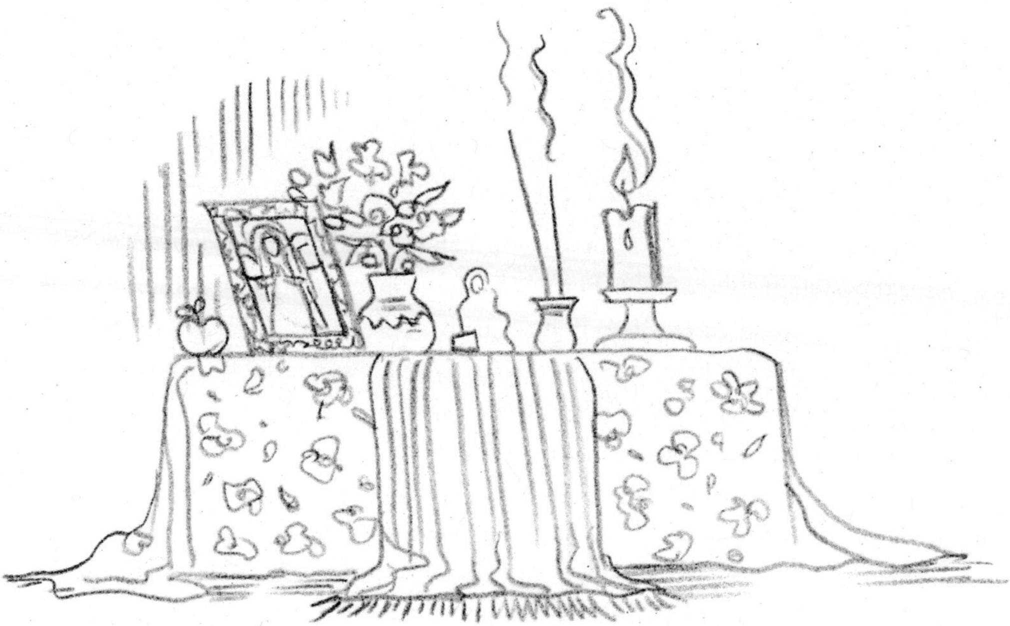

Zeit, sich hinzugeben

Wenn Frauen zum ersten Mal in die Pränatalkurs kommen, haben viele von ihnen einen richtigen Aktionsplan. Sie sagen mir: „Ich werde während meiner Schwangerschaft Gewichte heben und Pilates machen und schwimmen und natürlich Yoga und einen Erste-Hilfe-Kurs besuchen und …" Da bin ich allein schon vom Zuhören ganz erschöpft. Was diesen Frauen, die so hohe Ansprüche an sich stellen, letzten Endes passiert, ist, dass ihr Körper verkrampft, anstatt weit zu werden und Raum zu geben.

Natürlich ist es wichtig, fit zu bleiben, doch wie bei allem, kann man es damit auch übertreiben. Eine meiner Schülerinnen war Tänzerin beim Broadway-Musical *Cats*. Sie war ihr ganzes Leben lang Tänzerin gewesen und hatte eine unglaublich geschmeidige Figur, mit einer Haltung so aufrecht und gerade wie ein Pfeil. Auf keinen Fall wollte sie, dass ihre Fitness durch die Schwangerschaft in Mitleidenschaft gezogen würde, und so stellte sie für sich einen ziemlich rigorosen Trainingsplan auf. Ja, sie sah super aus, doch ihre Entbindung endete mit einem Kaiserschnitt. Ihr Muttermund wollte sich nicht richtig öffnen. Vielleicht konnte sie sich einfach nicht entspannen, nicht loslassen, sich nicht gehen lassen. Ihr Körper, und ganz besonders ihre Bauchmuskeln, waren so angespannt und so fest, dass sie in dem Moment, als sie loslassen musste, vielleicht einfach gar nicht wusste, wie das geht.

Eine der besten Übungen überhaupt, die du neben dem Yoga noch machen kannst, ist zu gehen. Einfach gehen! Ein altes Sprichwort besagt, dass, wenn eine Frau täglich fünf Meilen geht, ihr Kind, wenn es so weit ist, einfach aus ihr herausfallen wird. Wer es schafft, jeden Tag zu laufen, der wird sich während der Wehen definitiv gesünder und stärker fühlen. Ganz am Anfang der Schwangerschaft kann man sich meist nicht mehr dazu überwinden, auch nur ein klein wenig mehr als nötig zu tun, und dasselbe gilt gegen Ende, wenn das Baby so groß geworden ist und der Bauch sich eventuell schon gesenkt hat, sodass jede Bewegung unangenehm wird. Höre auf deinen Körper!

Je näher die Geburt rückt, desto eher solltest du wirklich die Zügel locker lassen und die Kontrolle hintanstellen. Lass strikte Konzepte los, sei es vom errechneten Geburtstermin oder von der Art und Weise deiner Entbindung. Jedes Kind hat ein Schicksal für seine Geburt. Babys sollen „überfällig" sein? Was für eine Beleidigung für Gott! Zu spät zum eigenen Geburtstag oder wie? Es gibt einen Toleranzzeitraum um den errechneten Termin herum, zwei Wochen davor und zwei Wochen danach. Kinder kommen genau dann zur Welt, wenn es sein soll.

Du bringst dein Leben mit in diese Geburt, und die Herausforderungen deines Lebens sind während der Wehen sehr gegenwärtig. Gehörst du zu den Menschen, die immer alles unter Kontrolle haben wollen? Wir haben oft diese Vorstellung, alles kontrollieren zu können.

Sende deine Absicht, deine Intention an das Universum, und dann lebe im Moment, Atemzug für Atemzug. Tatsächlich ist das das Einzige, was zu tun ist. Wenn wir uns in unserem Leben entspannen können, dann kommen die Dinge zu uns; wenn wir hingegen versuchen, uns die Dinge „zurechtzubiegen", werden wir ziemlich schnell ermüden.

Druck, Angst und Stress halten wir in unserer Schulterpartie fest. Sag doch deiner Geburtshelferin und deinem Partner, dass es während der Geburt vielleicht eine gute Idee wäre, wenn sie deine Schultern berühren würden, einfach um dich wieder daran zu erinnern loszulassen. Es kann natürlich passieren, dass du nach fünf Minuten deine Meinung wieder änderst und eher rufst: „Rühr mich nicht an!", aber so ist es nun mal bei der Geburt – nichts wird sich die ganze Zeit über konstant gut anfühlen. Beobachte mal, dass sich die Schultern, wenn du da berührt wirst, sich automatisch ein bisschen absenken, ohne dass du bewusst entschieden hast, sie zu entspannen. Wir haben ja keine

Ahnung davon, wie angespannt wir eigentlich sind, bis wir einmal darauf aufmerksam gemacht werden.

Als die Entbindungen von zu Hause weg in die Krankenhäuser verlegt wurden, wurde es für die Frauen ungleich schwieriger loszulassen. Plötzlich sind wir von Fremden umgeben, die überall herumstochern und drücken und uns auf die privatesten aller Körperteile schauen. Wir möchten höflich und bescheiden sein, und selbst ein bestimmter Gedanke bleibt nicht aus: „Was werden die wohl von mir denken?“ Zu dieser Erfahrung gibt es keinen Kontext, nichts, auf das wir uns etwa aus früheren Erfahrungen beziehen könnten. Flach ausgestreckt, nackt und verletzlich sehen wir uns fremden Menschen gegenüber und suchen doch nach der heiligsten, erhabensten Erfahrung unseres ganzen Lebens.

Fang damit an: Schere dich ab sofort nicht mehr darum, was andere von dir halten. Sei du selbst. Es gibt keinen besseren Moment, damit zu beginnen, als bei der Geburt. Wenn sich deine Geburt in den letzten Zügen (und heftigsten Geburtswehen) befindet, dann findet das inmitten von Blut und Schleim und weiß Gott was noch allem statt, *und es ist dir egal!* Das ist so ein befreiendes Gefühl. Die Schöpfung ist immer chaotisch, wie nach einem heftigen Regensturm; sie widersetzt sich allen Versuchen, es nett und ordentlich zu machen. Eine meiner Schülerinnen hat ihr Kind hockend und auf Zehenspitzen entbunden. Später sagte sie: „Das kam wirklich in keinem Buch vor!“ Die Wahrheit ist, dass du nicht weißt, wie du entbinden wirst oder was sich in diesem Moment richtig anfühlen wird. Kurz nach der Geburt meines Babys fragte mich mein Mann, ob ich mir vielleicht etwas anziehen wolle; ich hatte allen Ernstes keine Ahnung, wovon er da sprach. „Wie kannst du über so etwas Irrelevantes reden?“, dachte ich. Mir war nicht mal bewusst, dass ich völlig nackt war!

Du wirst niemals eine Frau treffen, die sagt: „Meine Geburt war genauso wie deine.“ Denk mal darüber nach, dass man vielleicht gar nicht so viel tun muss; dass all die Dinge, von denen du absolut überzeugt bist, dass sie unbedingt getan werden müssen, auf lange Sicht vielleicht gar keine so große Sache sind. Bedenke auch, dass du nicht die ultimative Macherin im Universum bist. Einen Fluss muss man nicht anschieben, besagt ein altes Sprichwort. Er fließt von selbst.

Meditation, um zu vertrauen und loszulassen

Diese Meditation ist sehr kraftvoll. Sie hilft dir, Angst und alten Groll – all die mentalen Blockaden, die die Ankunft des Babys behindern – loszuwerden, indem du vertraust und fähig bist loszulassen.

- Setz dich in die einfache Haltung und strecke die Arme parallel zum Boden aus; die Handflächen zeigen nach unten.
- Teile die Finger jeder Hand so, dass jeweils Zeige- und Mittelfinger zusammen sind und Ring- und kleiner Finger; die Daumen bleiben entspannt.
- Schließe die Augen und atme sieben Minuten lang.
- Atme zum Abschluss tief ein, strecke dabei die Arme noch einmal aus und spanne den gesamten Körper an. Atme aus und wiederhole diese letzte Sequenz noch zwei Mal.

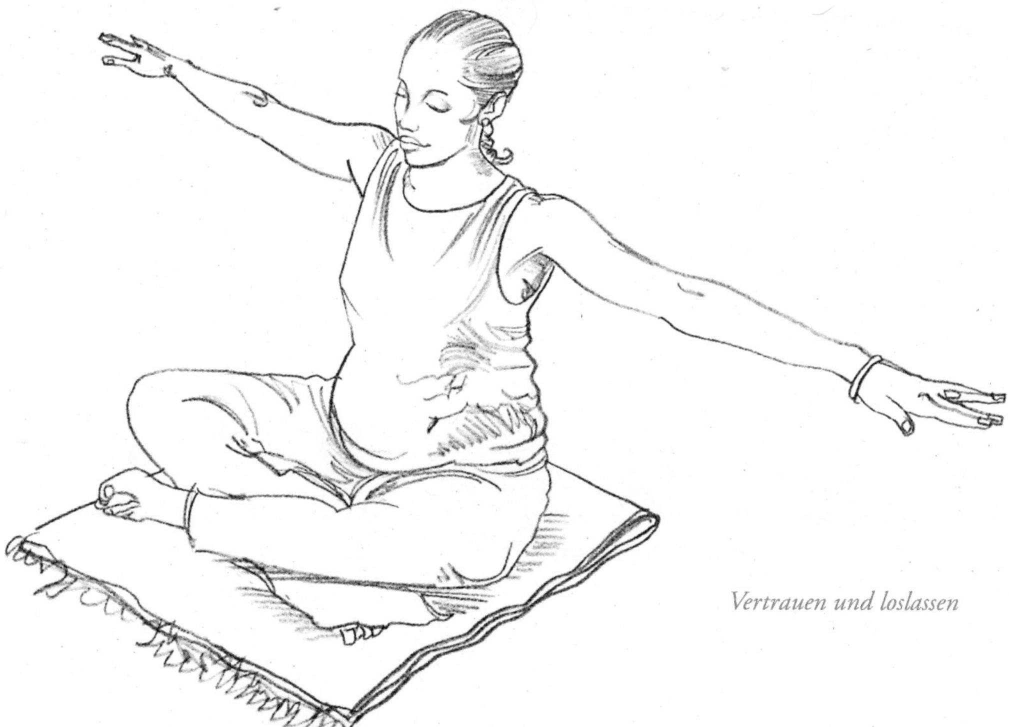

Vertrauen und loslassen

Die Kunst, (nicht) zu schlafen

Mütter kommen in ihrer Schwangerschaft zu mir, normalerweise im letzten Trimester, in der Hoffnung, von mir das Geheimnis zu hören, wie man nachts gut durchschläft, jetzt da der Bauch so groß geworden ist. Zum Trost lege ich ihnen gern diesen Gedanken ans Herz: Dies ist eine Art Vorbereitung auf die Zeit, in der dein Kind auf der Welt ist. Wenn du lernst, einen gestörten Schlaf zu akzeptieren, anstatt dich dagegen zu wehren, wird dir das mehr Ruhe und Frieden bringen.

Rede mit deinem Kind in diesen Wachzeiten. Es gibt einen uralten Glauben, der besagt, dass wer sein Kind gut bilden möchte, mit ihm während der *Amrit Vela* sprechen sollte, der Zeit zwischen 3 und 6 Uhr morgens. Dies sind die sogenannten ambrosischen Stunden, in denen die Sonnenstrahlen in einem Winkel von sechzig Grad unterhalb des Horizonts auf die Erde treffen. Es ist die Zeit, in der sich der Schleier zwischen unserem Bewusstsein und dem Reichtum unseres Unbewussten lüftet. Vielleicht wecken uns die Kinder, damit wir diesen Schleier anheben können.

Dazu gibt es eine Geschichte aus dem Hinduismus: Eines Tages gab es eine gewaltige Schlacht, und die Streitkräfte von Arjuna, dem großen Schüler von Gott Krishna, waren vom Feind umzingelt. Arjuna war fortgegangen, um an einer anderen Front zu kämpfen. Arjunas Truppen waren verzweifelt und wussten nicht, wie sie den feindlichen Kreis um sie herum durchbrechen sollten. Sie fragten Krishna: „Was sollen wir tun?“ Er sagte ihnen, Arjuna habe ein Kriegssystem namens Chakra entwickelt, und wenn jemand unter den Soldaten dieses System kenne, könne er die Truppen führen und erfolgreich gegen den Feind kämpfen. In diesem Moment meldete sich Arjunas kleiner Sohn und sagte: „Ich weiß, wie es geht!“ Niemand konnte es glauben. „Woher solltest du das wissen?“, fragten sie. Er antwortete: „Eines Tages, als ich im Bauch meiner Mutter war, erzählte ihr mein Vater, dass es ein System gebe, das nur er kennt. Sie fragte: ‚Wie geht das?‘ Und als er ihr erzählte, wie man es zusammenstellt und anführt, hörte ich zu.“ Die Geschichte endet jedoch traurig: Zwar hatte der Sohn erfahren, wie man die Truppen nach vorne bringt, jedoch nicht, wie man sie abzieht, denn seine Mutter war über der Geschichte eingeschlafen und sein Vater hat sie nie zu Ende erzählt. In der Schlacht wurde er vom Feind gefasst und getötet. Wäre seine Mutter doch bloß nicht eingeschlafen!

Wir glauben oft, dass man eine Sache nur auf eine einzige Art und Weise tun kann. Kleine Nickerchen sind das Geheimnis. Eine Schülerin, die eine professionelle Tänzerin war, brachte mir das „Tänzer-Nickerchen“ bei. Dafür kannst du dich entweder hinsetzen oder hinlegen, die Beine hochlegen, sodass sie über der Höhe des Herzens sind, und die Augen für fünfzehn Minuten schließen. Du magst dich erinnern: Zusätzlich helfen beim Entspannen Gurkenscheiben auf den Augen oder Lavendelöltupfer an den Schläfen und am Punkt des Dritten Auges. So kannst du deinen Körper ruhen lassen und deine Akkus wieder aufladen und wirst dennoch nicht so fest einschlafen, dass du dich wie benommen fühlst, wenn du die Augen wieder öffnest. Wir bereiten uns auf die Zeit nach der Geburt vor, in der wir schlafen müssen, wenn unsere Babys schlafen.

Eine Praxis für friedlichen Schlaf: Weißer-Schwan-Meditation

Nimm vor dem Zubettgehen ein schönes, warmes Bad bei Kerzenschein mit ein paar Tropfen ätherischem Lavendelöl im Wasser. Ziehe dir nach dem Abtrocknen einen schönen, kuscheligen Bademantel an und setze dich in die einfache Haltung. Dies wird die „Weißer-Schwan-Meditation" genannt und sie gehörte über Jahrtausende zu den heiligsten und geheimsten Meditationen, die von fortgeschrittenen Yogis praktiziert wurden:

- Balle die Hände zu Fäusten.
- Bringe beide Fäuste mit einem Abstand zum Gesicht von circa 15 Zentimetern auf Höhe der Augenbrauen; die Handrücken zeigen zu dir.
- Strecke die Daumen aus und presse sie zusammen, bis sie weiß werden. Du musst keine Gewalt anwenden, nur guten Druck.
- Versuche das letzte Gelenk der Daumen so weit wie möglich zu entspannen und zurückzubiegen.
- Fixiere deine Augen für einen Moment auf die weißen Daumenspitzen, schließe dann die Augen und lass dieses Bild vor deinem inneren Auge erscheinen.
- Beginne mit langen, tiefen und langsamen Atemzügen; atme „Sat" ein und „Nam" aus.
- Fang mit fünf Minuten an und arbeite dich mit zunehmendem Fokus vor auf bis zu elf Minuten.
- Schlüpfe aus dieser Meditation heraus direkt ins Bett und schlafe wie ein Baby. Gute Nacht!

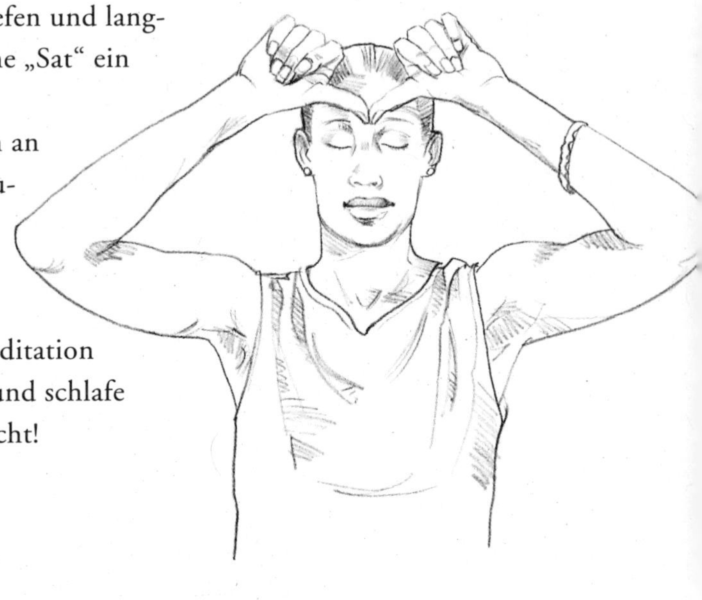

Weißer-Schwan-Meditation

DEINEM PARTNER VERTRAUEN

„Vertrauen ist die Faser der Liebe."
Yogi Bhajan

Eine Schülerin kam im sechsten Monat schwanger mit ihrem zweiten Kind in unseren Yogakurs für Schwangere und war zutiefst besorgt. „Ich habe so eine Panik vor der Geburt." Sofort dachte ich, etwas sei schiefgelaufen. War bei einem Kontrolltermin etwas ans Licht gekommen? „Nichts in der Art", begann sie zu weinen. „Es geht um meinen Ehemann."

Hatten sie sich getrennt? Nein, das auch nicht. Obgleich ihr Mann Psychiater ist und sie ihn sehr liebt, zweifelte sie, je näher der Geburtstermin rückte, immer stärker daran, dass er ihr während der Geburt eine gute Unterstützung und Hilfe sein könnte.

„Bei der Geburt unserer ersten Tochter", erzählte sie mir, „als ich in den Wehen lag, holte er plötzlich seinen Laptop heraus und begann wie wild herunterzuschreiben, was er jetzt gerade fühlte und durchmachte. Ich konnte es nicht glauben! Das war noch schlimmer, als gar keine Hilfe zu bekommen, denn so fühlte ich mich auch noch verantwortlich für seine Gefühle, während ich ja gerade selbst mit all meinen Ängsten im Zusammenhang mit dieser Geburt konfrontiert war. Es war der reinste Horror!"

Und tatsächlich machen wir uns selbst das Leben schwer, wenn wir die Dinge anders haben wollen, als sie sind. Wenn du klar sehen kannst und du dir deinen Partner nicht als jemand anderen erträumst als der, der er ist, dann kannst du jeder Menge unangebrachter Wut und Enttäuschung aus dem Weg gehen. Zunächst einmal ist er keine Frau, zumindest nicht in diesem Leben. Der New Yorker Essayist Phillip Lopate scherzte einmal in einem Artikel über seine Erfahrungen bei der Geburt seiner Tochter Lilly: „Im Moment der Geburt sind alle Männer Josef."

Es ist nicht so, dass Naomis Ehemann sie nicht von ganzem Herzen lieben würde, er wusste nur einfach nicht, was er mit der immensen Hilflosigkeit anfangen sollte, die er fühlte, als er sie so sah. Vergiss nicht, bei den meisten Männern sind Schmerzen einfach gleichbedeutend mit „etwas Schlimmes ist passiert", während wir Frauen schon durch unsere monatlichen Blutungen wissen, dass Schmerz manchmal einfach dazugehört. Naomi fand eine einfache Lösung: Für die Geburt ihres zweiten Kindes engagierte sie eine Doula, eine Geburtshelferin, deren einzige Aufgabe es sein würde, sie zu unterstützen. Das entlastete ihren Ehemann und ermöglichte ihm, sich um ihre gemeinsame Tochter zu kümmern, während Naomi in den Wehen lag. Auf diese Weise konnte er ein starker Vater sein und sie auf die beste Weise unterstützen, die ihm möglich war.

Eine Schülerin hatte einen Ehemann, der sich mit ihrem zunehmenden Bauch zunehmend von ihr distanzierte. Als sich bei ihr die ersten Wehen ankündigten, verließ er das Haus, um seine Freunde zu treffen und sie ein wenig allein zu lassen. Schon bald kamen die Wehen in immer kürzeren Abständen; es ging schneller, als sie es sich jemals vorgestellt hatte. Sie musste die Hebamme anrufen, weil ihr Mann nicht zu Hause war. Während der Geburt traten Komplikationen auf; das Baby hatte noch Flüssigkeit in der Lunge und musste in die Klinik gebracht werden. Die Mutter, die gerade frisch entbunden hatte, konnte das Kind nicht begleiten, und der Vater, der inzwischen nach Hause gekommen war, fuhr mit ins Krankenhaus. Dort angekommen, war er völlig überwältigt. Seine größte Angst war wahr geworden: Er konnte nicht für sein Kind sorgen. Dies war der Schrecken, der ihn ihm so viel Widerstand hervorgebracht hatte, dass er vor der Verantwortung gegenüber seiner gebärenden Frau davongelaufen war. Das Kind erholte sich bald, doch für diesen Mann bedeutete es den Wendepunkt, da er sich daraufhin wieder ganz seiner Ehe widmete und sich auf den Weg der Selbstfindung machte. Ich glaube bis heute, dass das Baby einen Grund geschaffen hat, um den Vater in das Leben der Familie einzubeziehen.

Mach dir klar, dass du deinen Partner aus einem bestimmten Grund wählst. Er ist dein Gegenpol; du brauchst das. Erwarte nicht, dass er so ist wie du – ja, wahrscheinlich würde es dich wahnsinnig machen, wenn er so wäre wie du. Er kann nicht diese weibliche Energie aufbringen. Lass ihn das tun, was er gut kann. Wenn die beste Liebe, die dein Mann dir schenkt, darin besteht, das Geld zu verdienen und dir ein angenehmes Leben zu ermöglichen, dann stelle du dir die beste Doula ein, die du kriegen kannst!

Weißt du, viele Männer können es nicht ertragen, Blut zu sehen, weder ihr eigenes noch das von anderen. Eine Schülerin, eine Hämatologin, erzählt, dass sie schon gar nicht mehr mitzählt, wie viele Männer bei der Blutentnahme ohnmächtig werden. Und jetzt stell dir mal deren erste Reaktion auf das herrlich dramatische Chaos der Geburt vor. Oft packt Männer, die Zeugen einer Geburt sind, eine solche Panik, dass sie selbst Schmerz verspüren und unbedingt wollen, dass du alle möglichen Medikamente bekommst; Hauptsache, die Schmerzen, die sie sich nur als unfassbar schlimm vorstellen können, hören auf. Wir sollten erkennen, von woher sie kommen. Wir Frauen sind sechzehn Mal intuitiver als sie. Man darf es ihnen nicht übel nehmen – sie besitzen nicht die gleichen Eigenschaften wie wir. Sie können immer nur eine Sache gleichzeitig tun. Frauen können sechs Dinge gleichzeitig denken und drei Aufgaben gleichzeitig erledigen. Das ist unsere Weite, das ist ihre Singularität. Liebe sie für ihre Unterschiedlichkeit!

Ich weiß, dass ich nun schon mehrmals erwähnt habe, dass es nicht reicht, ein Buch zu lesen, um zu wissen, was es heißt, schwanger zu sein und ein Kind zu kriegen, doch für die meisten Männer ist genau das Gegenteil gültig. Ohne Informationen sind sie verloren. In der Vergangenheit waren Männer bei Geburten nie anwesend. Dies ist eine der ersten Generationen von Vätern, die so eng in den ganzen Prozess miteinbezogen werden. In unserem Schwangerschaftsworkshop für Paare erkläre ich den neuen Vätern, dass sie zu einer neuen Generation von Männern gehören, die da sind und mithelfen, diese neuen Seelen hervorzubringen. Allein das – Babys, deren erster Blick in dieser Welt auf Mama und Papa gemeinsam fällt – wird Frieden auf Erden schaffen! Klingt zu einfach, aber warum denn nicht? Anstatt von jemandem, den man noch nie im Leben gesehen hat (wie etwa dem Arzt), von deinen beiden Eltern begrüßt zu werden und in deren Armen gehalten zu werden, wie wunderbar. Wie, um alles in der Welt, sollte ein Mann jemals wieder eine Waffe in die Hand nehmen können, wenn sein erster Blick auf die Welt dieser Blick ist? Dies sind die Kinder, die wir Kinder des Wassermannzeitalters nennen.

Gib deinem Mann Artikel zum Lesen oder leite ihm Internetseiten weiter, auf denen er selbst recherchieren kann. Ermächtige deinen Mann. Vertraust du darauf, dass dein Mann für dich sorgen wird, so gibst du ihm damit auch die Kraft, für dich zu sorgen. Ermögliche ihm, sich in Bestform zu zeigen. Ich sage dir eines mit Gewissheit, nämlich dass mir so viele Frauen im Lauf der Jahre immer wieder Folgendes erzählt haben: „Mein Mann war unglaublich. Er war wirklich bei der Geburt dabei, gegenwärtig, aufmerksam und hilfsbereit, furchtlos und beruhigend. Ich war so beeindruckt. Ihm gebühren meine ganze Ehrfurcht und mein Respekt."

Versichere ihm, dass, wer er ist und was er bieten kann, genau das ist, was du brauchst. Legt euch zusammen hin. Hört den Herzschlag eures Babys. Lass ihn dem Baby etwas vorlesen oder vorsingen. Übt Fremdsprachen, erzählt euch Witze! Seid schon jetzt zusammen eine Familie.

Meditation für Wohlstand

Schon in alten Texten kommt genau diese Meditation für Wohlstand vor.

- Setz dich in der einfachen Haltung deinem Partner gegenüber; berührt euch dabei mit den Knien.
- Streck die Hände vor dem Körper aus und winkel die Ellenbogen locker an.
- Beginne mit den Handflächen nach unten, wobei sich die Daumen und die Außenseiten der Zeigefinger berühren, dann drehe sie um, sodass nun die Außenkanten der Hände aufeinandertreffen.
- Bleibt bei dieser Wechselbewegung, während ihr das Mantra „Har, Har, Har" rezitiert; die Zunge bleibt dabei die ganze Zeit auf dem oberen Gaumen hinter den Vorderzähnen.
- Macht dies sieben Minuten lang und erlebt die Fülle auf allen Ebenen!

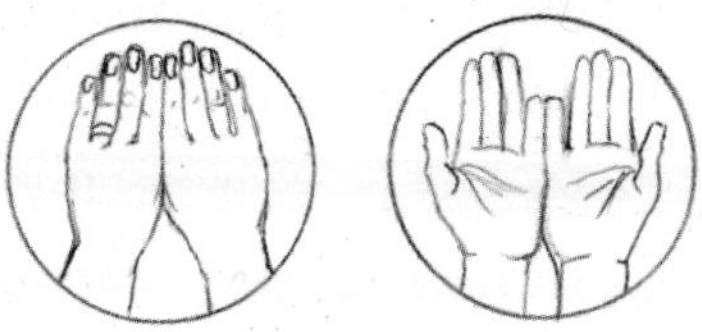

Meditation für Wohlstand

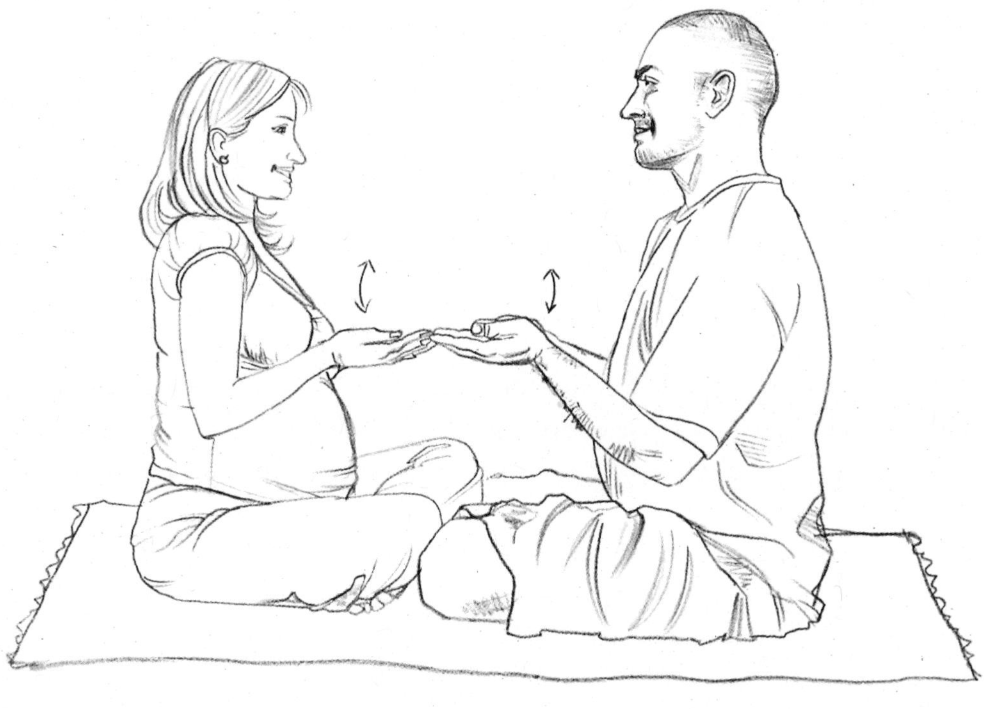

Das Konzept Schmerz neu definieren

Unser Leben lang und bis zum heutigen Tag haben wir den Begriff „Schmerz" so interpretiert, dass irgendetwas nicht stimmt, dass unser Körper verletzt ist. Die Wehen sind keine Verletzung; der Körper einer Frau kann sich anpassen! Wir sollten unsere Wortwahl überdenken. Anstatt immer von „Wehenschmerzen" zu reden, könnten wir es auch als „Empfindungen" bezeichnen. Na gut, „starke Empfindungen". Das Wort „Sensation" – englisch für Empfindung – bedeutet auf der anderen Seite ja auch: „Achtung, Achtung! Hier passiert etwas Wichtiges – und etwas sehr Richtiges!"

Ich denke oft, dass vieles unserer Wahrnehmung von der Geburt als einem Ereignis voll schrecklichster, unerträglicher Schmerzen von der Tatsache herrührt, dass wir hierzulande für die Entbindung am häufigsten in ein Krankenhaus gehen, in eine Einrichtung also, in der Kranke und Verletzte versorgt werden. In der Medizin neigt man im Allgemeinen dazu, die Geburt als eine potenzielle Katastrophe und nicht als ein höchstwahrscheinlich freudiges Ereignis anzusehen. Wenn man einmal darüber nachdenkt, ist eine schwangere Frau eigentlich die einzige Patientin, die routinemäßig ins Krankenhaus eingeliefert wird, wenn etwas mit ihr *in Ordnung* ist, und nicht, wenn etwas nicht in Ordnung ist!

Was verursacht den „Schmerz" der Wehen? Die Bänder der Gebärmutter werden gedehnt, auch die Gebärmutter selbst und die umliegenden Muskeln werden gedehnt und zudem drückt das Kind auf deinen Muttermund, auf die unteren Rückenwirbel und auf den Geburtskanal. Wenn du dir selbst sagst, dass diese Empfindungen schmerzhaft sind, kannst du davon ausgehen: Je mehr du dir das einredest, desto mehr behinderst du die Möglichkeit ganz anderer Erfahrungen. Sieh es doch mal so: Wir alle sollten immer daran denken, den Begriff „Schmerz" vom Begriff „Herausforderung" zu unterscheiden. Schmerzen führen zu mehr Schmerzen, Herausforderungen führen zum Sieg.

Du wirst von den Wehen überwältigt werden, wenn du sie dir als einen langen, endlosen, beständigen Schmerz vorstellst. So ist es nicht. Anstatt über Möglichkeiten nachzudenken, wie du dich von den Schmerzen ablenken kannst, tauche mitten hinein in diese Empfindung – in diese Sensation – und heiße sie willkommen, denn mit jeder Kontraktion rückt der Moment, in dem du dein Baby in den Armen halten wirst, näher. Gehe tief in dich hinein und finde in deinem Geist diesen meditativen Ort. Was du entdeckst, ist eine Möglichkeit, jeden einzelnen Moment zu spüren. In einem Moment ist da ein Schmerz, in einem anderen Moment ist da eine Empfindung – ein großer Unterschied.

Stell dir vor, du stehst am äußersten Rand eines Sprungbretts. Da ist das Sprungbrett und unter dir ist das Wasser. Zwischen dem Moment, in dem deine Zehen die raue Oberfläche des Bretts verlassen, und dem Moment, in dem das kühle Wasser auf deine Haut trifft – da ist eine Leere im Raum zwischen diesen beiden Momenten. Finde diese Räume während deiner Wehen, indem du tief in dich hineingehst. Wie? Mit dem Atem, den Ton „Sat" einatmend, den Ton „Nam" ausatmend.

Wie wir über Schmerz denken, beeinflusst tatsächlich, wie wir ihn fühlen. Wenn du dir sagst: „Es ist schrecklich, ich halte es nicht aus!", dann stehen die Chancen gut, dass sich alles, was du durchmachst, viel schlimmer anfühlt, als wenn du glaubst, dass das Gefühl nicht so schlimm ist. Wenn wir aus unserer bisherigen Konditionierung heraus Schmerz mit Gefahr assoziiert haben, sind wir entsprechend empfänglich für Aussagen, welche Geburten eher als gefährlich darstellen und Erleichterungen in Form von Narkotika befürworten. Wenn wir jedoch lernen, die Wehen als Signale zu sehen, die einen mächtigen Übergang einläuten, können wir Erstaunliches erreichen.

Wie man in unserer Kultur insgesamt mit dem Thema Schmerz umgeht, hat auch einen Einfluss auf unsere Wahrnehmung davon. Wenn der allgemeine

Tenor lautet, dass Schmerzen auf jeden Fall vermieden werden müssen, dann rate mal, was passiert: Diese gesellschaftliche Haltung schlägt sich nieder in unseren Ängsten, in Zweifeln und in unserer Fähigkeit, mit den Wehen klarzukommen – und eigentlich mit unserem ganzen Leben, wenn wir schon mal dabei sind. Unsere Pharmaunternehmen wurden auf diesem Konzept aufgebaut.

Wir sind ein Teil von diesem Ganzen hier, diesem Universum. Wenn du dich damit verbinden kannst, dann kannst du dich auch mit diesem Instrument verbinden, das dein Körper ist, und du kannst dich mit deiner Geburt verbinden. Wenn du das zum Hauptgegenstand deiner Meditation werden lässt, dann wird dich das nicht nur für die Dauer deiner Schwangerschaft verändern, sondern für den Rest deines Lebens. Vertraue auf den größeren Raum, der uns alle geschaffen hat. Dieses Vertrauen bringt das Kind herunter, hinaus und in deine Arme.

Meditation zur Vorbereitung auf die Geburt: die Angst hinter sich lassen und die Herausforderung begrüßen

Dies wird die Sorgen von deiner Brust, vom Herzen und den Lungen nehmen und durch Liebe und Optimismus ersetzen.

- Strecke die Arme seitlich aus, mit den Handflächen nach außen, als wärst du ein Verkehrspolizist, der Autos an einer Kreuzung anhält.
- Hebe beim Einatmen die Arme über den Kopf und erzeuge einen Bogen. Die Handflächen kreuzen sich etwas vor deinem Kopf und oberhalb deines Scheitels, jedoch ohne sich dabei zu berühren.
- Senke beim Ausatmen die Arme. Während du ausatmest, senkst du die Arme wieder bis zur Ausgangsposition ab. Beim nächsten Einatmen hebst du die Arme wieder an und überkreuzt erneut die Handflächen, dieses Mal jedoch leicht hinter dem Scheitel. Fahre damit für zwei Minuten fort und arbeite dich vor auf bis zu sieben Minuten.

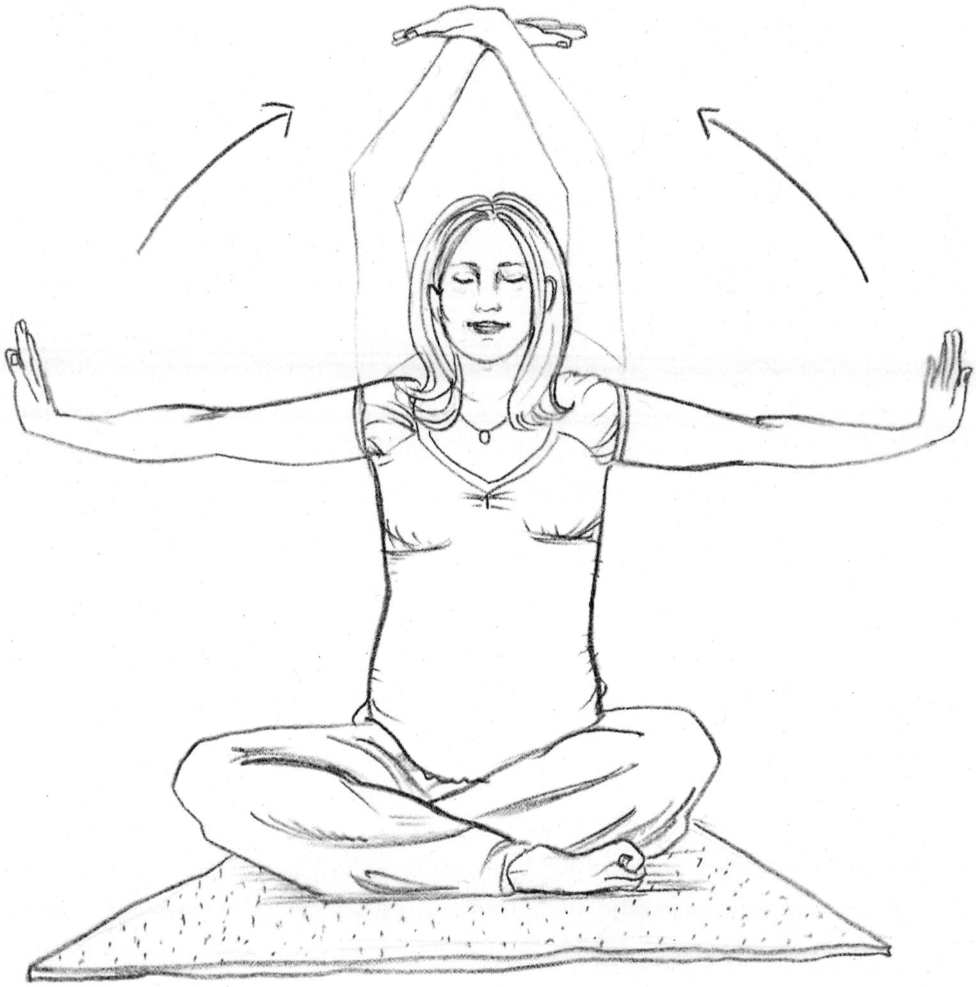

Vorbereitung auf die Geburt

Schwangerschaftspause – Warten auf die Geburt

Eine Geburt ist wie das Wetter: unberechenbar. Ein Fälligkeitstermin ist eine ausgedachte Zahl, die nichts mit Gott zu tun hat. Sie dient uns als Orientierung, doch dein Körper wird die Wehen auslösen, wenn er so weit ist. Unsere Kinder werden zu einer bestimmten Zeit und an einem bestimmten Ort geboren, sonst gäbe es im Universum keine Ordnung. Stell es dir wie einen Sonnenuntergang im Sommer vor: Stehen wir jeden Tag in der Abenddämmerung vor unseren Häusern und fragen uns, ob die Sonne heute wohl untergehen wird? Natürlich nicht! Wir wissen, dass es passieren wird, wir wissen, wo es passieren wird, und wir wissen, zu welcher Zeit es passieren wird. Es gibt eine göttliche Ordnung, genau wie es eine göttliche Ordnung für die Zeit gibt, in der Seelen zur Erde gebracht werden.

Wenn diese Seele auftaucht, wenn dieser erste Atemzug genommen wird, dann steht auch die Konfiguration der Sterne und des Himmels, wie sie soll. Die Tibeter glauben, dass ein Kind ungeachtet des Geburtstermins erst dann auf die Welt kommt, wenn der Stern, unter dem es geboren werden soll, scheint. Das Universum ist nicht nach dem Zufallsprinzip geordnet, aber wir sortieren die Dinge wie etwa Fälligkeitstermine nach dem Zufallsprinzip. Wenn wir uns an diese errechneten Geburtstermine klammern, können wir uns schon mal auf Enttäuschungen gefasst machen; Ängste schleichen sich ein, genauso wie ein Gefühl von Versagen, von „Läuft hier etwas falsch?".

Angestrengt überlegen wir, was wir tun können, um die Wehen in Gang zu bringen, anstatt die Wehen einfach auf uns zukommen zu lassen.

Auf die eine oder andere Art schaffen Babys es, genau dann auf die Welt zu kommen, wenn sie es möchten. Fünf Tage vor dem errechneten Geburtstermin erschien eine Schülerin im Yogaunterricht. Sie zählte mir eine lange Liste von Dingen auf, die sie noch erledigen musste, bevor sie ihre Aufmerksamkeit auf ihre bevorstehende Geburt richten konnte – Grafiken auf dem Computer für die Arbeit fertigstellen, Möbel kaufen, Rechnungen überweisen und so weiter. Ich sagte: „Wann kannst du damit fertig sein?"

„Morgen", antwortete sie.

„Okay", sagte ich zu ihr, „dann erledige das. Dieses Kind wird nicht kommen – ich wette mein Geld darauf, ich habe einfach schon zu viel gesehen –, bevor du dich nicht auf seinen Rhythmus eingestimmt hast. Das heißt, du musst langsamer werden, runterkommen, dich der Welt quasi entziehen, schlafen, spazieren gehen, in diesen Bereich eintreten. Das Baby wird warten, bis du in diesen Bereich kommst. Sie wollen herauskommen, wenn du nicht zu beschäftigt für sie bist."

Ich sage Müttern, die kurz vor der Niederkunft sind: „Du hast diesen glasigen Blick." Manchmal schlage ich dann sogar vor, dass sie nicht mehr Auto fahren und andere Leute ihre Erledigungen machen lassen. Wir wissen einfach, dass das Baby kommt, wenn du diesen Blick bekommst. Du bist dann wie ein Kürbis, in dessen Innerem eine Kerze angezündet wird. Wenn dieser Kerzenschein aus dem Inneren hervorleuchtet, verwandelt sich der plumpe Kürbis in etwas Spektakuläres.

Wir sind immer so erpicht auf Zeitpläne – ab in die Tonne mit diesen Zeitplänen! Sei einfach da, für dich und für dein Baby, das sich gerade auf seine Geburtsreise vorbereitet. Statt einer To-do-Liste möchte ich, dass du eine Not-to-do-Liste erstellst. Überleg dir, wie du am besten entspannen kannst. Wen interessiert es, wenn du zwölf Stunden geschlafen hast, aber noch mehr Schlaf brauchst? Manchmal bist du in diesen letzten Monaten so müde, und zu anderen Zeiten platzt du vor Energie. Du musst dich an dieses Gezeitenspiel von Ebbe und Flut gewöhnen, denn diese Kleinen hier bereiten dich auf das Dasein als Mutter vor. So ist es nun mal – mal essen die Babys viel, mal nicht so viel. Mal wollen sie im Arm gehalten werden und manchmal wollen sie einfach nur versunken in ihrer eigenen Welt still daliegen. Mal schlafen sie, mal nicht – du weißt, was ich meine. Die Schwangerschaft ist eine Übung für das, was du in den kommenden Jahren tun wirst.

Rede mit deinem Kind. Ihr seid körperlich, geistig und spirituell miteinander verbunden. Deshalb gibt es nichts Stärkeres als dein eigenes Gebet für dieses Kind. Wann immer du mit deinem Baby zusammen sein möchtest, rolle die Augen hinauf zu dem Punkt des Dritten Auges, welches der Hypophyse, der sogenannten Meisterdrüse, entspricht, weil sie den gesamten Hormonhaushalt reguliert. Das ist dein direkter Draht zum Mutterleib. Wenn du ruhig genug werden kannst, wirst du wissen, was dein Baby denkt und fühlt.

Sex und Gehen – nicht unbedingt in dieser Reihenfolge! – helfen bekanntermaßen recht gut dabei, die Wehen anzustoßen. Wenn du wirklich willst, dass es endlich losgeht, dann empfehle ich dir, dich mit Babys und Kindern zu umgeben. Halte sie im Arm, spiele und lache mit ihnen. Das wird dein System mit Oxytocin überfluten, und es ist, als würden die Kinder deinem Baby zurufen und ihm versichern: „Es ist in Ordnung hier draußen! Komm raus! Komm, spiel mit uns!“ Vor einigen Jahren hatten wir eine Dinnerparty zum Geburtstag meines Mannes. Eine hochschwangere Mutter war anwesend, und es waren auch vier oder fünf Säuglinge und ein paar Kleinkinder da. Ich habe alle Kinder genommen und in ihre Arme gepackt. Es war nicht schwer – sie waren sowieso den ganzen Abend magisch von ihr angezogen. Sie ging nach Hause, und was ist passiert? Die Wehen setzten ein!

Die „Warten auf das Kind"-Meditation

Um diese Venus-Kriya zu machen, brauchst du deinen Partner oder einen guten Freund oder eine gute Freundin, die bei der Geburt dabei sein werden.

- Setzt euch einander gegenüber, die Knie berühren sich und ihr schaut einander in die Augen.
- Legt eure Handflächen und Finger aufeinander.
- Während ihr die Handflächen gegenseitig vor- und zurückschiebt, wechselt ihr dabei die Hände, als würdet ihr in einem Boot rudern. Singt, während ihr von einer Seite zur anderen schaukelt:

Row row row your boat
Gently down the stream
Merrily merrily merrily merrily
Life is but a dream

- Hört auf die Wörter dieser kleinen englischen Weise, während ihr sie singt. Sie erinnern euch daran, dem Fluss zu folgen und einfach treiben zu lassen.
- Macht das drei bis fünf Minuten lang. Habt Spaß und lacht! Vergiss nicht, dass dein Baby die Worte auch hört.

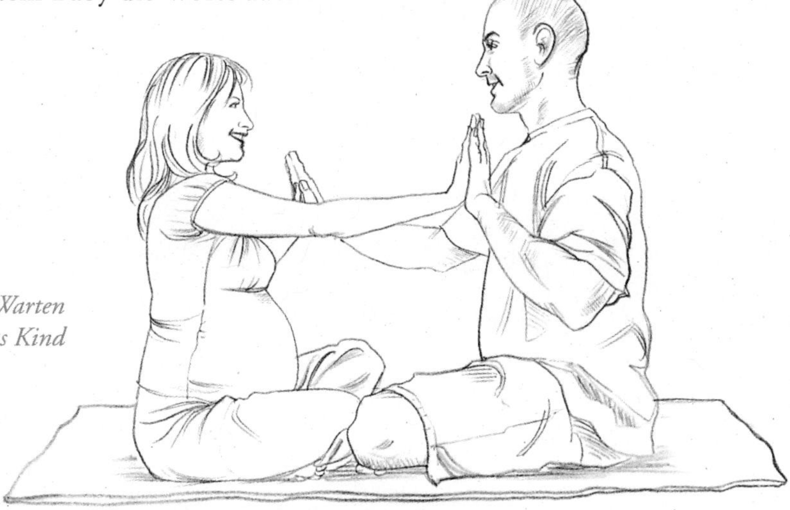

Warten auf das Kind

DIE GEBURT

Dein Spirit als Frau
hat in sich alles Wissen
und alle Kraft, die es braucht,
um dein Kind zu gebären
und zu nähren.

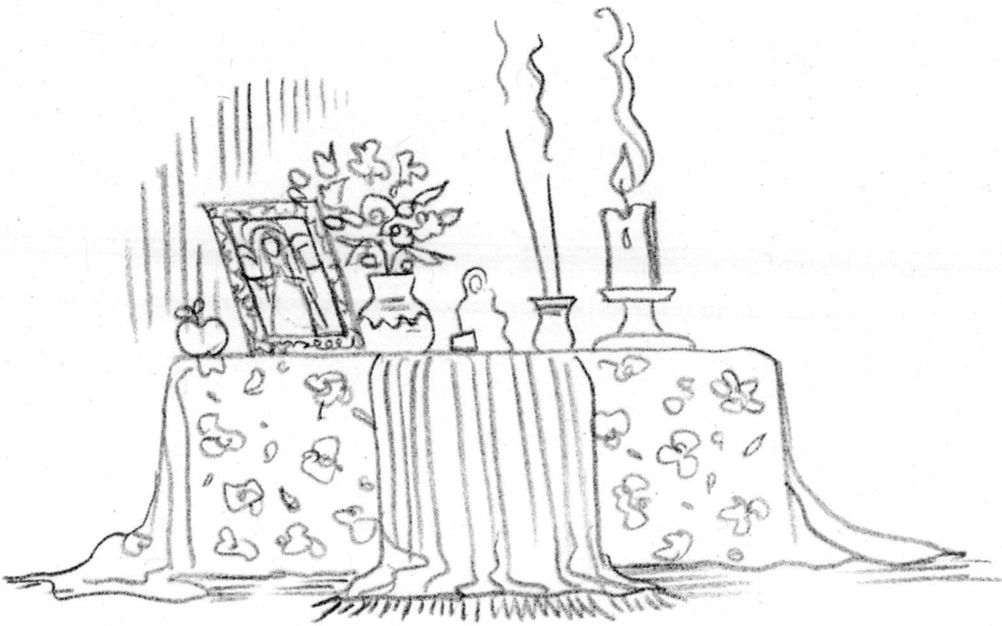

Was Frauen während der Wehen brauchen

Jedes Jahr zur Weihnachtszeit erzählen sich die Christen eine der großartigsten Geburtsgeschichten aller Zeiten über eine junge Frau namens Maria. In einer sternenklaren Nacht in der Stille einer Krippe in Bethlehem, inmitten von Tieren, hat Maria Jesus geboren, dessen Botschaft der Liebe und des Friedens bis zum heutigen Tage viele Menschen inspiriert. Auch die Geschichte von Buddhas Geburt ist sehr inspirierend. Seine Mutter, Königin Maya, soll im Garten von Lumbini gewesen sein, und gerade als sie nach einem schönen Blütenzweig griff, setzten ihre Wehen ein. Sie befand sich immer noch unter dem blühenden Baum, als ihre Begleiter sie mit einem kleinen Jungen an der Brust fanden.

Hast du bemerkt, was diese göttlichen Geburten gemeinsam haben? Die Mütter waren jeweils an einem privaten, friedlichen und natürlichen Ort eingekuschelt, fernab von neugierigen Blicken und fremden Gesichtern. Diese Geburten von vor Tausenden von Jahren spiegeln die Erkenntnisse moderner Forscher darüber wider, was Frauen bei der Entbindung auch heute noch brauchen.

Während der Wehen gehen wir in einen anderen Bewusstseinszustand. Während der Wehen sind die aktivsten Bereiche im Gehirn die Hypophyse – du erinnerst dich, das ist der Sitz des Dritten Auges – und der Hypothalamus, der auch der älteste und tiefste Teil des Gehirns ist, den wir mit allen anderen Säugetieren gemein haben. Wer viel mit gebärenden Frauen zu tun hat, wird bestätigen, dass es dann so ist, als seien die Frauen auf einem anderen Planeten unterwegs – und das müssen sie auch sein, um den Einfluss des Neokortex, also der Großhirnrinde, möglichst gering zu halten. Dinge, die die Wehentätigkeit stoppen, wie etwa die Freisetzung von Adrenalin, kommen aus dem Neokortex, dem sogenannten intellektuellen Teil des Gehirns. Das Grundbedürfnis während der Wehen ist also, vor jeglicher Stimulation des Neokortex geschützt zu sein.

Und was wirkt stimulierend? Zum einen die Sprache – wenn man Fragen gestellt bekommt. Helles Licht ist ein weiteres anregendes Medium, ebenso wie das Gefühl, beobachtet zu werden. Deswegen sage ich, dass wir die Geburtserfahrung in Ehren halten müssen. Überlegt noch einmal, ob ihr die Videokamera nicht lieber zu Hause lasst, und fragt euch, ob wirklich ein Wehenschreiber angeschlossen werden muss, wenn du eine gesunde Schwangerschaft hattest und alles normal abläuft. Dimme das Licht herunter und schließe die Augen. Bete. In diesem Moment sollst du nur du selbst sein, weit über Persönlichkeit und Charakter hinaus, unergründlich und demütig, dankbar, ein Teil dieses Wunders zu sein, das man menschliche Erfahrung nennt.

Wenn du bei dir Zuhause bist, ist es eine ganz andere Welt. Du kannst Kerzen anzünden, Musik spielen, in die Küche gehen, in den Hinterhof gehen und zum Himmel aufblicken, die Rosen im Garten riechen!

Du kannst so viele Bücher lesen, wie du willst, in keinem wirst du erfahren, wie es dir während der Wehen ergehen wird. Das beste Buch, das du lesen kannst, steht in dir geschrieben. Je mehr du darin liest und je besser du es kennenlernst, desto gestärkter wirst du dich in Richtung Geburt bewegen. Dein Körper wird dir sagen: „Entspann dich, wir wissen, was wir tun."

Meditation, um die Energie von Mutter Erde zu nutzen

- Setze dich in einer bequemen Position auf den Boden oder – noch besser – draußen auf die Erde und rolle die Augen nach oben. Stell dir vor, wie du beim Einatmen Energie von Mutter Erde durch deine Wirbelsäule hinaufziehst.
- Bringe diese Energie beim Ausatmen wieder den Rücken entlang zurück zur Erde.
- Mache dies sieben Minuten lang, während du beim Einatmen den Klang „Sat“ und beim Ausatmen „Nam“ hörst.
- Schließe die Arme um deinen Bauch, das Zuhause deines Babys. Beginne zu spüren, wie Mutter Erde den Raum hält für dich und die Seele in dir und wie sie dich unterstützen und erheben wird, wenn du sie nur anrufst.

Während ich dies schreibe, überquere ich das Rio Grande Valley in New Mexico, auf dem Weg zum Fest der Sommersonnenwende. Ich fühle SIE so sehr. Die Sterne leuchten so hell am Himmel. Ich laufe in IHREM Mondlicht und spüre IHRE unendliche Weite unter meinen Füßen. In diesem Moment spüre ich, dass alles möglich ist. Headlines aus Zeitungen, Nachrichten im Fernsehen, all das weltliche Trauma ist weg. Diese Meditation führt dich dorthin, egal ob du gerade in Berlin, New York City oder in Tucumcari, New Mexico, bist.

Wer ist bei der Geburt dabei?

Es braucht kein Dorf, um ein Kind zu kriegen. Also, um ein Kind aufzuziehen vielleicht schon, aber für die Geburt umgib dich besser nur mit Menschen, die keine Angst verbreiten und diese auch nicht auf dich übertragen. Schütze dich und dein Kind in dieser Zeit vor unnötiger Anspannung, indem du nicht alle zur Party einlädst.

In dem Moment, wenn du müde wirst und Schmerzen hast und deine eigene Macht anzweifelst, wenn du kurz davor bist, deine Wahrheit und dein Vertrauen zu verlieren, dann musst du in Gesichter von Menschen schauen, die deine Wahrheit und dein Vertrauen für dich aufrechterhalten können und werden. Ich war einmal bei einer Geburt dabei, zu der alle Verwandten der Mutter aufgetaucht sind – ihre Mutter, die Schwestern, Brüder, Tanten und einige Cousinen. Das kann funktionieren, doch in diesem Fall waren sie bloße Zuschauer, und die niederkommende Mutter fühlte sich plötzlich in der Rolle der Gastgeberin und verantwortlich dafür, dass sich alle wohlfühlen und genug zu essen und zu trinken haben. Das alles lenkte sie von ihrer Geburtserfahrung ab, und erst als wir die Verwandten aufforderten, in einem anderen Raum zu warten, konnte sie sich voll und ganz auf die Geburt konzentrieren und sich im wahrsten Sinne des Wortes öffnen.

Gute Unterstützung bei der Geburt zu haben kann DEN Unterschied machen. Eine Doula ist eine wichtige Figur, weil sie als deine Fürsprecherin fungiert. Sie kann dabei helfen, den heiligen Raum zu halten, und kann sich um die Flamme deiner Willenskraft kümmern, wenn sie zu erlischen droht.

„Doula“ ist ein griechisches Wort und heißt so viel wie „sie, die die Mutter bemuttert“. Die Anwesenheit einer Doula kann die Wehenzeiten verkürzen, die Menge an Schmerzmitteln verringern oder sogar auf null bringen und die Kaiserschnittraten signifikant verringern.

Ein Brief, den ich kürzlich von Cynthia, einer meiner Schülerinnen, erhalten habe, ist eine gute Erinnerung daran. Sie schreibt:

„ … Ich kann kaum in Worte fassen, was für eine wunderbare Doula Carmen ist. Ich lag insgesamt 38 Stunden in den Wehen, denn mein Körper hat sich zum Weit- und Offenwerden richtig viel Zeit gelassen. Ob du es glaubst oder nicht, es hätte mit Sicherheit noch einmal so lang gedauert, wenn Carmen nicht da gewesen wäre. Sie hat die Genehmigung, auch innere Untersuchungen bei ihren Hausgeburt-Klientinnen vorzunehmen. Durch eine Massagetechnik schaffte sie es, meinen Muttermund um den nötigen Zentimeter zu öffnen, und gab damit meinem Körper einen kleinen Anstoß, selbst weiterzumachen. Erst im Nachhinein können wir diese Anwendung so richtig wertschätzen, denn von dem Moment an, als ich sechs Zentimeter erreicht hatte und ins Krankenhaus kam, lief doch einiges ganz anders. Dennoch, dank der tollen Schwangerschaftsvorsorge meines Arztes und der Unterstützung von Carmen während der Entbindung hatte ich die Geburt meiner Träume. Um nichts in der Welt würde ich auch nur eine Stunde dieser Wehen hergeben. Mit jedem Schritt auf dem Weg habe ich so viel über mich selbst gelernt, und in einem übergeordneten Zusammenhang war jeder einzelne Schritt notwendig.“

Ich gab gerade ein Seminar in New York, als eine Schülerin an mich herantrat. Ungefähr anderthalb Jahre zuvor hatte sie ein Kind bekommen. Als sie mir ihre Geburtsgeschichte erzählte, klang dabei etwas an, was heutzutage häufig zu passieren scheint. Als sie ins Krankenhaus ging, hatte sie niemanden dabei, der als ihr Fürsprecher auftreten konnte. Sie erschien dort, als ihr Baby nur fünf Tage „überfällig“ war, wie die Ärzte es ausdrücken. Du magst dich erinnern, dass zwei Wochen vor oder zwei Wochen nach dem errechneten Geburtstermin immer noch als „im Zeitplan“ gilt. Bei Babys gibt es diesen Zeitraum von einem Monat, um dann herauszukommen, wenn sie herauskommen sollen.

Wie auch immer, beim Ultraschall stellte sich heraus, dass sie wenig Fruchtwasser hatte, und so behielt man sie gleich da und leitete unmittelbar die Geburt ein. Zunächst gab man ihr eine Infusion mit Wehen auslösenden Medikamenten, dann setzte man ihr eine PDA, um schließlich bei einem Kaiserschnitt zu enden. Sollte dir jemals jemand sagen, dass du wenig Fruchtwasser hast, dein Baby jedoch keinem Stress ausgesetzt ist, dann geh nach Hause und trinke viel Wasser, iss saftiges Obst und Gurken und schau, was passiert. In einigen Fällen kann das Wasser sogar wieder ansteigen. Warum Wehen einleiten, wenn es nicht nötig ist? Doch diese junge Mutter hat das einfach nicht gewusst.

Oft bekommt man während der Geburt im Krankenhaus Fragen vom Personal gestellt. Du hingegen musst dich wie auf einer Spirale in dein Inneres hinabbewegen, um diesen alten, vorkognitiven Teil deines Gehirns zu erreichen, um die Geburtsarbeit verrichten zu können, und jedes Mal, wenn man dich sozusagen wieder an die Oberfläche holt, wird dieser Prozess gestört. Es ist eine hervorragende Idee, eine verlässliche Person bei dir zu haben, die als deine Fürsprecherin auftritt. Um während der Geburt fundierte Entscheidungen treffen zu können, sollten folgende Fragen gestellt werden:

- Warum wird dieser Eingriff in Betracht gezogen?
- Was erhofft man sich davon?
- Was kann dem Kind passieren, wenn wir es tun?
- Was ist, wenn wir mit dieser Entscheidung noch etwas abwarten?
- Welche Alternativen gibt es noch?
- Was ist, wenn ich mich dagegen entscheide?

Um die Fragen zu stellen und die Antworten herauszufinden, ist es so wichtig, jemanden dazuhaben, der gut informiert ist und in deinem Interesse handelt. Das ist ein Bereich, in dem Doulas ganz klar einhaken können. Einer der besten Sätze, die du parat haben solltest, ist: „Doktor, bitte lassen Sie uns einen Moment allein, wir möchten uns privat unterhalten."

Übung, um Zweifel zu vertreiben

- Stell dich hin und lege deine Hände fest auf die Schenkel, oberhalb der leicht gebeugten Knie.
- Atme aus und bringe dein Kinn zur Brust, während du gleichzeitig das Steißbein einziehst. Dies wird „stehende Katzenhaltung" genannt.
- Atme nun ein, hebe den Kopf an und kippe das Becken nach vorn und oben, sodass dein Rücken nun so weit wie noch angenehm durchgebogen ist. Dies nennt man „Kuhhaltung".
- Wechsle nun zwischen diesen beiden Stellungen hin und her, und zwar für eine Minute oder so lang es sich gut anfühlt.
- Beginne dann, mit deinem Becken im Uhrzeigersinn zu kreisen – ähnlich wie ein Mühlstein. Mach das drei Minuten lang. Dann wechsle die Richtung und kreise noch mal genauso lang. Halte die Knie gebeugt, um den Druck vom Körper zu nehmen.
  Es soll sich gut anfühlen.

Diese Haltung ist gut, wenn man ein bisschen Zeit braucht, um sich zu sammeln und um Klarheit zu bekommen; sie führt durch das Tal der Zweifel hin zur Klarheit. Wenn es geht und du das Gleichgewicht halten kannst, lass deine Augen geschlossen und nach oben gerichtet. Wenn das nicht möglich ist, dann lass sie offen.

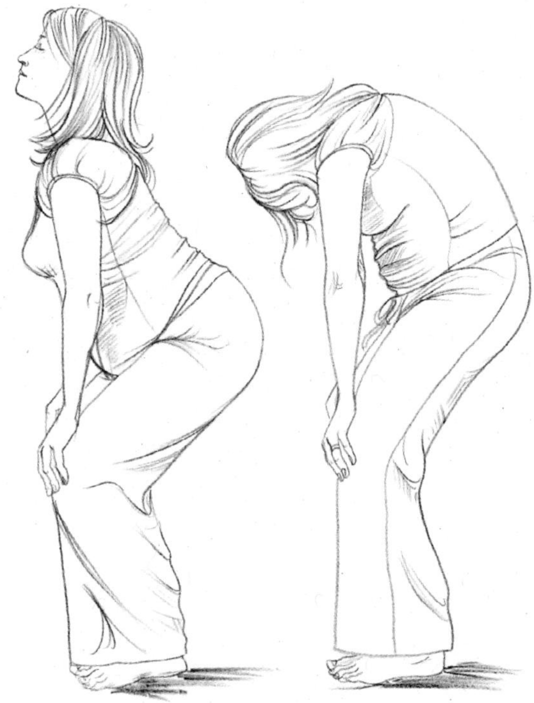

Zweifel vertreiben (a) *Zweifel vertreiben (b)*

Die Wehen

„Arbeit ist sichtbar gemachte Liebe."
Khalil Gibran

In der Welt des Kinderkriegens scheint es recht ernst zuzugehen. Ist das nur in Los Angeles so? Ich denke nicht. Jeder möchte über alles total aufgeklärt sein, und es wird wirklich hart daran gearbeitet. Die Geburt soll perfekt sein, das Kind soll perfekt sein. Allein beim Wort „Wehen" werden die Menschen plötzlich ganz ernst. Gehe der Geburt mit Freude in deinem Herzen entgegen – dein Kind wird schon bald in deinen Armen liegen! In unseren Schwangerschaftsworkshops für Mütter und Väter haben wir zu den Yoga-Meditationen auch Singen, Essen, Tanzen und Lachen im Angebot; denn jeder und jedem soll die Möglichkeit gegeben werden, sich zu öffnen und das Leben und dieses wunderbare Abenteuer namens „Kinderkriegen" zu feiern.

Wünsch dir nicht, dass die Wehen endlich aus und vorbei wären. Genau dann verpasst du es nämlich, in diesem Moment zu leben. Wir leben niemals wirklich, wenn wir immerzu nach vorne springen oder zurückblicken.

Kannst du dich noch an Ann in ihrem Krankenzimmer erinnern? Tanze, geh spazieren, geh in die Hocke, wenn du magst, mit liebevoller Hilfe deines Partners. Es geht darum, dich immer weiter in dein Inneres hineinzuwinden, um mit den Empfindungen in deinem Körper in Einklang zu kommen. Umarmt euch, spielt und redet leise und innig miteinander. Küsst euch! Die Energie, die das Baby hineingebracht hat, ist dieselbe Energie, die das Baby herausbringt. Lass deinen Bauch das Zentrum deines Tanzes sein. Du bringst diese Seele auf seiner Lebensreise lediglich 30 Zentimeter den Geburtskanal hinunter! „Sieh es mal so: Jedes Mal, wenn du eine Kontraktion hast, ist dein Baby wieder ein Stück näher an deinen Armen", erinnert meine Kollegin Davi die Eltern in den Geburtsvorbereitungskursen immer wieder.

Jedes Mal, wenn eine Kontraktion vorbei ist, kehre zu deinem Atem zurück. Es gibt da einen süßen, aber sehr kraftvollen kleinen Song, den wir anstimmen, um den Babys auf ihrem Weg zu helfen. Den kann man während der gesamten Schwangerschaft singen. Stell es dir wie einen Schlachtruf beim American Football vor, bei dem du ein Cheerleader bist und dein Baby der Starspieler! Es geht so:

Head down! Chin tucked! Back to belly! Arms down! Yeah Baby! Yeah Baby!

Oder auf Deutsch: *Kopf nach unten! Kinn zur Brust! Rücken Richtung Bauch! Arme runter! Ja Baby! Ja Baby!*

Selbst inmitten eines Sturms oder einer echten Herausforderung ist da immer die Antwort, wenn du nur ruhig genug werden kannst. Manchmal macht jemand eine scheinbar zufällige oder belanglose Bemerkung, doch führt diese dich zu einem anderen Gedanken, und mit diesem Gedanken wiederum kommt die Erkenntnis darüber, was es für dich zu verstehen galt. Die zufällige Bemerkung war ein Geschenk und erinnert dich an das, was du bereits weißt. Darüber unterhielt ich mich gerade neulich mit meinem älteren Bruder am Telefon. Wir schwelgten in Erinnerungen an all die Menschen, die uns in unserem Leben bisher weitergeholfen haben. Es gibt niemanden, mit dem wir so gut über unsere Vergangenheit sprechen können wie mit alten Freunden aus der Kindheit und mit Geschwistern, denn niemand kann sich so gut an unser Leben zurückerinnern wie sie. Dann sagte mein Bruder: „Es ist schon erstaunlich, da lässt jemand eine beiläufige Bemerkung fallen, doch was derjenige sagt – eine Zeile, ein Gedanke, ein Wort –, kann dein Leben verändern; und diejenigen werden es vielleicht niemals erfahren. Es ist, als würde Gott auf wundersame Weise durch uns alle sprechen. Ich denke, das ist, was man die Kraft des Wortes nennt, was man Gottes Wort nennt."

Wenn du in den Wehen liegst, wende dich an etwas, das größer ist als du. Wenn dir die Vorstellung von Gott nicht zusagt, kannst du jederzeit alle Seelen der Frauen vor dir anrufen, dass sie dir helfen mögen, dein Baby auf die Welt zu bringen. Erkenne die Unendlichkeit in dieser kollektiven Stärke von uns Frauen.

Darin liegt wahre Schwesternschaft. Ein berühmter Zen-Satz fragt: „Ist das Mädchen da drüben die jüngere oder die ältere Schwester?" Diese Frage soll dich zu dem Verständnis führen, dass es im absolutesten Sinne kein „da drüben" gibt, keine Trennung zwischen dir und einer anderen Frau, keinen Raum und keine Zeit, nur ein unendliches Kontinuum an Erfahrungen. Erinnerst du dich an die Geschichte von Elizabeth, die über Raum und Zeit hinweg die Kraft aller Frauen, die jemals geboren haben, zu sich rief, um ihr in ihrem Moment der Not beizustehen, und wie sie fühlte, wie sich der Raum mit den Seelen füllte und sie ihr sagten: „Ja, du kannst das. Ja, du schaffst es." Rufe alle Heiligen und Weisen auf, zu denen du dich hingezogen fühlst, auf dass sie ebenfalls hervorkommen.

Der Punkt des Dritten Auges, auf den wir uns im Yoga beziehen, entspricht direkt der Hirnanhangsdrüse in deinem Körper, welche Oxytocin freisetzt. Oxytocin wiederum lässt die Gebärmutter kontrahieren. Dein Gehirn reguliert kontinuierlich die Wehentätigkeit, während es eine Reihe verschiedener Meldungen verarbeitet, einschließlich Hinweisen auf deinen emotionalen Zustand. Angst und Sorgen unterbrechen die Oxytocinausschüttung und können die Wehen erschweren und sogar stoppen. Lavendel und Neroli (Orangenblütenessenz) sind entspannende ätherische Öle, die dir bei der Geburt helfen können. Probiere ein paar Tropfen auf einem Tuch oder Taschentuch, halte es an deine Nase und schau, ob dir der Duft gefällt. Wenn das der Fall ist, kann dies positive Assoziationen hervorrufen und dir dabei helfen, dich unter den Wehen zu entspannen.

Niemand kennt den genauen Mechanismus, wie die Wehen ausgelöst werden. Es gibt alte Texte, die besagen, dass dein Baby tatsächlich über dich, die Mutter, meditiert, so als würde es an eine verschlossene Tür klopfen: „Mataji – geliebte Mutter, ich bin jetzt bereit zu kommen!"

Lass all deine Gedanken fahren. Gehe über das Zählen hinaus, auch darüber, wie lange eine Kontraktion gedauert hat, wie viele Zentimeter es sind, wie viele

Stunden die Wehen schon dauern, ob und wie lang du geschlafen hast. Die meisten von uns wissen nicht, wie wir mit Schmerzen umgehen sollen, deshalb wollen wir davonlaufen. Unser Verstand bleibt noch bei der letzten Kontraktion hängen; doch es ist ein Ereignis, das schon passiert ist, es ist ein Teil der Vergangenheit. *Erlebe es und lass es los.* Deine Aufgabe ist es, jede Welle direkt vor dir zu reiten, genau wie beim Surfen. Wenn du vorwärtsspringst oder hinter der Welle zurückfällst, fällst du vom Surfbrett und bekommst es mit der Angst zu tun. Wenn du in der Mitte bleibst, wirst du keine Angst haben, weil du in dem Augenblick, der gerade geschieht, präsent bist. Reite genau eine Welle nach der anderen, ohne zurückzuschauen, ohne nach vorne zu schauen. Das ist es, was ich meine, wenn ich dir sage, dass du einen meditativen Geist erschaffen sollst.

Das größte Wort ist *Hingabe* – Geburt ist wie das Leben selbst, es gibt keine Garantien. Kannst du dich jedem Atemzug hingeben, jeder Kontraktion, ja dem Schöpfer selbst, der dich und dieses Baby erschaffen hat? Vertraue auf diesen Schöpfer, dass er das Baby herausbringt. Letzten Endes bist du nicht diejenige, die dieses Baby gemacht hat. Diese Kraft gehört zur selben Kraft, die aus Staub Sterne erzeugt. Und doch bist du nicht getrennt von dieser Macht. Wir sagen: „Gott und ich, ich und Gott sind eins." Dies ist die Zeit, den Raum mit all den Müttern, Heiligen und Weisen zu füllen, die vor dir da waren. Verwandle deine Emotionen (die Angst, um genau zu sein) in Hingabe. Jetzt heißt es, Geduld zu üben. Vergiss nie: *Patience pays* – Geduld zahlt sich aus.

Meditation für kraftvolle Fokussierung

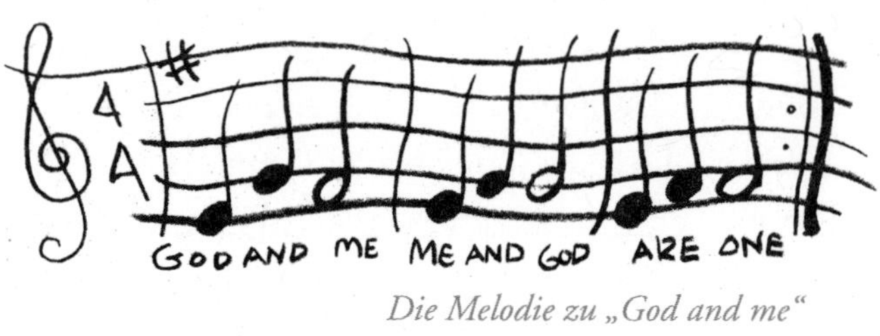

Die Melodie zu „God and me"

- Setz dich in die einfache Haltung.
- Streck deine Arme seitlich nach oben in einem 60-Grad-Winkel aus, die Handflächen zeigen dabei nach innen, die Finger sind gestreckt.
- Singe drei Minuten *„God and me, me and God are one"* (oder auf Deutsch: „Gott und ich, ich und Gott sind eins") mit den Händen über deinem Bauch.

Das Geheimnis des Mutterseins

Einmal fragte ich einen sehr weisen Heiligen in Indien: „Was ist die Bedeutung des Wortes ‚opfern'?"

Er sagte: „Ganz einfach. Es ist, wenn du dich aus der Mitte des Kreises herausnimmst."

Wenn du in den Wehen liegst, dann verlässt du den Mittelpunkt deines Lebenskreises und legst dein Baby hinein. Dieses Licht ist so hell, dass die Liebe zu diesem Kind dich aus der Mitte direkt zu einem Freudenfest emporheben wird. Lass dein „Ich" fallen und werde zu etwas viel Größerem, als du es dir jemals hättest vorstellen können.

„Für mich", sagt unsere Schülerin und Freundin Seannie, „war die Geburt ein Akt der Hingabe. Auf einmal war ich nicht mehr das Zentrum des Universums." Sie ist Mutter von drei Kindern, die alle zu Hause geboren wurden. Ihr Leben hat sich durch die Geburten so verändert, dass sie selbst eine Doula wurde und sich nun zur Hebamme ausbilden lässt. Die Leidenschaft, mit der sie anderen Frauen hilft, ist eine solche Inspiration für mich. Im Moment der Geburt werden Mütter als Mütter geboren, Väter werden als Väter geboren und Familien werden als Familien geboren.

Durch die Angst hindurchgehen

Wenn Angst die Wahrheit und die Liebe überwältigt, nennen wir das Schmerz. Als Frauen besitzt unser Geist all das Wissen und die Kraft, die wir brauchen, um ein Kind zur Welt zu bringen und unsere Babys zu versorgen. Wir sind genetisch so programmiert. Es war schon so seit dem Anbeginn der Zeit. Du kannst seiner Weisheit vertrauen.

Wenn wir es schaffen, während der Wehen auf den Punkt des Dritten Auges konzentriert zu bleiben, dann bekommen wir alle Informationen, die wir brauchen. Die Stimmen im Außen können nur vermuten, was gerade geschieht. Wie könnten sie wahrhaftig wissen, was im Inneren passiert? Das ist dein Bereich. Höre ihnen zu, wenn es dir etwas bringt; die letzte Instanz bist du. Wandle die Stufen hinunter in dein geistiges Auge und bleibe dort. Das ist der Ort deiner Kraft. Entweder du bist eine Gefangene deines Geistes und deiner Ängste oder du bist die Herrscherin über deinen Geist. Du wirst sehen, dass das der Ruhm und der Sieg über die Wehen ist: Wenn du die Herrscherin bist, die Königin deines Geistes.

Bitte deine Geburtshelferin, anstatt sich von deiner Angst anstecken zu lassen, dir stets dabei zu helfen, dich zu deinem eigenen Kraftzentrum zurückzubringen. Bitte jede und jeden im Raum, dir zu helfen.

Wo Liebe ist, gibt es keine Angst. Räume auch der Möglichkeit einen klaren Platz ein, die Wehen sogar zu lieben, sorgen sie doch dafür, dass dein Baby auf die Welt kommt. Jedes Mal, wenn du für etwas dankbar bist, wirkt das der Angst entgegen. Oder anders ausgedrückt: Wenn du merkst, dass du in einer Angstschleife gefangen bist – „Es ist zu viel, ich schaff es nicht, die Schmerzen sind zu stark …“ –, dann komm einfach zurück zum Atem, bewege ihn auf und ab entlang der Wirbelsäule, atme „Sat“ ein und „Nam“ aus, in Gedanken oder laut, und lenke deine Aufmerksamkeit auf etwas, für das du dankbar bist. Es darf gern immer wieder dasselbe sein. Im Angesicht der Dankbarkeit kann die Angst nicht überleben.

Es gibt sehr gute physiologische Gründe dafür, durch die Angst hindurchzugehen; einer ist, dass Angst bekanntlich zu stärkeren Wehenschmerzen führt. Stell dir einmal ein kleines Waldkaninchen vor: Wenn sich die Mutter während der Geburt sicher und geborgen in ihrem Bau fühlt, so ist der Adrenalinspiegel in ihrem Blutkreislauf niedrig. Dann kommt vielleicht ein Fuchs vorbei und steckt seinen Kopf in die Höhle, während sie gerade in den Wehen liegt. Nun wird ihr Adrenalin ansteigen und die Wehentätigkeit gestoppt, für den Fall, dass sie den Fuchs bekämpfen oder in einen sichereren Bau fliehen muss.

Die Gebärmutter ist der einzige Muskel im Körper, der zwei gegensätzliche Muskelgruppen hat. Eine kontrahiert und öffnet damit den Muttermund, die andere schließt und verengt den Muttermund, um die Wehen zu stoppen. Wenn eine Mutter bei der Geburt ängstlich wird, löst das Adrenalin die Kampf-oder-Fluchtreaktion aus und verengt den Muttermund, während die Gebärmutter weiterhin mit jeder Kontraktion den Kopf des Babys weiter nach unten drückt. Die Folge ist ein sehr realer Schmerz, der von zwei kraftvollen Muskelgruppen herrührt, die in entgegengesetzte Richtungen ziehen.

Was löst Angst in uns aus? Die Fantasien über das Unbekannte. Doch eine Geburt ist nichts Unbekanntes; es hat sich seit Jahrmillionen auf die gleiche Art und Weise vollzogen, sowohl bei Menschen als auch bei Tieren. Vertraue darauf, dass du nicht ins Unbekannte gehst. Du kannst dich durch das vor dir liegende Territorium der Geburt hindurchnavigieren, und du kannst es umso mehr, wenn du dir im Laufe der Schwangerschaft die Zeit genommen hast, dich selbst besser kennenzulernen.

All die Zeit, die du vorher meditiert hast, hilft dir jetzt dabei, zum Atem zurückzukommen. Sobald du „Sat Nam – Wahrheit ist meine Identität“ einmal verstanden hast, verschiebst du den Prozess weg von Ärzten und Medikamenten hinein in das Reich des Wissens. Da sind Mütter in dir, da ist der Spirit von all jenen, die vor dir da waren und die es wissen. Uralten Lehren zufolge waren wir bereits 8,4 Millionen Mal hier. Kannst du dir überhaupt ansatzweise vorstellen, wie viele Kinder du schon geboren hast?

Und dennoch glauben wir, nicht zu wissen, wie es geht. Wenn du Gott in allem sehen kannst, wird dir nichts mehr Angst machen. Das ist der wahre Yoga, der in der Unendlichkeit zu Hause ist.

Lichtmeditation

Wenn wir ausgeglichen sind, halten wir uns an die Wahrheit und nicht an die Angst.

- Setz dich für diese Meditation in die einfache Haltung.
- Atme ein und strecke die Arme zu den Seiten aus, parallel zum Boden und so, dass die Handflächen nach oben zeigen.
- Beuge beim Ausatmen die Ellenbogen und bring die Hände zu den Schultern.
- Aus dieser Position hebe nun die beiden Ellenbogen an in Richtung Kopf, die Hände berühren sich hinter dem Nacken, die Schultern und die ganze Wirbelsäule werden angehoben.
- Senke die Ellenbogen beim Ausatmen ab.
- Fahre damit drei Minuten lang fort. Deine Atmung ist dabei kraftvoll, und du chantest mental das Wort „Har", was Gott bedeutet.

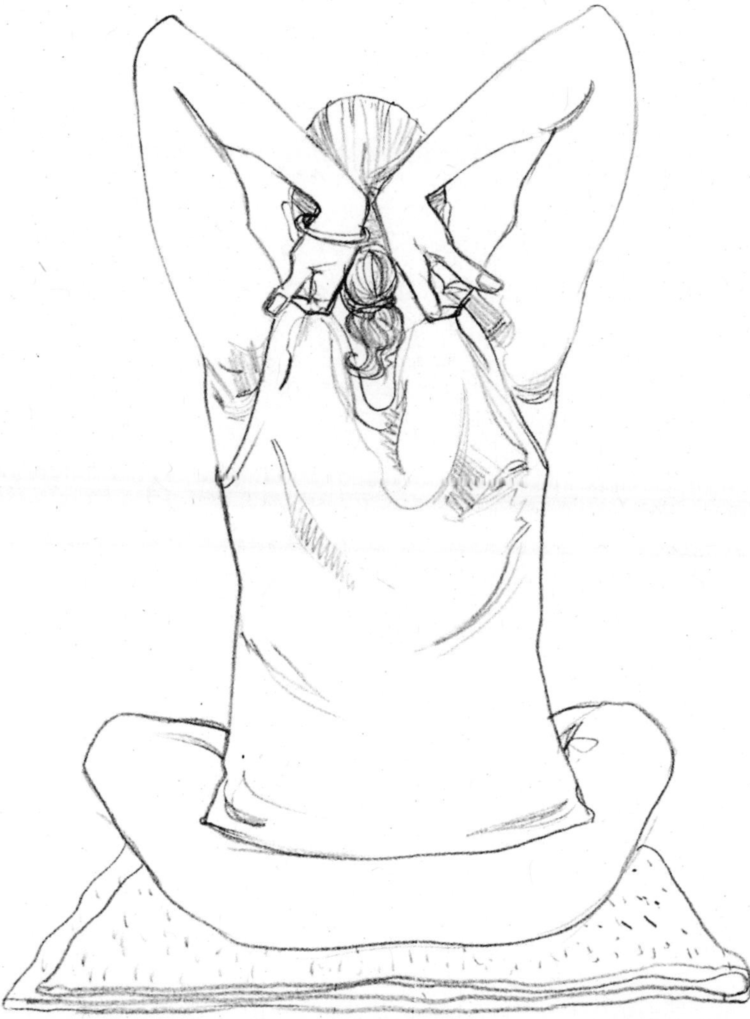

Lichtmeditation

...UND DARÜBER HINAUS

Wenn du Kinder hast,
betrittst du jeden Tag
unbekanntes Land.
Sei wie ein Fluss.
Sei stets präsent
und immer am Fließen.

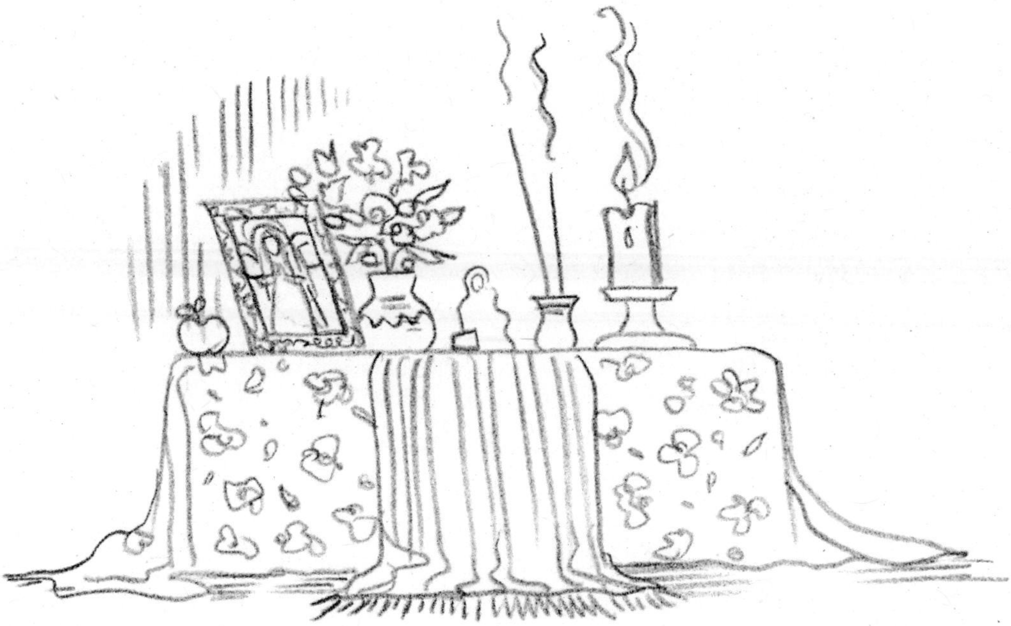

Das Baby in deinen Armen

„Da liegen wir,
unsere Nasen berühren sich
und ich fülle meine Lungen mit deinem Atemhauch im Schlaf."
Rohana Vercoutere

Wie war die Geburt für dich? War sie lang, kurz, schwierig, unglaublich, unfassbar? Hast du Medikamente bekommen? Musste man einen Kaiserschnitt machen? War es so, wie du es dir erträumt hast, oder ganz anders, als du es dir vorgestellt hast? Ein Albtraum, eine spirituelle Erfahrung? Was letzten Endes wirklich zählt und was das Wichtigste in deinem Leben ist, ist doch, dass du jetzt ein gesundes, vollendetes Kind in deinen Armen hältst.

Zu Beginn des zwanzigsten Jahrhunderts wurden die Geburten weg von zu Hause und hinein in die Krankenhäuser verlegt. Die Frauen waren bewusstlos, weil man sie komplett narkotisierte. So außer Gefecht gesetzt konnten sie sich nicht um ihre Neugeborenen kümmern, was wiederum einen Prozess der Trennung in Gang gesetzt hat. Die Kinder kamen auf die Säuglingsstation und wurden dort so lange von Krankenschwestern betreut, bis die Mutter selbst dazu in der Lage war.

Wenn der Geburtsvorgang ungestört bleibt, passieren in den ersten Augenblicken und Stunden nach der Geburt viele wichtige Dinge. Unser Körper steht unter dem starken Einfluss natürlicher opiatartiger Hormone, die bei der bewussten Bindung zu unserem Säugling eine Rolle spielen. Bis zu diesem Moment existierte die Verbindung auf einer spirituellen Ebene, weil die Kinder nicht von uns getrennt waren. Die Ausschüttung des sogenannten Liebeshormons Oxytocin, das im Menschen selbstloses, altruistisches Handeln fördert, erreicht direkt nach der Geburt seinen absoluten Höhepunkt. Wenn wir in die Augen unseres Kindes schauen und seine nackte Haut auf unserer nackten Haut spüren, dann sind wir geistig für immer miteinander verbunden. Aus diesem Grund wird ein Baby mit großen Pupillen geboren, als ein Aufruf an seine Mutter: „Schau mir in die Augen." Ich kann dir sagen, es gibt auf der ganzen Welt nichts Reineres oder Tieferes als das. Der Tag, an dem Wa geboren wurde, verbrachten mein Mann und ich den ganzen Tag im Bett mit unseren Augen auf sie und ihren Augen auf uns gerichtet. Diese Stunden sind in meiner Seele für immer eingebrannt als eine Zeit im Paradies. Ich erinnere mich an die Worte meines Lehrers: „In Gott wohnt das Kind. Gott ist keine Kirche oder ein Tempel. Bei dir zu Hause lebt Gott. Das Kind wird zu Gott geboren. Es lebt in Gott, es verweilt in Gott und es geht in Gott."

In den kommenden drei Jahren wird sich der Spirit deines Kindes zum Menschen entfalten. Er erfährt und lernt mit all seinen Sinnen viel über Vertrauen, Intimität, seine Identität, Gefühle der Ganzheit, über Selbstwert und noch vieles mehr. Einfach nur, indem du dein Kind hältst, gibst du ihm, was es braucht, um später ein ganzer, glücklicher Mensch zu sein.

Wir gebären ein Kind und werden uns dann für alle Zeiten an diese Einweihung erinnern, die manchmal als der „Feuerring" bezeichnet wird, an diese transzendente und großartige Erfahrung, wenn man spürt, wie sich das Baby aus deinem Körper herausbewegt und in diese Welt eintritt. Manchmal verlieren wir das große Ganze aus den Augen, halten an unseren Ängsten fest und sitzen fest im Griff des negativen Verstandes. Da haben diese Horrorgeschichten ihren Ursprung, die du in der Schwangerschaft zu hören bekommst. Nach vierzig Tagen kommen die Mütter in den Yogakurs zurück, um ihre Kinder vorzustellen. Manchmal lässt die ein oder andere Mutter eine Geschichte vom Stapel, in der es eigentlich nur um sie geht und was sie bei der Geburt alles durchmachen musste, und vergisst dabei den Segen, den sie gerade in ihren Armen hält.

Meine Antwort ist immer die gleiche. Liebevoll sage ich: „Zehn Zehen, zehn Finger, ein schönes Lächeln. Du hast dein Bestes gegeben, Ärzte und Hebamme haben ihr Bestes gegeben. Zusammen habt ihr gewissenhaft gearbeitet. *Now let go, let God* – Lass los, lass Gott. Schau in diese Augen. Gibt es im gesamten Universum irgendetwas, das vollkommener, kostbarer und lieblicher wäre?"

Wenn dein Neugeborenes im Krankenhaus von dir weg und auf die Säuglingsstation gebracht wird, hatte es keine Ahnung, was da geschieht. Neun Monate lang warst du das einzige Zuhause und die einzige Erfahrung deines Kindes. Alles, was dein Kind in den vergangenen neun Monaten getan hat, war, deinen Herzschlag zu hören, die Bewegungen deines Körpers zu spüren, deine Stimme und dein Lachen zu hören. Seine ganze Existenz bestand daraus, dich aus dem Innersten heraus zu fühlen, dich zu hören, dich zu spüren, dich zu sehen. Und auf einmal wird dein Kind in eine fremde Welt gestoßen, wie ein Fisch wird es aus dem Wasser geholt. Wenn es dich dann zum ersten Mal sieht, wenn es in deinen Armen liegt, dann fühlt es sich natürlich ganz sicher und geborgen; es erkennt dich: „Ja, sie ist es, die ich kenne."

Und dann peng! Was ist jetzt los? Dein Baby wird von etwas mitgenommen, das anders riecht und überhaupt ganz anders ist als du, es wird einen Flur entlanggeschoben mit grellen Lichtern, die den kleinen, gerade erst aus der Dunkelheit des Mutterleibs gekommenen Augen wehtun. Ich erinnere mich an die Geschichte über eine Frau, die eine Hypnotherapie gemacht hat und in einer Sitzung ihre eigene Geburt noch einmal durchlebt hat. Bei der Geburt war alles in Ordnung. Als sie sich durch den Geburtskanal zwängte, war sie weder beunruhigt noch traumatisiert, weil sie sich daran erinnerte, dass es mühsam sein würde. Unmittelbar nach dem Moment, als sie sich an die Berührung ihrer Mutter erinnerte, begann sie jedoch hemmungslos zu weinen. Sie erinnerte sich daran, wie man sie von ihrer Mutter getrennt hatte und sie einen langen, kalten Flur entlang auf die Säuglingsstation geschoben wurde! Sie weinte, weil ihr Körper nie die Angst und Unsicherheit vergessen hatte, die sie fühlte, als man sie kurzerhand ihrer Mutter entrissen hatte, sie weggerissen hatte von ihr, die doch alles war, was sie in den neun Monaten gekannt und geliebt hatte. Niemand sagte ihr, wohin sie gebracht wurde oder ob sie jemals zurückkehren würde.

In den späten 1980er Jahren haben wir begonnen, Mütter über dieses Thema aufzuklären. Wir sagten ihnen, dass sie ihren Ärzten und Ärztinnen erklären sollten, dass sie nicht möchten, dass ihnen ihr Baby weggenommen wird, außer im Notfall, und auch dass bitte eine Waage aufs Zimmer gebracht werden sollte, um die Kleinen dort zu wiegen. Was gab es da am Anfang für einen Aufschrei! „Waagen kann man nicht bewegen, und ihr wisst ja auch gar nicht, wie man ein Baby wäscht!" Wir sagten, wir hätten es nicht eilig damit, sie sofort abzuschrubben; später sei das auch noch völlig in Ordnung. Die Babys wollen einfach nur in unseren Armen sein. Wir sagten, dann würden wir eben unsere eigene Waage und unsere eigene Babywanne mitbringen, und genau das haben wir auch getan. Heute darf das Neugeborene in den meisten Krankenhäusern von Los Angeles bei Mama bleiben. Und bei Papa – ach ja, armer Papa! Wir arbeiten daran, dass du bei deiner Frau und deinem Baby schlafen kannst und nicht auf einem kleinen Zustellbett in der Ecke des Krankenzimmers. Wir wollen das Familienbett in allen Krankenhäusern! Wir müssen uns alle Praktiken genau anschauen, die wir aufgrund unserer bisherigen Erfahrungen als „normale" Säuglingsbetreuung akzeptiert haben.

Erinnere dich daran, dass ein Neugeborenes intelligenter ist als wir. Denk auch daran, wenn du mit ihm sprichst: Es ist schlauer und auf jeden Fall weiser, es spricht nur noch nicht deine Sprache.

Eine Schülerin zeigte mir ein unglaubliches Bild von zwei Frühgeborenen, die nebeneinanderlagen, und von denen eines seinen Arm um das andere gelegt hatte. Die beiden waren Zwillinge und waren zunächst getrennt voneinander in separate Brutkästen gelegt worden. Eines war viel schwächer als das andere, und man hatte nicht viel Hoffnung, dass es überleben würde. Eine Kinderkrankenschwester stemmte sich gegen die Krankenhausrichtlinien und legte die Babys zusammen in einen Inkubator. Als sie nebeneinanderlagen, legte die Gesündere ihren Arm wie bei einer Umarmung um ihre Schwester. Fast sofort stabilisierte sich die Herzfrequenz des schwächeren Babys und ihre Temperatur stieg auf Normalwert an. Welche Beweise brauchen wir denn noch? Eine Umarmung von denen, die uns lieben, ist unermesslich. Intelligenz wird in Fürsorge und Liebe gemessen; unsere Kinder sind die Meister.

Übung für starke, liebende Arme

Das macht deine Arme stark und dein Herz weit, bereit, dein Baby zu empfangen.

- Strecke zunächst die Arme mit zusammengepressten Handflächen und geraden Ellenbogen parallel zum Boden aus.
- Atme nun tief durch die Nase ein und öffne dabei die Arme weit mit einer großen, ausladenden Geste. Fühle, wie sich der Bereich deines Herzens öffnet und ausdehnt, während sich deine Lungen mit Luft füllen.
- Öffne und strecke deine Arme schließlich so weit nach hinten, bis es nicht mehr geht. Streck dich so weit, dass sich die Schulterblätter gegenseitig berühren. Fühle diese Dehnung wirklich, so als wären deine Arme riesige Flügel, die du in der hellen Morgensonne ausstreckst. Fühle die Dehnung in deiner Brust, unter deinen Armen und Rippen, die Arme entlang bis hin zu den Fingerspitzen. Halte die Arme dabei die ganze Zeit parallel zum Boden.
- Wenn deine Arme maximal gestreckt sind, atme wieder durch die Nase aus und bringe sie zurück in die ursprüngliche Position. Presse dabei die Handflächen wieder zusammen.
- Wiederhole das 26 Mal mit geschlossenen Augen, die innerlich auf den Punkt des Dritten Auges gerichtet sind.
- Denke daran, kraftvoll ein- und auszuatmen, denke „Sat“ beim Einatmen und „Nam“ beim Ausatmen.
- Die Bewegung ist gemächlich. Deine Arme und dein Herz werden so was von bereit sein, das Kleine in Empfang zu nehmen. Das ist übrigens auch eine gute Übung für den Papa.

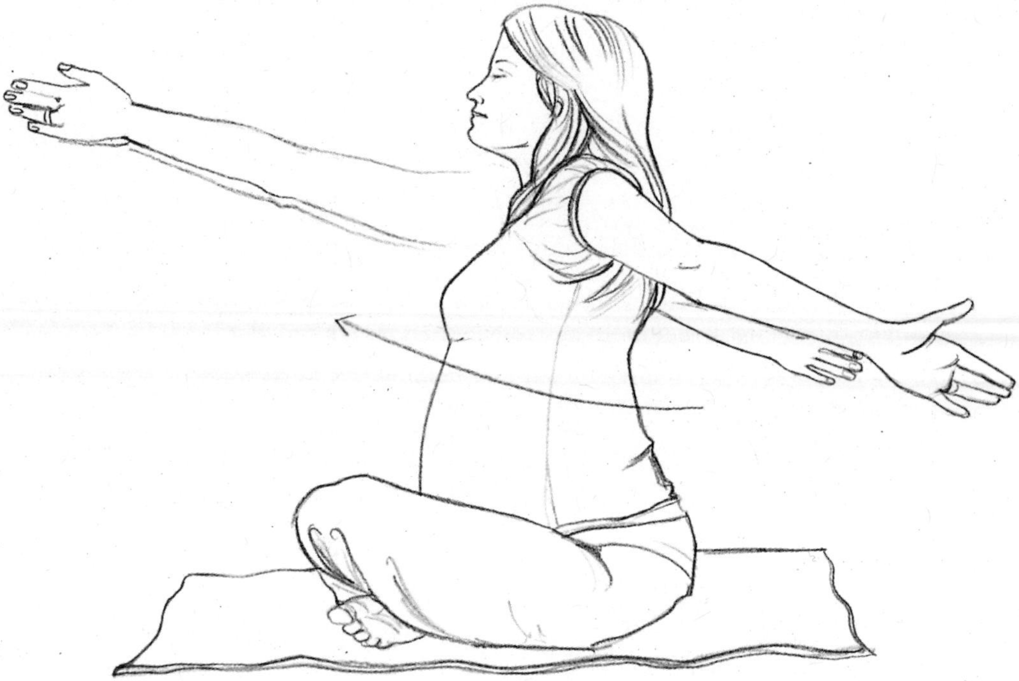

Für starke, liebende Arme

Rat und Hilfe rund ums Stillen

Die Kraft der Muttermilch – deine Milch ist dein Blut, umgewandelt in lebensspendende Nahrung für dein Baby. Den alten Schriften zufolge liegt in deinem Blut deine Persönlichkeit, so wie man jemanden als „heißblütig" oder auch „kaltblütig" bezeichnet. Aus dieser Perspektive betrachtet liegt die Kraft der Muttermilch darin, dass du dein Kind im Grunde mit deiner ganzen Persönlichkeit nährst. Es ist deine Lebenskraft, deine essenzielle Energie, die du hergibst. Deswegen ist es so wichtig, dein Kind – soweit möglich – zu stillen.

Gelegentlich gibt es handfeste körperliche Gründe, die das Stillen unmöglich machen, aber manchmal, zum Beispiel wenn zu wenig Milch kommt, gibt es Lösungen für diese Probleme. Ausruhen, entspannen und ganz viel Schlaf helfen da vermutlich am besten, denn um Milch zu produzieren, muss dein Körper eine enorme Energie aufbringen, und auf diese Weise kannst du ihn dabei unterstützen. Sonst gibt es auch gute Teemischungen – wie zum Beispiel ein Tee namens „Mother's Milk" der Firma Traditional Medicinals, der die Milchproduktion hervorragend anregt.

Doch das Allerwichtigste: *Gib nicht auf!* Nutze jede sich bietende Gelegenheit und hab Geduld; darin hast du dich ja bereits in der Schwangerschaft gut geübt. In diesem Land (und auch in Europa; Anm. d. Ü.) gibt es hilfreiche Anlaufstellen zu diesem Thema, wie etwa La Leche Liga. In Krankenhäusern sind oft Stillberaterinnen, die praktische Hilfe anbieten können. Ruf Freundinnen an, die auch gerade stillen, und tausche dich mit ihnen über ihre Erfahrungen aus. Wenn eine Doula oder Hebamme für die Nachsorge zu dir nach Hause kommt, kann auch sie eine großartige Unterstützung sein. Wenn wir Frauen unsere Köpfe zusammenstecken, findet sich immer eine Antwort. In Los Angeles zum Beispiel gibt es eine tolle Adresse namens Pump Station, hier sind viele tolle Frauen, die stillende Mütter betreuen und unterstützen. (Sie können von jedem Ort im Land aus angerufen werden, siehe auch „Inspirationsquellen“, Seite 268.

Schon bevor die Wehen losgehen, solltest du die Telefonnummer einer Stillberaterin griffbereit am Bett liegen haben. Die ersten zehn Tage sind oft die Schwierigsten. *Gib nicht auf.* Wie wir im Kundalini Yoga sagen: Keep up – Bleib dran! Manchmal scheint es, als ob das Baby die Brust nicht will, doch jedes Baby will gestillt werden. Vertraue darauf, dass dein Kleines irgendwann den Dreh rauskriegt. Am Ende reicht es vielleicht, einfach nur die Stillposition ein wenig zu verändern. Sollte die Lösung doch nicht so einfach sein, dann mach dich deswegen nicht verrückt. Hol dir Hilfe. Es ist nicht schlimm, wenn du nicht weiterweißt. Die meisten von uns brauchen Hilfe – ich brauchte sie auf jeden Fall.

Nimm dir Zeit zum Stillen, denn damit machst du deinem Kind das wichtigste Geschenk, das man seinem Immunsystem, Nervensystem, dem Knochengerüst und Gehirn und einfach jedem Teil von ihm überhaupt machen kann.

Vor Kurzem fand man heraus, dass Kinder, die gestillt werden, vermutlich zu intelligenteren Erwachsenen heranwachsen. In einer im Journal of the American Medical Association veröffentlichten Studie wurde festgestellt, dass Erwachsene, die sieben bis neun Monate gestillt wurden, einen höheren IQ aufwiesen als diejenigen, die weniger als zwei Wochen gestillt wurden.

In der Muttermilch ist eine bestimmte mehrfach ungesättigte Fettsäure enthalten, die Wissenschaftlern zufolge unser zentrales Nervensystem schützt und sogar anregt. Es gibt noch einen weiteren wichtigen Punkt, der sich eher schlecht in Zahlen ausdrücken lässt und doch von unschätzbarem Wert ist: die Zeit und Aufmerksamkeit, die du deinem Kind schenkst, während es an deiner Brust liegt. Das allein erhöht schon den IQ. Eine andere Studie aus der Fachzeitschrift Pediatrics ergab, dass das Stillen Säuglinge tatsächlich vor Schmerzen schützen kann. Laut dieser Studie weinten die Babys sehr viel weniger und verzogen auch weniger das Gesicht als Reaktion auf eine

Blutentnahme während des Stillvorgangs. Es ist bekannt, dass Faktoren wie Geschmack, Saugen und Haut-zu-Haut-Kontakt Schmerzen bei Tieren lindern. Dies war jedoch die erste Studie, in der sich zeigte, dass Menschen anscheinend genauso davon profitieren können.

Und das alles schaffst du mit deiner Milch. Siehst du, wie unglaublich du eigentlich bist, Mama? Ein Kind kann ein ganzes Jahr lang allein von deiner Milch wachsen und gedeihen. So großartig bist du.

Versuche einfach, selbst weiterhin so gut zu essen, wie du es idealerweise schon in der Schwangerschaft getan hast – erinnere dich: unverarbeitete Lebensmittel, keine Fertigprodukte und so reich an *Prana* wie möglich! Tiefkühlkost und Konserven sind die letzte Wahl. Denk daran: lebendig, frisch und bio, soweit es dir möglich ist. Aus dem, was in deinen Mund gelangt, entsteht dein Blut, und aus deinem Blut entsteht deine Milch. Das Baby steht an der Spitze der Nahrungskette – es isst von dir, gib ihm also ein köstliches Festmahl mit gesunder Milch. Seit alters weiß man, dass bestimmte Lebensmittel die Milchproduktion anregen und zugleich die Gebärmutter kräftigen, dazu gehören etwa Ingwercurry, Tapioka-Pudding, angemacht mit Milch oder Sojamilch, geröstete Mandeln, Mungbohnen mit Reis sowie Yogi-Tee mit Milch oder Sojamilch. Wenn dein Milchvorrat versiegt, ist die Botschaft dahinter meist, dass du zu viel herumrennst, müde bist und vielleicht nicht gut isst. Es braucht viel Energie, um Milch zu produzieren. Schlafe, entspanne, schlafe und trinke viel Mother's Milk Tee von Traditional Medicinals. Die Milch kommt dann fast immer reichlich zurück.

Wenn du stillst, dann stillst du. Mach währenddessen nicht noch tausend andere Dinge. Das ist so, als wäre jemand zum Abendessen bei dir zu Gast und würde dann ein Buch lesen oder die ganze Zeit über telefonieren. Wie unhöflich wäre das? Und doch, machen wir nicht genau das Gleiche beim Stillen? Ein gutes Essen entsteht durch die gemeinsame Gesellschaft, durch das Gespräch, den Blickkontakt und die geteilte Liebe!

Was ist, wenn du einfach nicht stillen kannst, weil du etwa eine Operation hattest, bei der die Milchgänge durchtrennt wurden, oder aus einem anderen medizinischen Grund? Dann mach dich auf die Suche nach dem bestmöglichen Muttermilchersatz. Die Webseite des (amerikanischen) Magazins

Mothering ist eine großartige Quelle dafür (siehe „Inspirationsquellen", Seite 268). Als ich klein war, gab es solche Halterungen, mit denen man ein Fläschchen auf dem Brustkorb des Säuglings fixieren konnte. Dies diente dem Zweck, sein Kind nicht halten zu müssen, wenn es das Fläschchen bekam. Es war also ganz allein, wenn es trank. Ich frage mich, was die Generation von Babys, die so gefüttert wurde, heute macht. Immer noch alleine essen? Selbst wenn du dein Kind nicht stillen kannst: Wenn du ihm sein Fläschchen gibst, dann halte es in der gleichen Position, als würdest du stillen.

Als meine Tochter ein Säugling war, gab es keine Milchpumpen, zumindest hatte ich nie davon gehört und somit auch gar nicht die Wahl. Heutzutage frieren Mütter ihre Milch ein, sodass, wenn sie wieder berufstätig sind, jemand anderes die Milch im Fläschchen geben kann. Wenn es sein muss, muss es sein, doch wenn es nicht unbedingt sein muss, warum sollte man das tun? Nichts im ganzen Universum wird jemals an die Stelle deiner eigenen Brust und Nippel treten können – *never ever!* Ich musste meiner Tochter nie das Fläschchen geben. Als sie mit fünf Monaten anfing zu essen und zu trinken, gab ich ihr eine Schnabeltasse, doch vorher gab ich ihr immer mal einen kleinen Teelöffel voll Wasser, und sie hat es problemlos getrunken.

Zum Glück wird man sich in unserem Kulturkreis dessen immer mehr bewusst, und es gibt immer mehr Rat und Hilfe beim Thema Stillen. Ich erhielt den folgenden Brief von Blair, einer langjährigen Schülerin und Mutter von zwei Kindern. Ich fand ihr Schreiben so ermutigend, dass ich es hier gern weitergeben möchte. Sie schreibt:

Aufgrund einiger Pannen bei der Entbindung von Lily im letzten Jahr hatte ich Bedenken hinsichtlich des Entbindungspersonals im Krankenhaus. Eines Tages trat man an mich heran und vermittelte mich an eine Frau namens Nancy, sie war die Leiterin der Entbindungsstation des Krankenhauses. Ihre Assistentin bestand darauf, dass ich Nancy zum Mittagessen treffen solle. Nancy begrüßte mich und stellte mich der Oberschwester vor. Es gab ein wunderschön angerichtetes Mittagessen in einem Konferenzraum, nur für uns drei. Sie baten mich, ihnen meine Bedenken und Wünsche mitzuteilen. Sie berichteten, dass die Wöchnerinnenstation, seitdem ich das letzte Mal entbunden hatte, komplett umgestaltet worden sei. Alles ist nun darauf ausgerichtet, das Stillen zu unterstützen, es gibt Stillberaterinnen, die rund um die Uhr im Einsatz sind, sowie weitere unterstützende Gruppen rund um das Stillen. Zudem wird alles, was das Neugeborene selbst betrifft, direkt auf unseren Zimmern erledigt. Das erklärte Ziel ist es, dass das Baby niemals auf die Säuglingsstation muss. Viele Dinge, über die ich bisher nur Bruchstücke an Information hatte, wurden im Nu geklärt, und auch über die Vitamin-K-Gabe, die man Neugeborenen verabreicht, weiß ich nun Bescheid und konnte eine klare Entscheidung zu diesen Themen treffen. Ich wurde auch mit der leitenden Stillberaterin bekannt gemacht. Ich konnte mich über all die Dinge austauschen, über die wir in unserem Yogakurs gesprochen hatten. Alle waren sehr offen dafür. Das Krankenhaus erwartet, bald das Prädikat „babyfreundlich" zu bekommen – anscheinend haben diese Auszeichnung bisher nur 19 Krankenhäuser (in den USA). Diese Förderung des Stillens in Krankenhäusern ist inzwischen eine weltweite Bewegung. Sie gaben mir alle ihre Visitenkarten und sagten: „Melde dich, wenn es da ist …"

Bevor ich mit Yoga und Meditation angefangen habe, hätte ich das nie gemacht. Die ganze Erfahrung hatte etwas Ermächtigendes. Zur Abwechslung vertraute ich auf meine Intuition, die mir sagte, dass ich gut auf mich und mein Baby achten solle. Wie durch ein Wunder ging ich nicht auf Konfrontationskurs, sondern war einfach nur nachdrücklich, und wurde so mit einer sehr herzlichen Antwort beschenkt. Jetzt fühle ich mich so, ja, so rundum versorgt vom spirituellen UND vom medizinischen Aspekt her. Aber klar: Schließlich ist Gott überall. Wir müssen nur nach ihm Ausschau halten, auch an den unwahrscheinlichsten Orten …

Alles Liebe, Blair (und Lily, Dante und Baby Liam)

Ultimative Übung für besseres Stillen

Sei zuversichtlich, dass du alles hast, was du brauchst, um dein Kind vollständig zu ernähren. Rechne mit ein, dass du im ersten Lebensjahr deines Kindes ein bisschen verträumt sein wirst, und sei es nur, weil diese Energie des Milchproduzierens dich so nach innen bringt und so wunderbar ist. Mach es dir gemütlich und lebe so einfach wie möglich mit deiner neuen Familie, um deinem Kind die Sicherheit zu geben, die es braucht.

- Setz dich in der einfachen Haltung auf den Boden.
- Lege die Hände auf die Schultern, die Finger zeigen nach vorne, Daumen nach hinten.
- Schließe deine Augen.
- Atme durch die Nase ein und drehe dich nach links. Atme durch die Nase aus und drehe nach rechts.
- Atme in Gedanken den Ton „Sat" ein, während du nach links drehst, und atme lautlos „Nam" aus, wenn du zur rechten Seite drehst.
- Mache das drei Minuten lang. Dies öffnet dein Herzzentrum, verbessert die Durchblutung und reinigt das Blut, aus dem die Milch entsteht.

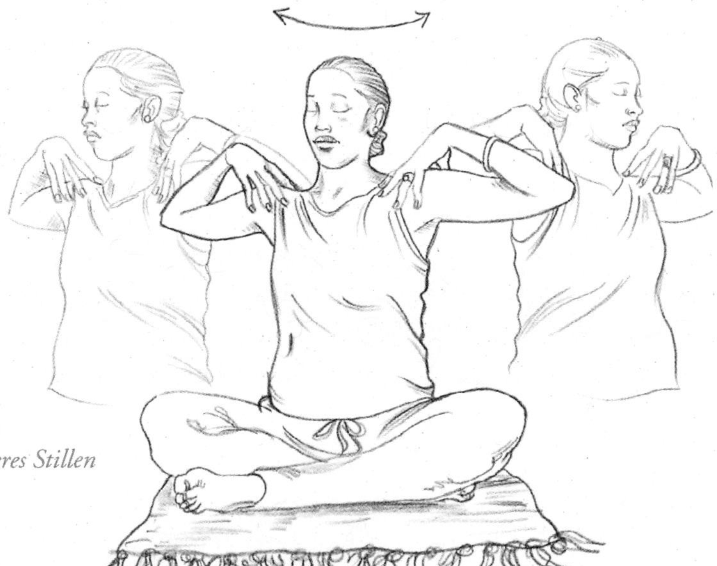

Für besseres Stillen

Die Gemeinschaft miteinbeziehen – die Vierzig-Tage-Feier

Ein Baby anzuschauen ist wie Gott zu schauen. Deshalb scharen sich immer alle um das Neugeborene – sie wollen eben in der Gegenwart Gottes sein! Auch wenn du mit Sicherheit ganz stolz bist: Jetzt ist die Zeit, in der du und dein Baby ganz besonders ruhig und zurückgezogen leben solltet; diese Zeit nach der Ankunft eines Kindes ist von sehr zärtlicher und empfindsamer Qualität.

In unseren Familien halten wir, den traditionellen Lehren folgend, eine vierzigtägige geheiligte Privatsphäre und Ruhezeit für Mutter und Kind ein. Es ist eine Zeit des Ausruhens, des Erholens und der Bindung für Mama, Baby, Papa und die Geschwister. In dieser Zeit verfestigt sich das Band der Kraftfelder zwischen Mutter und Kind und ein Ur-Gefühl von Sicherheit und Geborgenheit wird vermittelt. Dies nennt man „das Formen". Babys brauchen mehr Zeit, weil sie noch nicht „fertig gebacken" sind. Führe sie langsam an die Welt heran; ungefähr ein Tag für jede der vierzig Wochen, die es in deinem Mutterleib herangewachsen ist. Dies gibt auch dem Immunsystem des Babys Zeit, sich zu entwickeln, bevor es mit Bakterien und Viren von außen konfrontiert wird.

Diese vierzig Tage können eine unglaubliche Zeit im Leben deiner Familie sein. Es ist, als würde man beobachten, wie sich eine Rose immer weiter öffnet – *verpasse nicht diese Magie, denn sie kommt nicht wieder zurück.*

Historisch gesehen sind Vierzig-Tage-Zyklen in vielen Weltreligionen eine bedeutende Zeitspanne. Im Alten Testament regnete es vierzig Tage und vierzig

Nächte, und Noah brauchte vierzig Tage, um die Arche zu bauen. Die Christen begehen eine vierzigtägige Fastenzeit. Jesus meditierte vierzig Tage in der Wüste. Es gibt vierzig Tage Ramadan im muslimischen Glauben. Auch in meinem Glauben sind Vierzig-Tage-Zyklen sehr wichtig. Es ist auch bezeichnend, dass in unserem Körper alle vierzig Tage die Zellen in unserem Blutkreislauf komplett erneuert werden. Vierzig Tage ist eine Anzahl, die Vollendung repräsentiert.

In diesen Tagen möchtest du vielleicht bestimmte Lebensmittel, die im vorigen Kapitel erwähnt wurden, zu dir nehmen, um den Milchfluss anzuregen und den Heilungsprozess der Gebärmutter zu unterstützen. Idealerweise sollte jemand anderes die Mahlzeiten zubereiten, da eine Mutter in dieser Zeit so wenig wie möglich tun sollte. Kochen, putzen, Wäsche waschen – all das sollte jemand anderes übernehmen, vielleicht eine Haushaltshilfe, ein Familienmitglied oder eine enge Freundin oder ein Freund. Bei uns sagt man, man solle schlafen, wenn das Baby schläft, da es sonst bis zu zweieinhalb Jahre dauern kann, bis du wieder bei Kräften bist, anstatt nur vierzig Tage.

Freunde und Verwandte, bei denen du ein Gefühl des Wohlwollens und der Unterstützung hast, könnten ja beim Einkaufen und anderen Erledigungen helfen. Wenn Freundinnen fragen: „Was kann ich für dich tun?“, antworte niemals: „Nichts.“ Eine meiner Schülerinnen hat eine sehr enge Freundin, die in einem anderen Bundestaat lebt. Diese beiden Frauen sind schon seit frühester Kindheit, also praktisch schon ihr ganzes Leben lang, beste Freundinnen. Beide Male, als ihre Freundin in dem anderen Bundesstaat entbunden hat, machte ihr unsere Schülerin das absolut beste Babygeschenk: Sie buchte ein Ticket und flog los, um zehn Tage bei ihrer besten Freundin zu sein; sie kochte und putzte, betreute das Geschwisterkind, nahm Telefonanrufe entgegen, alles, damit die Familie zusammen sein und ihre Freundin sich ausruhen und erholen konnte. Sie schenkte ihrer Freundin diese Zeit mit Freude und als Ausdruck ihrer tiefen Liebe für sie, und höchstwahrscheinlich wird ihr das Gleiche widerfahren, wenn sie an der Reihe ist, ein Kind zu bekommen! Wenn du Freunde und Freundinnen hast, die gut mit Kindern „können“, dann könnten sie doch mit deinen älteren Kindern in den Park oder auf einen Spielplatz gehen. Wenn es überhaupt möglich ist, ist es natürlich wunderbar, eine Wochenbett-Doula einzustellen. Ideal wäre es, wenn du in diesen Tagen nicht weiter als drei Meter von deinem Baby entfernt bleiben würdest, um die Aura, dieses energetische Bindeglied zwischen euch beiden, zu festigen. Sie wird ein Leben lang bestehen bleiben.

Einige von uns können sich vielleicht nur zögernd auf diesen Prozess einlassen; eventuell ist da die Angst, an Unabhängigkeit und Eigenständigkeit als Person zu verlieren, wenn wir so voll und ganz als Mutter leben. Lass mich dir versichern, dass diese vierzig Tage wunderschön, notwendig und eine absolut wichtige Phase sind: Hier entwickeln die Babys Vertrauen in sich selbst, in Gott und in ihr angeborenes Wissen, zu lieben und geliebt zu werden. Das ist etwas, das ihnen für ihr gesamtes Leben bleiben wird. Wie sie eines Tages ihren Partner/ihre Partnerin finden, heiraten und ihr Familienleben leben, hängt stark von der Erfahrung dieser vierzig Tage ab. Diese Zeit ist wichtig für deine eigene Heilung und für deine Familie, sodass auch sie die Ankunft eines neuen Mitglieds hier auf Erden gebührend feiern und ehren kann. Diese goldene Zeit wird jedoch nicht ewig dauern. Und genau deshalb ist jetzt die Zeit, in der Gedanken und Sorgen über Finanzen, den Job oder die Meinung anderer in den Hintergrund treten müssen. Diese Zeit kommt niemals wieder und sie vergeht so schnell.

Maria ist Reporterin bei einer Zeitung, erst kürzlich hat sie ihr zweites Kind zur Welt gebracht, einen kleinen Jungen namens Cruz. Ihre Tochter ist im Vorschulalter. Maria ist gerade 39 geworden, und sie und ihr Mann sind sich einig, keine weiteren Kinder zu bekommen. Sie sagte zu mir: „Dieses Mal mit Cruz ist alles so besonders. Mir ist klar, dass ich nie wieder ein Baby stillen werde oder sein Gurren hören werde. Seit er auf der Welt ist, wird mir erst bewusst, wie viel ich bei der Geburt meiner Tochter für selbstverständlich gehalten habe. Jetzt habe ich ganz stark das Gefühl, dass ich nichts mehr verpassen möchte!“

Sie hat mit ihrer Redaktion vereinbart, ihre Geschichten für die Zeitung online einzureichen und ein paar Tage die Woche von zu Hause aus zu arbeiten. „Ich will diese Zeit mit meinen Kindern einfach nicht missen.“

Die vierzig Tage enden mit einem Fest in der Gemeinschaft. In unseren Häusern oder Tempeln wird dann ein sogenanntes „Coming-out-Fest“ gefeiert. Mama und Baby werden der Welt mit Gesang und Tanz, Gedichten, Essen und Blumen vorgestellt. Jeder bringt Geschenke für das Baby, so wie bei der Feier des 120. Schwangerschaftstages, als alle Geschenke für Mama waren.

Ich möchte dich ermutigen, einen Teil oder gern auch alles aus unserer Tradition zu übernehmen und es zu deinem eigenen Fest für deine Familie, Freunde und Gemeinschaft zu machen. Vor Kurzem traf ich Julie, eine ehemalige Schülerin aus einer meiner ersten Pränatalkurse, die gerade wieder das Yoga neu für sich entdeckte. Natürlich redeten wir auch darüber, wie es uns so ergangen ist in der Zwischenzeit, und nebenbei erwähnte sie, dass eines der Dinge, die sie immer noch in schönster Erinnerung hat, die feierliche vierzigtägige Ruhezeit sei.

„Es hat mich direkt angesprochen. So vieles von den Lehren fühlt sich einfach richtig an. Wahrheit ist Wahrheit. Ich wusste, dass es auch für meinen Rabbi in Ordnung sein würde. Nichts aus dem Kundalini Yoga ging gegen meine Lehren. Alle guten Dinge laufen letzten Endes wohl auf dasselbe hinaus“, sagte Julie. „Mit meinem Sohn waren wir in der Zeit nur ein einziges Mal draußen, für eine Untersuchung beim Kinderarzt. Die Leute dachten, ich sei verrückt, und meine jüdischen Freunde waren eher so: ‚Oh Gott, sie nun wieder mit ihrem Eso-Kram!‘, aber es war mir egal. Ich habe in meinem Leben schon viel mit Ängsten zu tun gehabt, und in dieser Zeit fühlte ich mich mit meinem Kind sehr verbunden. Es war ein ganz umfassendes Gefühl von Wohlsein.“

Bei der Geburt ihres zweiten Kindes lief es ein bisschen anders ab, da sie sich gleichzeitig um ihren Sohn kümmern musste. „Meine Tochter blieb ebenfalls vierzig Tage zu Hause, aber ich musste dieses Mal ein bisschen mehr herumlaufen. Dennoch habe ich alles darangesetzt, es so gut wie möglich einzuhalten“, gestand Julie. „Mir war klar, wie wichtig diese Zeit ist. Nie werde ich vergessen, wie ich mit meinem Sohn zum ersten Mal die Straße entlangging. Er bedeckte seine winzigen Ohren mit seinen Händchen, um sich vor dem Straßenlärm zu schützen, den wir ja schon gar nicht mehr bemerken. In diesem Moment schickte ich noch mal ein Stoßgebet gen Himmel, dass er die Möglichkeit bekommen hatte, langsam in der Welt anzukommen.“

Wir haben Zwillingsschwestern im Yoga, die beide für ihre drei Kinder jeweils drei Mal am Schwangerenyoga teilgenommen haben. Kürzlich ist eine der Schwestern wieder zurückgekehrt, und ich habe mich sehr gefreut, sie zu sehen. Sie sind beide in Los Angeles geboren und aufgewachsen, und die gesamte Familie steht sich sehr nah. Ihre Kinder kamen alle zu Hause auf die Welt. Nach den Geburten ihrer Kinder wohnten die Zwillinge mit ihren

Ehemännern im Haus ihrer Eltern, und die Eltern kümmerten sich während der vierzig Tage um alles und jeden. Was für ein wunderschönes Arrangement – einzigartig obendrein, stammen doch so viele von uns in Los Angeles ursprünglich aus anderen Teilen des Landes oder der Welt und haben daher weit verstreute Familien. Ich liebe einfach altmodische Modelle, die funktionieren!

Meditation, um die Familienbande zu stärken

- Atme ein paar Mal tief durch die Nase ein und aus.
- Ziehe nun die Schultern kräftig hoch zu den Ohren, entspanne und lass sie wieder absinken. Tu dies mindestens fünf Mal.
- Schließe nun die Augen und drehe deinen Kopf, zuerst nach rechts, dann nach links, und atme dabei tief durch die Nase ein und aus.
- Bringe den Kopf in eine gerade, aufrechte Position und rolle die Augen zum Punkt des Dritten Auges. Singe nun den Ton „Ong", indem du deine Zungenspitze nach hinten Richtung Rachen biegst und die Zungenrückseite fest gegen den hinteren weichen Gaumen presst. Tu dies drei bis sieben Minuten lang.
- Es klingt, als würdest du „Onnnng" durch die Nase singen. Fühl mal, wie gut sich dieser Klang anfühlt während er durch dich hindurchgeht. Ong bedeutet „Unendlichkeit in seiner kreativsten Form" … Hey, das klingt doch gerade sehr nach dir!

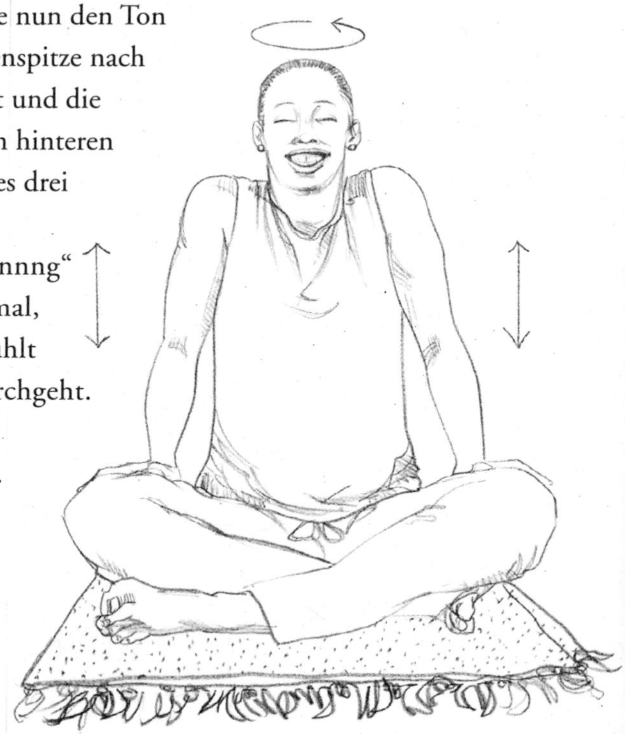

Familienbande stärken

Neue Rollen und Traditionen etablieren

„Es dauert nicht Jahrhunderte. Es dauert Augenblicke, und dies sind die glücklichsten Augenblicke."
Yogi Bhajan

Lass mich dir die Geschichte unserer lieben Schülerin Rebecca erzählen, die wieder nach Los Angeles zurückgekehrt war, nachdem sie zuvor ihre konservative jüdische Familie verlassen hatte, um in New York zu heiraten. Sie war sehr jung, erst Anfang zwanzig.

Schon früh in ihrer Schwangerschaft kam sie in die Yogastunde und begann sich genauer mit einigen der Themen zu befassen, die ich jeweils in der Stunde angesprochen hatte – und die ich dir nun auch in diesem Buch vorgestellt habe. Sie entschied sich für eine Hausgeburt. Nach ihren Recherchen gelangte sie ebenfalls zu dem Schluss, dass es nirgends auch nur einen Beweis dafür gibt, dass eine Beschneidung medizinisch notwendig wäre. Die American Medical Association und die American Pediatric Association (Staatlich medizinische und pädiatrische Verbände in den USA; Anm. d. Ü.) befürworten dieses Verfahren nicht mehr, die Krankenversicherungen zahlen nicht mehr dafür, und tatsächlich plädieren auch immer mehr Kinderärzte dafür, Beschneidungen als illegal einzustufen, mit der Begründung, es handele sich dabei um Kindesverstümmelung ohne dessen Zustimmung.

Bei der Beschneidung handelt es sich um ein altes Ritual, das auf der ganzen Welt praktiziert wird. Für Juden und Muslime war es ein religiöses Ritual, während es in anderen Ländern wie Afrika zu den Übergangsriten in die Pubertät gehört. Die Vereinigten Staaten sind das einzige Land, in dem aus nichtreligiösen Gründen routinemäßig Beschneidungen durchgeführt werden. Wir haben die Gegebenheiten aus der Geschichte für unsere moderne Gesellschaft neu interpretiert. Haben die Leute vormals zu einem Priester aufgeschaut, so scheinen wir heute zu einem Arzt aufzuschauen; gingen die Menschen damals in den Tempel, so gehen wir in ein Krankenhaus. Arzneimittel scheinen die Sakramente von heute zu sein.

Obwohl diese Praxis Bestandteil ihrer Religion ist, waren sich Rebecca und ihr Mann einig, dass es noch wichtiger für sie ist, ihren Sohn nicht beschneiden zu lassen.

Als ihre Eltern von ihren Plänen erfuhren, nahmen sie sie zunächst nicht ernst. „Du bist noch zu jung, um zu verstehen, worum es geht", sagten sie zu ihr. Doch sie gab nicht nach, und ihr Ehemann unterstützte sie in ihrem Vorhaben. Da wurden ihre Eltern wütend. „Wenn du das tust, werden wir dich enterben, und wir werden dich und unser Enkelkind verstoßen", schworen sie. Auch nach der Geburt des Kindes schäumte ihre Mutter noch immer vor Wut.

Schließlich wurde Rebecca klar, dass sie eindeutig Stellung beziehen musste. „Ich werde nicht akzeptieren, dass du auf eine solch respektlose Weise mit mir redest", sagte sie zu ihrer Mutter, „und ich werde nicht zulassen, dass du die Entscheidungen für meine Familie triffst." Dann tat sie etwas, das sehr, sehr schwer ist für eine Tochter, die ihre Eltern im Grunde liebt und ehrt: Sie verbot ihnen das Haus, bis sie bereit waren, sie als das Oberhaupt ihrer eigenen Familie zu respektieren. Rebecca wusste, dass sie ihren Sohn und ihren Ehemann vor der negativen, belastenden Atmosphäre schützen musste, die durch Streitereien und erhobene Stimmen entsteht.

Es war eine Herausforderung und es gab viele Tränen auf beiden Seiten. Da Rebecca klar Stellung bezogen hatte, merkten ihre Eltern, dass es ihr damit ernst war und dass sie schlussendlich auch stark genug war, um für ihre Überzeugungen einzustehen; eine wichtige Eigenschaft für uns alle! Ihre Eltern lenkten schließlich ein und akzeptierten ihren Entschluss. Rebeccas Mutter machte sogar noch einen völligen Sinneswandel durch. Heute sagt sie: „Ich verstehe nicht, wie man seine Söhne beschneiden lassen kann!"

Die ultimative Vollmacht für das Wohlergehen deines Kindes liegt bei dir. So hilfreich Großeltern und die erweiterte Familie auch sein mögen, „du hast den Hut auf", wie man sagt. Traditionen können wichtig sein für Familien und für kulturelle Einigkeit. Bitte halt einmal kurz inne und bedenke, dass eine Seele vollständig geboren wird und dass die Vorhaut des Penis keine Abnormalität darstellt. Die Vorhaut schützt die Eichel des Mannes während seines gesamten Lebens, und es ist inzwischen bekannt, dass man mit einer guten persönlichen Hygiene zuverlässig vor Infektionen gefeit ist, was wiederum den Grund für die routinemäßige Beschneidung hinfällig macht. Ich finde es wunderbar und wichtig, Traditionen zu pflegen, und ich schlage vor, die Zeremonie zu feiern, jedoch ohne den tatsächlichen Schnitt und die Schmerzen, der deinem Sohn zugefügt würde. Denkt euch etwas aus! Es gibt viele Möglichkeiten, den Bund Gottes mit deinem Sohn zu feiern. Es gibt Möglichkeiten, die Familie zu ehren und dennoch deinen kleinen Sohn zu respektieren. Mir fällt immer dieses Zitat aus dem Buch „Worte Jesu" ein: „Wenn die Beschneidung einen Nutzen hätte, wären wir ohne Vorhaut geboren worden."

Jetzt, wo du Mutter bist, kannst du dein eigenes Selbstbild neu gestalten, weg davon, „Kind" deiner Eltern zu sein, und hin dazu, selbst Eltern zu sein. Gehe diese Schritte mit Anmut, mit Würde und im Gebet. Setze die Maßstäbe frühzeitig so, wie du es dir für deine eigene Familie wünschst, und es wird auch von deinen Eltern respektiert werden. Falls nicht, überdenke noch einmal ihre Rolle in deinem Leben. Wenn sie dich jetzt nicht respektieren, wann dann? Wenn du aufstehst und deine Rolle als Elternteil einnimmst, wirst du vielleicht am Ende noch überrascht sein, welche Befreiung sie dadurch erfahren und wie leicht sie ihre Position als Großeltern annehmen können.

Großeltern haben eine Aufgabe: Ihre Enkel mit Liebe und Aufmerksamkeit zu verwöhnen. Ihr Job war es, dich großzuziehen, und jetzt dürfen sie endlich ihre Enkelkinder ohne die ganze Last der Verantwortung genießen. Ermögliche ihnen, da zu sein, sodass sie sowohl dir als auch deinen Kindern etwas von ihrer Weisheit anbieten können.

Ein Lied der Dankbarkeit und der Liebe

Dieses Lied singen wir bei der Geburt eines Kindes als Willkommenslied. Auch am Ende jeder Yogastunde stimmen wir es an:

May the long time sun	Die ewige Sonne
shine upon you	soll dir immer scheinen,
All love surround you	alle Liebe bei dir sein
And the pure light within you	und das reine Licht in dir
Guide your way on	weise dir deinen Weg.

Sage das zu allen Menschen in deinem Leben, zu den Großeltern deiner Kinder, deinen Eltern, weil sie dir dein Leben geschenkt haben. Lass alles Urteilen hinter dir. Sie haben dir das Leben geschenkt, und wenn du sie für nichts anderes segnen kannst, segne sie dafür, denn du hättest nie die Erfahrung machen können, ein Elternteil zu sein, wenn nicht das eine Ei und diese eine Spermie zusammengekommen wären. Ohne sie wärst du nicht du, wunderbares Du! Wenn es hart auf hart kommt, werden Eltern dieses Gebet respektieren. Das ist die Idee! Kleb es an deinen Kühlschrank, sprich es auf deine Mailbox, veröffentliche es mit der Geburtsanzeige, was immer du willst. Dieser Segen bringt Vertrauen und Liebe und Sonnenschein. Davon werden wir niemals genug haben!

Das Familienbett

In vielen anderen Kulturen wundert man sich über unser Bedürfnis nach einem Kinderzimmer mit dem perfekten Babybett, einem Wickeltisch, Babyphone und so weiter. Anthropologen sagen, in den meisten Kulturen der Welt schlafen das Baby, die Kinder und die Eltern zusammen in einem Bett. Die Zahl derer, die nach unserem Muster strebt, bei dem das Baby im Zimmer am Ende des Flurs schläft, geht gegen … null.

Dein Baby braucht und will weder ein Kinderbettchen noch ein Kinderzimmer, sondern nur deine körperliche Nähe. So wie ein junges Känguru nur den Beutel seiner Känguru-Mutter braucht, so erhält auch dein Baby schon ganz viel allein durch die Nähe zu dir. Mit tollem Spielzeug oder dem schicksten Kinderwagen der Stadt kann man die Bedürfnisse eines Babys nicht erfüllen. Denk an die beiden englischen Ts: Touch and Tenderness – Berührung und Zärtlichkeit. Mein Lehrer sagte einmal: „Die Psyche eines Kindes muss in einem Mut machenden Umfeld aufwachsen. Was nützt all das Coachen und Beraten, wenn die Unsicherheit bis in die Gene des Kindes eingedrungen ist und es sich allein fühlt?"

In einigen Ländern würde man ein Kind tatsächlich niemals in einen Kinderwagen setzen, um es dann vor der Mutter herzuschieben. Wo bleibt da der Schutz? In den meisten Ländern sind die Babys an Mama dran oder hinter ihr!

Schlafe bei deinem Baby und lass dich nicht zu sehr von Zeitplänen beirren. Wenn ein Baby weint, drückt es damit normalerweise aus: Ich habe Hunger, ich bin müde, meine Windel ist voll, ich möchte gehalten werden. Es ist eine ganz einfache Gleichung: Woher weiß es, dass es hungrig ist? Sein Magen knurrt und weckt es auf! Es will dich nicht wirklich aufwecken und den ganzen Flur hinunterschicken, damit du ihm die Brust geben kannst, aber sein Bauch wird erst aufhören zu knurren, wenn genau das passiert. Wie viel besser ist es doch, wenn es gleich neben dir im Bett liegt. Ein Baby wird seine eigene Agenda aufstellen, und für es wird es eine sehr gute Agenda sein. Es wird sein Zeitplan sein und so einzigartig und magisch wie es selbst.

Vielleicht hast du auch schon einmal von dem Konzept gehört, die Schlafphasen eines Babys so zu gestalten, dass es die ganze Nacht durchschlafen kann. Ich sehe, wie Mütter in den Unterricht kommen und es kaum abwarten können, uns zu erzählen, dass sie ihr Baby dazu gebracht haben, die Nacht durchzuschlafen. „Ich bin so froh!“, sagen sie. Worauf sollte man stolz sein? Ist das hier ein Wettbewerb? Einige Mütter könnten daraufhin denken, dass etwas mit ihnen nicht stimmt, weil sie ihr Kind nicht dazu bringen können, die Nacht durchzuschlafen.

An so vielen anderen Orten in der Welt schlafen Mama und Papa mit ihrem Baby in einem Bett. Wenn die Mama stillt, stillt sie, wenn sie aufwacht, wacht sie auf. Doch hierzulande gehen wir immer so methodisch vor. Wir lesen diese Bücher, die einen „Plan“ vorstellen, wie zum Beispiel das Kind endlos weinen zu lassen. Mütter kommen sehr aufgewühlt zu mir und sagen: „Ich arbeite daran, dass mein Baby nachts durchschläft, aber ich kann es einfach nicht schreien lassen.“ Nun, dann tu es nicht! Hole es zu dir und stille es! So viele Informationen, die frisch gebackene Mütter erhalten, zielen darauf ab, das Kind dazu zu bringen, sich an euer Leben anzupassen. Was ihr stattdessen tun solltet – und das wird Spaß machen –, ist, ein neues Leben für euch alle zu erschaffen, für das Baby, Mama und Papa. In einem Jahr wird dein Baby wahrscheinlich schon reden und sich für sein restliches Leben Stück für Stück weiter von dir entfernen. Und genau das wollen wir ja auch: dass sie starke und unabhängige Wesen sind. *Die Zeit mit deinem Baby während der Schwangerschaft und im ersten Jahr wird nie wiederkehren.* Bitte versuche nicht, in dieser Zeit Regeln und Pläne aufzustellen. Bitte versuche nicht, alles ganz schlau zu machen. Was ich damit sagen will, ist: Du brauchst ein möglichst unkomplizierteres Leben. *Simplify, simplify, simplify* – vereinfache dein Leben. Gib dich hin. Lebe jeden kostbaren Moment.

Was wolltest du als Kind nach dem Aufstehen als Erstes tun? Mit Sicherheit wolltest du ins elterliche Bett springen. In einer gesunden Familie ist es ganz selbstverständlich, dass Kinder die Nähe der Eltern suchen. Natürlich ist ein eigenes Zimmer besonders für größere Kinder auch eine feine Sache, denn so haben sie einen Rückzugsort. Notwendig ist es jedoch nicht.

In den 1960er Jahren trampte ich durch ganz Mexiko – zum Glück lebe ich noch, um die Geschichte erzählen zu können. Ich befand mich südlich von Oaxaca und wollte gern genauso wie die Einheimischen dort leben. Ehrlich gesagt hatte ich keine Ahnung von den Unterschieden zwischen den Stämmen und Kulturen der Ureinwohner. Ich wusste nur, dass ich kein gewöhnliches amerikanisches Leben führen wollte, also machte ich mich auf die Suche nach den Ureinwohnern. Sie fanden mich ziemlich seltsam – was war da los mit diesem verrückten Mädchen, das versuchte, so auszusehen wie sie? Aber sie haben mich in ihre Hütten eingeladen, und ich habe viel lernen dürfen. Eine Sache, die mich sehr beeindruckt hat, war, wie sie mit ihren Kindern umgingen. Zum einen wurden sie immer von den Eltern getragen. Das geschah aus ganz praktischen Gründen: Sie mussten arbeiten und trugen deshalb ihre Kinder mit sich herum. Diese Art von Verbindung war kein mystisches Getue, sondern schlicht Alltag. Wenn die Babys nicht am Körper ihrer Mütter waren, thronten sie über der Familie und schauten nach unten. Dafür wurden Coca-Cola-Kisten als Wiegen verwendet, die mithilfe von Seilen an den Hütten hoch über dem Boden aufgehängt waren, um die Babys vor Insekten und anderen Tieren zu schützen. Was ich besonders schön fand, war, dass den ganzen Tag über die Familienmitglieder dort vorbeikamen und der Kiste einen kleinen Schubs gaben, sodass die Wiege immer sanft hin- und herschaukelte und das Baby quasi von einem Logenplatz aus das Kommen und Gehen beobachten konnte.

Als Wahe geboren wurde, bekamen wir eine weiche Babyhängematte aus gewebtem Leinen geschenkt. Irgendwann habe ich sie einfach direkt über dem Küchentisch aufgehängt, ein Schaffell hineingelegt und sie darauf gebettet. Sie schaute nach unten, schaute nach oben, wie ein kleiner Vogel in seinem Nest. Wer auch immer in der Nähe der Hängematte war, gab ihr einen kleinen Schubs, sodass sie ständig hin- und herschaukelte. Sie liebte es, darin „abzuhängen“.

Wenn du in einen dieser großen Läden für Babyausstattung gehst, denkst du beim Hinausgehen, du musst den Super-Luxus-Buggy, den schicken Wickeltisch, das Handy über dem Kinderbett und einen digitalen Flaschenwärmer haben, um eine gute Mutter zu sein. Doch das stimmt eigentlich nicht. Um eine großartige Mutter oder ein großartiger Vater zu sein, musst du nichts Besonderes haben, außer deine Arme. Ihr könnt euch keinen Wickeltisch leisten? Wickle dein Baby eben auf dem Bett! Es ist alles so logisch, wenn du dich einmal diesem ganzen auf dich abgezielten Marketing entzogen hast und dich nur auf dein Herz und das deines Babys einstellst. Was braucht diese kleine Seele? Nicht alle Babys, nur dieses eine Baby. Höre auf deine Intuition und dein Wissen, auf deine Selbsterkenntnis und darauf, wer du bist. Du hast dein Kind ausgewählt und dein Kind hat dich ausgewählt. Es ist ein herrlicher Vertrag.

Nachdem Wahe auf der Welt war, ist sie nie vor mir und ihrem Daddy eingeschlafen. Es war so wunderbar, denn selbst wenn Daddy nicht die Gelegenheit gehabt hatte, so viel Zeit mit ihr zu verbringen, weil er an diesem Tag hatte arbeiten müssen, gab es ihm doch die Möglichkeit, an der Erfahrung teilzunehmen. Des nachts reist ihr zusammen in denselben Träumen. Stell dir vor, ihr wacht morgens auf und blickt euch in die Augen, nur du, dein Partner und dein Baby, oder du schaust einfach zu, wie sie neben dir schlafen, leise atmend, eingehüllt in ihren Duft. *Was kann es Schöneres geben?*

Wenn du es dir mit deinem Partner gemütlich machen möchtest, drehe dem Baby doch einfach deinen Rücken zu, damit du mit deinem Partner kuscheln kannst. Was ist, wenn ihr euch lieben wollt? Lasst das Baby im Bett schlafen und geht zu zweit in ein anderes Zimmer oder sucht euch andere ausgefallene Orte im Haus. Seid kreativ, denkt euch etwas aus – das kann richtig spaßig werden!

Mütter und Väter fragen sich, ob vielleicht ihre Nachtruhe gestört wird. In manchen Nächten endet Papa auf der Couch oder du landest mit deinem Baby in einem anderen Zimmer und stillst es dort. Es hat etwas von der Reise nach Jerusalem – nur mit Betten statt Stühlen. Manchmal wachte ich morgens auf und fragte mich, ob Wahe in der Nacht wohl aufgewacht sei. Weil sich alles in einen Traum verwandelt. Als Wahe nachts anfing, sich umzudrehen, legten wir unsere Matratze einfach auf den Boden, damit das Kind nirgendwo abstürzen konnte; den Bettrahmen lagerten wir für eine Weile in der Garage. Als sie zu krabbeln begann, machten wir das gesamte Zimmer kindersicher, sodass sie sich jederzeit gefahrlos vom Bett entfernen konnte. Manchmal wachte ich auf und sah sie fest schlafend in einer Ecke auf der anderen Seite des Zimmers liegen. Bis zum heutigen Tag ist sie körperlich und geistig äußerst flexibel. Sie kann immer noch überall schlafen und findet sich in fast jeder Situation spontan zurecht.

Sobald du Kinder hast, betrittst du jeden Tag Neuland. Mache das, was du kannst, wenn du es tun kannst, denn Kinder sind immer die unvorhersehbare Größe. Versuch gar nicht erst, aus allem schlau zu werden, denn bis du das geschafft hast, sind sie schon längst wieder zu anderen Dingen übergegangen. Sei wie ein Fluss, immer da und immer in Bewegung.

Ich schreibe dies in einem schmerzhaften Moment in der Geschichte, nach der Tragödie des 11. September 2001 in New York, Washington und Pennsylvania, als Terroristen Tausenden von Menschen das Leben nahmen und die Welt in ihren Grundfesten erschüttert wurde. Lasst uns einander halten, lasst uns als Familien beieinander schlafen, und dann wird es auch darüber hinaus Zusammenhalt geben. Frieden und Solidarität fangen zu Hause an. Als mein Lehrer 1969 aus Indien nach Amerika kam, benutzte er in seinem gebrochenen Englisch und mit starkem Akzent oft das Wort *cozy*, also „gemütlich". Wir dachten damals, es höre sich irgendwie kitschig an, doch im Laufe der Zeit habe ich die Tiefe dieses einfachen Wortes immer mehr erkannt und gespürt. Dieses Gemütliche füllt dich randvoll mit guten Gefühlen. Macht es euch gemütlich in eurem Familienbett wie eine Katze mit ihren Kätzchen. Süße Träume!

Den Herausforderungen von Morgen gemeinsam begegnen

- Setze dich mit deinem Partner auf den Boden, wenn möglich in den Fersensitz. Wenn dies nicht möglich ist, setze dich in die einfache Haltung.
- Eure Knie berühren sich und ihr umfasst jeweils die Hände des anderen. Jetzt lehnt euch beide so weit zurück, wie es noch angenehm ist.
- Schließt die Augen und atmet den Ton „Sat“ ein. Atmet den Ton „Nam“ mit einem langen, gleichmäßigen Atemzug durch den Mund aus, sodass der Ton zu einem „Naaaaaaam“ wird.
- Macht dies drei Minuten lang und kommt dann zurück zur Mitte. Vergesst nicht, euch fürs große Finale zu küssen!

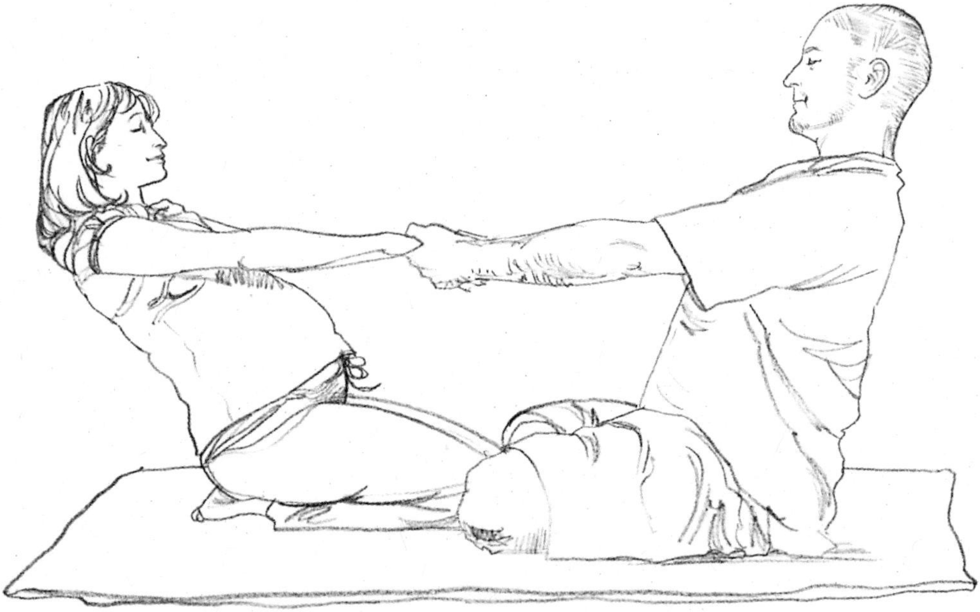

Herausforderungen gemeinsam begegnen

ZEIT GENUG – DIE FAMILIE IM ÜBERGANG

*„Das Leben kann niemals so sein, ‚wie es mal war'.
Die Evolution verläuft nicht rückwärts."*
Jacob Liberman, aus „Wisdom from an Empty Mind"

Die Leute sind immer wieder überrascht von dem lustigen Tohuwabohu, das in den Rückbildungsyogakursen für gewöhnlich entsteht – es gibt ein einziges Gegurre und Gegreine, Gelächter und Geflüstere, wenn die Babys und Kleinkinder mit ihren Mamas beim Yoga zusammenkommen. Während die Schwangerschaft noch eine Art Traumzeit ist, voller Staunen und guter Hoffnung für das Kommende, wirft das Leben mit dem Baby dich mit voller Kraft in die Echtzeit. Da sind Berge von schmutzigen Windeln, schlaflose Nächte, viel Multitasking und noch mehr Lärm! Und hier erkennst du allmählich die wahre, immerwährende Freude, die das Familienleben mit sich bringt. Sobald das Baby da ist, zeigt sich das Paradox, dass das Leben unbequem und chaotisch und noch erstaunlicher und noch toller ist, als du es dir jemals erträumt hast.

Bei all dem Trubel und der Hektik im Laufe des Tages vergisst man leicht, dass sich gerade ein großer und wichtiger Übergang vollzieht. Du bist von den Vorstellungen und Träumen darüber, wie dein Baby wohl aussehen wird, über Gedanken zum Stillen und ob du wohl genug Milch haben wirst, weitergegangen bis zu dem Punkt, an dem du dich wirklich und wahrhaftig um dieses kleine Seelchen kümmerst, das jetzt und hier in deinen Armen liegt. Jeden Tag findet eine Metamorphose statt: Du wachst auf und neben dir liegt diese sich stetig weiter verwirklichende Seele, und du kannst sprichwörtlich dabei zusehen, wie sie sich verändert. Die Geschwindigkeit, mit der wir Kinder wachsen sehen, ist erstaunlich, und die Erfahrungen, die du und deine Familie jetzt machen, wird euch alle für immer verändern. Allein das Bewusstsein darüber kann die Herausforderungen dieser Übergangszeit schon ein wenig abmildern. Mal abgesehen davon, dass du ein Kind bekommen hast: Ihr seid jetzt eine Familie, beziehungsweise eine größere Familie! Mit diesem neuen Wesen im Haus wird auch die Verbindung zu deinem Partner nochmals erneuert und vertieft.

Wenn du bereits Kinder hast, werden diese sich fragen, wie sie in diese neue Zusammenstellung wohl hineinpassen. Immer wieder höre ich von Frauen, die während ihrer zweiten Schwangerschaft zum Yoga kommen, diese eine Sorge: „Wie soll das bloß funktionieren? Werde ich überhaupt genug Zeit haben, jedem gerecht zu werden?"

Eine Frau mit einem Dreijährigen war beunruhigt, weil sie so viele Geschichten darüber gehört hatte, dass kleine Kinder manchmal wieder einnässen oder in kindliche Verhaltensweisen zurückfallen, wenn ein kleines Geschwisterchen kommt.

Gelegentlich kann dies passieren, aber sicherlich nicht so oft, wie es diese unter Frauen oft geteilte Geschichte hier vermuten lässt. Wir hören unentwegt Geschichten, doch sind es stets die negativen, die uns im Gedächtnis bleiben. Du weißt, dass dein Kind nun tatsächlich die Rolle des großen Bruders oder der großen Schwester einnimmt, und mit diesen beiden Instrumenten kannst du ihm wunderbar dabei helfen: Erlauben und Miteinschließen.

Ermögliche deinen älteren Kindern, diesen Übergang gut zu vollziehen, indem du ihnen bei jeder sich bietenden Gelegenheit Liebe und Verständnis schenkst, anstatt sie zu verurteilen und zu bestrafen. Bring sie dazu, zu reden und ihre Gefühle auszudrücken. Lass sie an diesem neuen Wunder teilhaben. Wenn Ihr ein Familienbett habt, nehmt sie gleich mit hinein, vielleicht neben Papa. Erlaube ihnen, dir zu „helfen", wenn sie möchten und wenn das Baby schläft, nimm dir Zeit für den großen Bruder oder die große Schwester. Wenn du ihnen Geschichten vorliest und dich nur mit ihnen allein unterhältst, wird ihnen langfristig klarwerden, dass sie nach wie vor einen Platz in deinem Herzen haben. Kinder lieben dich bedingungslos. Was du sagst, bedeutet die Welt für sie. Erkläre ihnen, dass du deine Aufmerksamkeit für eine Weile von ihnen abziehen musstest, um die kleine Schwester oder den kleinen Bruder beim Ankommen in der Welt zu begleiten. Zeige deinen Kindern Respekt. Sie sind wahrhaftig weise. Alles wird sich mit der Zeit fügen! Schaffe eine Möglichkeit, bei der nur du, das Baby und der große Bruder oder die große Schwester zusammen ausgehen können, und sei es nur für eine Stunde zum Einkaufen oder in den Park.

Manchmal höre ich Mütter sagen: „Ich liebe mein Kind so sehr, ich kann mir gar nicht vorstellen, noch mehr zu lieben. Woher soll ich die Liebe nehmen für das neue Kind, das bald da ist?" Das ist einer der wahren Segen, die die Erfahrung, Kinder zu haben, mit sich bringt; durch sie erfährst du unmittelbar die Fülle und Freigiebigkeit der Welt. Die Wahrheit ist: Liebe ist in Hülle und Fülle vorhanden. Sie vergrößert sich exponentiell mit jeder Minute, die du sie gibst. Die Angst, dass es nicht genug gibt, ist nichts als eine Täuschung des Mangels. Da ist nicht nur genug Liebe für dein neues Kind, da ist auch mehr Liebe für deinen Partner, als du es dir jemals hättest vorstellen können, und die Liebe, die du für deine Kinder erschaffen kannst, ist absolut unerschöpflich. Liebe schafft Liebe. Du musst es nicht glauben. Es ist eine Tatsache. So ist es einfach.

Die „Es gibt genug Liebe für alles"- Übung

Diese Übung stimuliert das Herzchakra und erinnert uns an die Grenzenlosigkeit der Liebe:

- Setze dich mit geradem Rücken in den Fersensitz oder in die einfache Haltung; die Hände sind dabei in der Gebetshaltung vor der Brust zusammengelegt.
- Richte deine Augen auf die Nasenspitze.
- Beginne nun, die Arme seitlich auszustrecken, als würdest du gegen Wände drücken, komm dann wieder zurück in die Ausgangsposition.
- Wenn du die Arme bewegst, wiederhole laut den Ton „Hummmmmm"; dabei sollten sich die Lippen leicht berühren und einen leise brummenden Ton erzeugen – ähnlich dem Summen einer Biene. „Hum" ist der Klang, der das Herz öffnet. Fahre drei bis sieben Minuten lang mit dieser Übung fort.

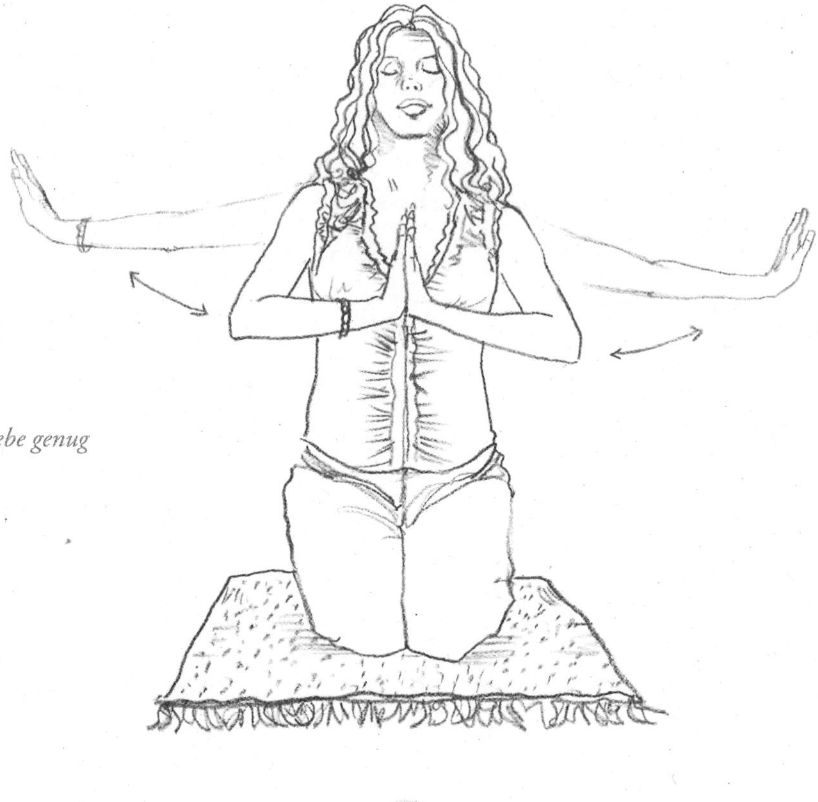

Liebe genug

Der unendliche Horizont der Mutterliebe

Gute und glückliche Eltern zu sein ist eine große Aufgabe – und eine sehr ehrenwerte noch dazu. Es ist deine Chance, einen Teil beizutragen und der Welt etwas zu geben. Momentan steckst du wahrscheinlich bis zum Hals in Windeln, findest keine Zeit zum Duschen, hast schon wieder dein Handy verlegt, und wenn du das hier liest, denkst du bestimmt: „Was? Jetzt soll ich auch noch die Welt retten?! Leute, das geht zu weit!" Und doch ist es wahr. Die einzige Möglichkeit, wie dieser Planet je seine Bestimmung – das Erwachen – erfüllen kann und Liebe und Brüderlichkeit vorherrschen können, besteht darin, dass jeder und jede Einzelne von uns in sich selbst und im eigenen Zuhause einen Raum erschafft, in dem die Liebe wachsen kann.

Vor einigen Jahren hatten wir eine bezaubernde Schülerin in unserem Zentrum. Sie trug eine komplikationsreiche Schwangerschaft voll aus bis zum Entbindungstermin, ihr Sohn kam jedoch mit großen körperlichen Einschränkungen auf die Welt. Das kommt so selten vor. Nach achtzehn Jahren Arbeit mit schwangeren Frauen kann ich die Zahl der Frauen, deren Babys nicht rund und gesund auf die Welt kamen, an einer Hand abzählen. Dieser kleine Kerl hatte ein anderes Schicksal als die meisten und nach kurzer Zeit verstarb er.

Die Mutter trauerte sehr, und dann ließ sie diesen Schmerz arbeiten. Sie fand heraus, dass es in der Gegend rund um Los Angeles einen riesigen Bedarf an Spielplätzen für Kinder mit Behinderungen gab. Sie veranstaltete Benefizveranstaltungen und Auktionen und sammelte damit einiges an Geld ein. Die

Presse wurde auf sie aufmerksam, und durch ihren unermüdlichen Einsatz und den vieler anderer, die sich ihrer Mission angeschlossen hatten, konnte bald darauf ein wunderschöner Kinderspielpark eröffnet werden. Alle Spielgeräte sind benutzbar für Kinder mit Behinderungen, und natürlich sind auch alle anderen Kinder dazu eingeladen, bei dem spaßigen Treiben mitzumachen.

Im Moment ist sie gerade dabei, einen zweiten Park in Betrieb zu nehmen. Wir können etwas von ihr lernen: Sie nahm diese einzigartige Liebe, die sie für ihr eines Baby empfand, und weitete sie aus auf alle Kinder. Und alles kommt einmal zu dir zurück. Ich freue mich sehr, sagen zu können, dass sie ein zweites Kind zur Welt gebracht hat, ein gesundes und glückliches kleines Mädchen.

Ist es möglich, dass wir nicht nur unser eigenes Kind lieben, sondern auch dessen Spielkameraden ein paar Häuser weiter, mit so richtig viel Verve und Zuwendung? Können wir die Kinder lieben, die am anderen Ende der Welt leben, die eine andere Sprache sprechen, die auf andere Art und Weise denselben Gott anbeten, der in uns allen wohnt? Unsere Fähigkeit zu lieben ist unendlich. Liebe baut auf Liebe auf. Je mehr, desto mehr. Wenn deine Kinder dich in dieser unendlichen, universellen Liebe sehen und beobachten können, dann ist das eines der größten Geschenke, die du ihnen machen kannst.

Die „Macht der Mutter"-Meditation

Diese Meditation heißt „*Mother Power* – Macht der Mutter":

- Setze dich mit aufrechter Wirbelsäule in die einfache Haltung, mit den Händen auf den Knien in Gyan-Mudra, d. h., die Zeigefinger sind gegen die Daumen gedrückt.
- Pro Atemzug chante den Ton „Maaaaa" acht Mal. Tue dies drei bis sieben Minuten lang.
- Sitze dann still und schaue zu, wie sich das Licht in deinem Herzen ausbreitet.

Ein paar Gedanken zum Schluss – eine neue Welt

„Jeder Einzelne von euch, die ihr diese alten Lehren studiert und in eurem Leben anwendet, ist ein Pionier des neuen Zeitalters. Ihr steht am historischen Gipfelpunkt der Hoffnung und Entwicklung, von dem aus eine neue Ebene des Bewusstseins und der Zivilisation eingeläutet wird. Jede eurer Anstrengungen bringt das Wassermannzeitalter zur Welt."
Yogi Bhajan

Engel landen ohne Flügel, wir müssen sie an ihrem Lächeln erkennen. In diesen vergangenen Jahren, in denen ich Mütter, Väter und Babys unterrichtet habe, habe ich nichts anderes gesehen als Engel in allen möglichen Farben und Formen.

Bei einem Yogaretreat in Costa Rica begegnete ich einem Mädchen, das in meiner Erinnerung besonders heraussticht. Sie war mit ihrer Mutter aus Boston angereist, um eine Woche bei uns zu verbringen.

Die Mutter hatte während der Schwangerschaft mit Yoga und Meditation begonnen und war seither dabeigeblieben. Ihr kleines Mädchen war erst sieben Jahre alt, doch sie fragte mich, ob sie auch um vier Uhr aufstehen und beim Sadhana – unserem täglichen morgendlichen Yogaritual – mitmachen dürfe.

Bei den Yogaübungen war sie so sicher und konzentriert wie eine Erwachsene – ja sogar mehr noch als manch Erwachsener!

In der Geborgenheit des Mutterleibs hatte sie bereits Yoga gemacht, noch bevor sie geboren wurde. Sie gehörte zu jenen Mädchen, die bereits in jungen Jahren Gedichte in ihr Tagebuch schreiben, und sie sprach mit einer Stimme, die so klar und hell wie eine Glocke klang.

Eines Tages machten wir alle einen Ausflug zu den atemberaubenden Wasserfällen im Dschungel, als ich sah, wie sie sich etwas von der Gruppe entfernte. Als ich nach ihr schaute, sah ich sie umringt von unzähligen Monarchschmetterlingen! Sie betrachtete gerade, wie einer von ihnen sich zart flatternd in ihrer Handfläche niederließ; sie hielt ihn nicht fest, sie bot ihm einen Platz zum Sein. Das Bild war so schön, dass mir allein beim Gedanken daran noch Tränen in die Augen steigen.

Steht sie stellvertretend für das, was möglich ist, wenn sich Mütter und Väter einem erwachten Leben verschreiben? Ich glaube schon.

Die jetzt geborenen Kinder bilden die Vorhut des Wassermannzeitalters. Manchmal werden sie auch „Indigobabys" genannt, da ihre Aura von jener tiefblauen Farbe sein soll. Diese Kinder sind bewusster und haben auch ein höheres spirituelles Bewusstsein. Oder anders ausgedrückt: Die Kinder des Wassermannzeitalters senden und empfangen auf einer höheren Intelligenzfrequenz. Wir werden nichts vor ihnen verheimlichen können, also können wir die Gelegenheit nutzen und selbst in unseren Köpfen aufräumen. Lasst es unsere Mission als Eltern sein, ihnen dabei zu helfen, ihre potenzielle Größe zu erreichen. Aus dieser Größe heraus wird ein Bewusstsein geboren, das die Welt durch Licht und bedingungslose Liebe heilen wird.

In diesem Wassermannzeitalter, in das wir eingehen, herrscht die Gesinnung „Ich weiß, deshalb glaube ich". Woher du es weißt? Aus dem innersten Kern deines Seins. Es wird gesagt, dass die Zeit der Suche nach Gott nun vorbei sei; jetzt ist die Zeit, Gott in uns selbst zu kennen.

„Die Zeit des Selbstwerts ist angebrochen", sagte mein Lehrer. Dieser Wandel ist ein wahrer Paradigmenwechsel und bringt einen ganz anderen Blickwinkel mit sich, als ihn die Menschheit während des zweitausend Jahre andauernden Fischezeitalters gehabt hat. In jener Zeit hieß es: „Wenn der

Priester/Rabbiner/Älteste/Arzt es sagt, glaube ich es." Der Wechsel vom Fischezeitalter zum neuen Wassermannzeitalter erstreckte sich von 1991 bis 2012, also in einer 21-jährigen Übergangsperiode. Für jeden von uns war dies – und ist es noch immer – eine Zeit, die Wahrheit dessen, wer wir sind, zu erkennen und freudig zu empfangen.

Die Wissenschaft fängt gerade erst an aufzuholen. Nach Untersuchungen von 15.000 Babys kamen Forscher in China zu dem Schluss, dass diese veränderte Gehirnstrukturen aufwiesen. Das passt zu dem, was Yogi Bhajan 1992 vorausgesagt hatte, nämlich dass wir Zeugen einer Weiterentwicklung im Bewusstsein der Kinder werden würden. Wir können unsere Kinder als unsere Lehrer betrachten; unentwegt müssen wir versuchen, bewusster zu werden und die Meister und Meisterinnen unserer selbst zu werden, und sei es nur, um mit den glorreichen Kindern Schritt halten zu können, die nun zu uns kommen.

Ich bete, dass die vorigen Seiten dir einen Einblick gegeben haben in all die Möglichkeiten bezüglich Schwangerschaft und Erziehung, die du vielleicht gar nicht gekannt oder für dich nicht in Betracht gezogen hattest. Angesichts des Zeitalters, in dem wir uns nun befinden, ist es wichtiger denn je, die Vorgehensweisen und Methoden infrage zu stellen, mit denen wir Kinder auf diese Welt bringen und sie erziehen. Der französische Forscher Michel Odent, den ich in diesem Buch bereits zitiert habe, hat folgende Frage aufgeworfen: „In Bezug auf die Menschheit muss auch immer die Frage nach der Zivilisation gestellt werden: Wie sieht die Zukunft einer Zivilisation aus, deren Mitglieder unter Einfluss von Medikamenten und Betäubungsmitteln geboren wurden?" Bei uns gibt es den Glauben, dass die Erde in fünf Generationen rein werden wird; in der Tat ist das die Bedeutung von Khalsa, „der oder die Reine". Wir brauchen nicht mehr Menschen auf dem Planeten – wir brauchen mehr fortschrittliche Menschen, liebevolle, sichere Menschen, die uns aus der Verwirrung der Gegenwart in ein Zeitalter der Erleuchtung führen, in dem die höchsten menschlichen Qualitäten Mitgefühl und ein offenes Herz sein werden.

Ich habe es bereits erwähnt, doch kann man es nicht oft genug betonen: Du denkst vielleicht, du hast nur ein Kind bekommen, doch tatsächlich hast du hier die Chance auf nichts Geringeres als die Rettung der Welt! Nehmen wir zum Beispiel seine Heiligkeit den Dalai Lama. Sieh doch, was der Beitrag eines einzelnen kleinen Mannes alles leisten kann! Sieh diese unglaubliche Gelegenheit, die Welt zu verändern, indem du dein Bewusstsein und das Bewusstsein deiner Familie veränderst.

Denk doch mal an früher, als viele von uns gar keine Lust hatten, erwachsen zu werden, einfach weil wir unsere Elterngeneration gesehen haben und uns sagten: „Vergiss es, nie im Leben will ich so unglücklich, so gefangen sein!"

Ihr habt jetzt die große Chance, zu jenen Menschen zu werden, die als leuchtendes Beispiel für das Erwachsenenleben stehen, sodass eure Kinder auf euch schauen und sagen: „Dem Beispiel meiner Eltern mag ich gern folgen!" Um dies zu erreichen, können die in diesem Buch beschriebenen Instrumente zu deinen wertvollsten Ressourcen werden. Ich ermuntere dich von ganzem Herzen dazu, Kundalini Yoga und Meditation weiterhin in deinen Alltag einzubauen. Ganz besonders empfehle ich, regelmäßig in einen Yogakurs zu gehen, ganz egal welche Art von Yoga. Durch die Gruppenenergie wird die Wirkung der Übungen um ein Vielfaches multipliziert. Eine dankbare, anmutige und bewusste Erwachsene zu werden, die achtsam durch die Welt geht, ist das größte Geschenk, das du deinem Kind und überhaupt jedem Kind machen kannst. Möge dich große Gnade führen auf deinem Weg.

Meditation, um eine schöne Welt zu erschaffen

Diese kraftvolle Meditation hilft dabei, Heilung und Frieden für unseren Planeten zu bringen, und sollte vierzig Tage hintereinander durchgeführt werden.

- Sitze aufrecht mit gerader Wirbelsäule und ziehe das Kinn ganz leicht Richtung Oberkörper, strecke die Brust heraus, die Schultern bleiben entspannt.
- Bringe die Hände in der Gebetshaltung vor der Mitte der Brust zusammen und presse die Handflächen fest aufeinander.
- Rolle die Augen innerlich hinauf zum Punkt des Dritten Auges und stell dir vor, du sitzt auf einem hohen Berg mit Blick auf die gesamte Menschheit und sendest Friedenswellen über den gesamten Globus.

- Das Mantra „Ra Ma Da Sa Say So Hung“ ist ein sehr kraftvoller Klangstrom und hat eine unmittelbar heilende Wirkung auf dich selbst und andere. Die Töne werden übersetzt als:
  Ra = Sonne
  Ma = Mond
  Da = Erde
  Sa = Unendlichkeit
  Say = die Gesamtheit der Erfahrung
  So Hung = Ich bin Du

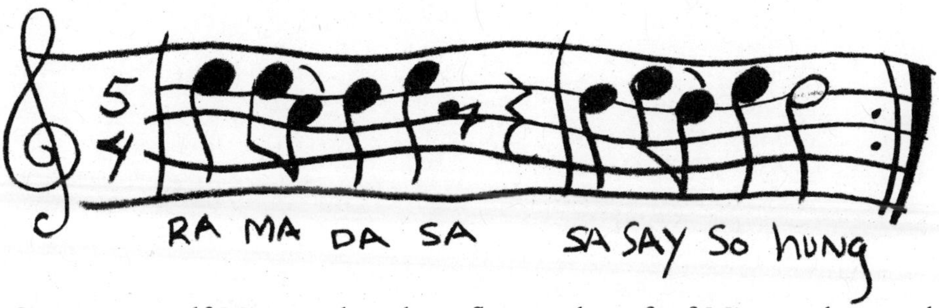

- Singe erst zwölf Minuten lang laut, flüstere dann fünf Minuten lang und bleibe noch eine weitere Minute in Stille. Atme zum Abschluss tief ein, verweile dann mit dem Ausatmen noch ein bisschen und schicke das Gebet zu all denen, die es brauchen.

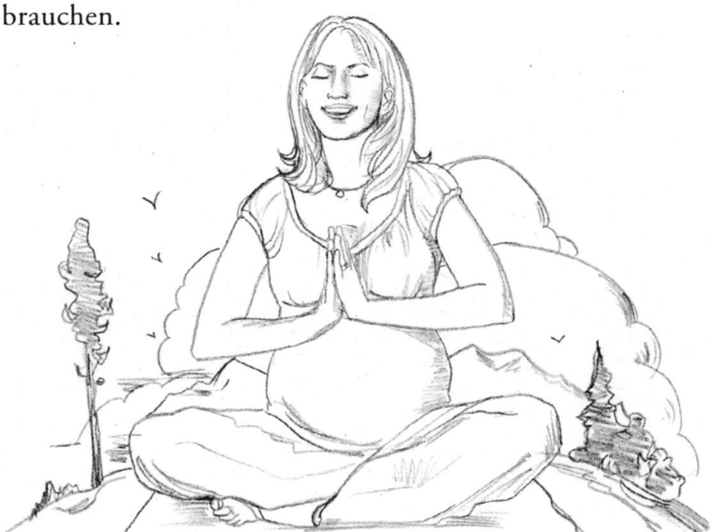

Eine schöne Welt erschaffen

Anhang

Glossar der yogischen Begriffe

Ambrosische Stunden
der frühe Morgen, ungefähr zwei Stunden vor Sonnenaufgang

Asana
yogische Haltung

Chakra
rotierende Energiewirbel, die den Körper durchziehen und von denen jeder eine besondere Energie ausstrahlt, die wichtig ist für deine Gesundheit, dein Wohlbefinden und Lebensfreude

Dharma
Lebensweg

Guru
das, was dich aus der Dunkelheit ins Licht bringt

Karma
kosmisches Gesetz von Ursache und Wirkung

Khalsa
wörtlich „die oder der Reine“

Kriya
wörtlich „eine vollendete Handlung"; Yogastellungen, Atemtechniken, Mantras und Handpositionen, die in einer bestimmten Reihenfolge verwendet werden müssen

Kundalini
die ursprüngliche Energie, die sich am unteren Ende der Wirbelsäule zusammenrollt

Mantra
sich wiederholende Laute, die rezitiert werden, um eine Veränderung im Bewusstsein herbeizuführen.

Mudra
yogische Handhaltungen, die bestimmte Bereiche des Gehirns stimulieren

Prana
lebenserhaltende Energie

Pranayama
yogische Atemtechniken

Sadhana
tägliche spirituelle Praxis, die üblicherweise in den frühen Morgenstunden durchgeführt wird

Shakti
weiblicher Aspekt Gottes

Sikh
wörtlich „Wahrheitssucher", Anhänger der aus Indien stammenden Sikh-Religion

Vegan
eine vegetarische Ernährungsform, die völlig frei von tierischen Quellen ist und ausschließlich auf pflanzlichen Lebensmitteln basiert

Wahe Guru
ein Mantra, das die unbeschreibliche Größe Gottes zum Ausdruck bringt

Yatra
spirituelle Pilgerreise

Yoga
Vereinigung des Individuums mit dem universellen Bewusstsein

Yogi
eine Person, die Yoga praktiziert; ein Meister seiner selbst

Yogini
weibliche Form des Wortes Yogi

Inspirationsquellen

Wenn du Kontakt mit uns aufnehmen oder eines der unten aufgeführten Materialien bestellen möchtest, findest du uns unter:

www.goldenbridgeyoga.com.

Im deutschsprachigen Raum kannst du bei der Suche nach Kundalini-Yoga-Unterricht oder auch nach weiteren Veranstaltungen hier fündig werden:

www.3ho.de
www.3ho.org

Für verlässliche Informationen rund um Kindererziehung und Schwangerschaft empfehle ich das Magazin Mothering. Es ist online zu finden.

www.mothering.com

Interessiert an Hebammen und Hilfsmitteln für die Hausgeburt? Schau dir die Informationen der Hebamme Shelly Girard an. *www.socalbirth.com*

Im deutschsprachigen Raum kannst du dich an den Fachverband für Hausgeburtshilfe e.V. wenden. *www.dfh-hebammen.de*

Weitere Informationen zu Dr. Michel Odent und dem Primal Research Project erhältst du hier: *www.birthworks.org*

www.primalhealthresearch.com

Die folgenden Videos sind inspirierend und lehrreich

Ich empfehle sie dir mit deinem Partner anzuschauen:
DVD „Birth Day“ mit Naoli Vinaver Lopez und Familie
DVD „Giving Birth” von Suzanne Arms
birthinternational.com/product/giving-birth-suzanne-arms-dvd

Expertenwissen zur chinesischen Medizin

(wie im Kapitel „Sich hegen und pflegen“ erwähnt) wende dich an Ron Teeguarden unter *www.dragonherbs.com.*

Diese Bücher sind wahre Informationsschätze

Gaskin, Ina May: *Spiritual Midwifery.*
The Book Publishing Company, Summertown, TN
(leider nicht auf Deutsch erhältlich, dafür aber ein anderer Titel derselben Autorin: *Die selbstbestimmte Geburt – Handbuch für werdende Eltern.* Kösel Verlag, München)
Gerber, Magda: *Dein Kind zeigt dir den Weg.* Arbor Verlag, Freiamt

Weitere Informationen zu Beschneidungsfragen

National Organization of Circumcision Information Ressource Centers
www.nocirc.org
Und auf Deutsch bei Euro Circ unter *www.beschneidung.com.*

Informationen rund ums Stillen

Pump Station unter *www.pumpstation.com*
Und auf Deutsch bei La Leche Liga e. V. unter *www.lalecheliga.de.*

Dank

„Lehrer öffnen die Tür, doch eintreten musst du schon selbst."
Chinesisches Sprichwort

Ich bin vielen Menschen zu Dank verpflichtet, die an der Reise, dieses Buch zu schreiben, beteiligt waren. Meine Hoffnung ist, dass dieses Buch eine Mutter verkörpert, die alle Mütter dazu aufruft, sich gegenseitig beizustehen und diesen Weg des Bewusstseins gemeinsam zu beschreiten – groß und mächtig, unsere Kraft zurückholend, unsere Kinder ganz nah an uns dran, damit sie sich irgendwann von uns loslösen und ihrerseits frei in die Welt hinausgehen und Großes tun können. Das Wort „großartig" wird eine neue Bedeutung bekommen, wenn wir in dieser neuen Zeit in der Geschichte ankommen. „Großartig" wird gleichbedeutend sein mit „von Herzen".

Und von Herzen danke ich so vielen. Für immer Yogi Bhajan, meinem spirituellen Lehrer seit so vielen Jahren und mein Führer durch diese alten Lehren, die dank ihm nun in uns weiterleben. All diese Jahre hat er uns ohne Unterlass Wege aufgezeigt, wie wir ein *healthy, happy and holy life* – ein glückliches, gesundes und geheiligtes Leben führen können.

Ich danke meinem geliebten Ehemann und meiner Tochter, sie sind eine fortwährende Inspirationsquelle für mich.

Ich bin Samantha Dunn auf ewig dankbar, die meine handschriftlichen Notizen und zerstreuten Gedanken genommen und sie wie Juwelen auf den Seiten drapiert hat. Die Ermutigung, Anleitung und Freundschaft meiner Herausgeberin Diane Reverand sind für mich Gold wert. Dank auch an den Verlag St. Martins Press, der es wundersamerweise mit mir aufgenommen hat. An meine Agentin Jane Dystel. Unser „Stichtag“ für dieses Manuskript lag in der Woche der schrecklichen Terroranschläge vom September 2001 in New York, Washington und Pennsylvania. Sie ist eine New Yorkerin durch und durch, und die sind wirklich tough. Als wir alle völlig aufgelöst waren und das Gefühl hatten, die Welt sei aus den Fugen geraten, stellte sie sich hin und sagte: „Du hörst jetzt nicht auf! Halt dich an die Deadline! Die Welt braucht dieses Buch mehr denn je.“

Ich danke den Mitarbeitern, Mitarbeiterinnen und Freiwilligen von Golden Bridge dafür, dass sie die Cheerleader sind, die sie sind, und meiner talentierten Assistentin Marlene Stevens, treu und unerschütterlich durch alle Höhen und Tiefen, 24 Stunden am Tag. Ich danke dem North Hollywood YMCA, dass er mir jeden Morgen meine wundervollen Schwimmrunden ermöglicht hat. Das Kraulen im Wasser hat mein Hirn jeden Tag aufs Neue ausbalanciert, und die Freundlichkeit der Mitarbeiter dort ist herzerwärmend. Ich möchte meiner Freundin Tej Kaur Danke sagen und sie segnen dafür, dass sie es immer geschafft hat, die genau passenden Hinweise in den alten Archiven zu finden, um dieses Projekt zu bereichern.

Ich danke und segne meine Eltern und meine Familie dafür, dass sie es mir ermöglicht haben, auf diese Erde zurückzukehren, und dafür, dass sie mir dabei geholfen haben, die zu werden, die ich heute bin. Ich verneige mich vor euch allen.

Ich möchte die Autoren und Autorinnen würdigen, die vor mir da waren und die mich viel Neues und Inspirierendes und positiv Stimmendes rund um das Thema Geburt gelehrt haben. Dank auch an all die engagierten und unermüdlichen medizinischen Profis, die mithelfen, diese Seelen auf die Erde zu bringen, und an die Ärzte, Ärztinnen und Hebammen, die ihren Ruf, ihre finanzielle Sicherheit und manchmal sogar ihr Leben aufs Spiel gesetzt haben, um Gerechtigkeit und Freiheit für Mütter und Kinder zu erkämpfen.

Ich bin Cindy Crawford sehr dankbar. Sie ist ein Engel, nicht nur weil sie das schöne Vorwort zu diesem Buch lieferte, sondern auch weil sie eine ungemein tolle Repräsentantin für alle Frauen ist, unermüdlich im Einsatz dafür, uns in unserer ganzen Pracht zu erwecken und zusammenzubringen.

Ich danke allen Mamas, die an den Yogastunden teilgenommen und all diese kleinen Seelen in die Welt gebracht haben. Ihre Bereitschaft zu harter Arbeit und ihr Einsatz für ihr Erwachen, zum gegenseitigen Teilen und zum Aufbau von Netzwerken und Gemeinschaften sind ein großer Ansporn für mich. Ich bin allen dankbar, die mir und Samantha ihre Gedanken und Geburtserfahrungen per Telefon, Fax oder E-Mail mitgeteilt haben. Ich bin Donna Burns, Alice Dodd, Jalila Salaam und Richard Rusnak dankbar, dass sie für die in diesem Buch enthaltenen Illustrationen Modell gestanden haben.

Schließlich verbeuge ich mich vor allen Müttern mit Kindern, geboren und ungeboren. Ihr haltet die Welt in euren Armen und in euren Bäuchen. Möge der Schöpfer euch für immer leiten und beschützen und mögen wir gemeinsam dieses neue Zeitalter der Klarheit und des Verständnisses einläuten. Ich danke euch allen, und möge die ewige Sonne für immer und immer auf euch scheinen und möge die schöpferische Kraft des Universums dich auf ewig leiten und beschützen.

Sat Nam, Gurmukh
Los Angeles 2001

Notizen

Notizen